Dr. Benjamin Bikman

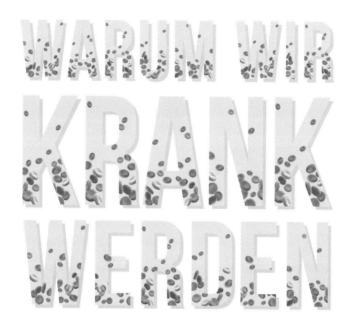

# WARUM WIR KRANK WERDEN

Dr. Benjamin Bikman

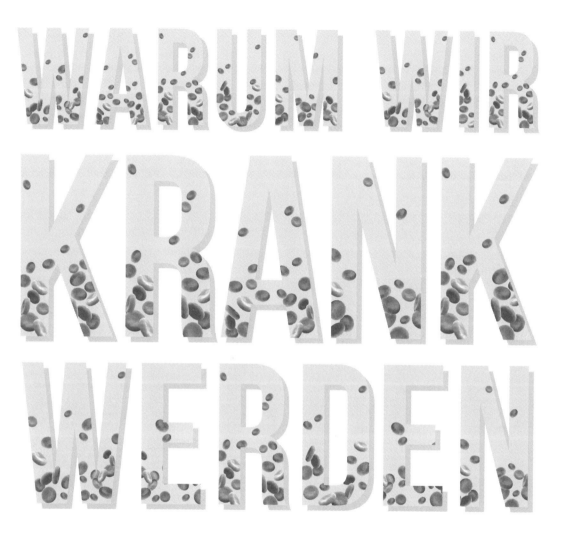
# WARUM WIR KRANK WERDEN

Insulinresistenz als wahre Ursache für chronische
Krankheiten wie Diabetes, Alzheimer oder Krebs –
und wie wir sie bekämpfen können

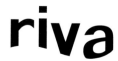

**Bibliografische Information der Deutschen Nationalbibliothek:**
Die Deutsche Nationalbibliothek verzeichnet diese Publikation in der Deutschen Nationalbibliografie. Detaillierte bibliografische Daten sind im Internet über http://d-nb.de abrufbar.

**Wichtiger Hinweis!**
Dieses Buch ist für Lernzwecke gedacht. Es stellt keinen Ersatz für eine individuelle medizinische Beratung dar und sollte auch nicht als solcher benutzt werden. Wenn Sie medizinischen Rat einholen wollen, konsultieren Sie bitte einen qualifizierten Arzt. Der Verlag und der Autor haften für keine nachteiligen Auswirkungen, die in einem direkten oder indirekten Zusammenhang mit den Informationen stehen, die in diesem Buch enthalten sind.

Ausschließlich zum Zweck der besseren Lesbarkeit wurde auf eine genderspezifische Schreibweise sowie eine Mehrfachbezeichnung verzichtet. Alle personenbezogenen Bezeichnungen sind somit geschlechtsneutral zu verstehen.

**Für Fragen und Anregungen:**
info@rivaverlag.de

1. Auflage 2021
© 2021 by riva Verlag, ein Imprint der Münchner Verlagsgruppe GmbH
Türkenstraße 89
80799 München
Tel.: 089 651285-0
Fax: 089 652096

Die amerikanische Originalausgabe erschien 2020 bei BenBella Books, Inc., unter dem Titel *Why We Get Sick*. © 2020 by Benjamin Bikman. All rights reserved.
Dieses Werk wurde vermittelt durch die Literarische Agentur Thomas Schlück GmbH, 30161 Hannover.

Alle Rechte, insbesondere das Recht der Vervielfältigung und Verbreitung sowie der Übersetzung, vorbehalten. Kein Teil des Werkes darf in irgendeiner Form (durch Fotokopie, Mikrofilm oder ein anderes Verfahren) ohne schriftliche Genehmigung des Verlages reproduziert oder unter Verwendung elektronischer Systeme gespeichert, verarbeitet, vervielfältigt oder verbreitet werden.

Übersetzung: Andrea Panster
Redaktion: Michaela Mallwitz
Umschlaggestaltung: Manuela Amode, München
Umschlagabbildung: Shutterstock/balein
Layout und Satz: Satzwerk Huber, Andreas Huber, Katja Gluch, Germering
Druck: Florjancic Tisk d.o.o., Slowenien
Printed in the EU

ISBN Print 978-3-7423-1718-6
ISBN E-Book (PDF) 978-3-7453-1404-5
ISBN E-Book (EPUB, Mobi) 978-3-7453-1405-2

Weitere Informationen zum Verlag finden Sie unter

*www.rivaverlag.de*

Beachten Sie auch unsere weiteren Verlage unter www.m-vg.de

*Für Cheryl, Samara,
Elizabeth und Asher*

# Inhalt

Geleitwort .................................................... 8
Einleitung .................................................... 11

## Teil 1: Das Problem .................................... 17

Kapitel 1   Insulinresistenz – was ist das? ...................... 19
Kapitel 2   Die Herzgesundheit ................................. 28
Kapitel 3   Das Gehirn und neurologische Störungen ............. 39
Kapitel 4   Die reproduktive Gesundheit ........................ 47
Kapitel 5   Krebs ............................................... 62
Kapitel 6   Das Altern, die Haut, Muskeln und Knochen .......... 67
Kapitel 7   Die Gesundheit von Magen, Darm und Nieren ......... 78
Kapitel 8   Metabolisches Syndrom und Fettleibigkeit ........... 90

## Teil 2: Die Ursachen ..................................... 97

Kapitel 9   Wie Alter und Erbanlagen den Insulinspiegel beeinflussen .. 99
Kapitel 10  Wie Hormone Insulinresistenz verursachen ........... 105
Kapitel 11  Fettleibigkeit und Insulinresistenz, zum Zweiten ...... 112
Kapitel 12  Entzündungsprozesse und oxidativer Stress ........... 121
Kapitel 13  Der Lebensstil ..................................... 125

## Teil 3: Die Lösung .................139

| | | |
|---|---|---|
| Kapitel 14 | Bewegung: Die Bedeutung körperlicher Aktivität | 141 |
| Kapitel 15 | Vernünftige Ernährung: Was wir über unsere Nahrungsmittel wissen | 149 |
| Kapitel 16 | Konventionelle Maßnahmen: Medikamente und Operationen | 177 |
| Kapitel 17 | Der Plan: So nutzen Sie die Forschungsergebnisse | 182 |

Werden Sie aktiv! ................................................. 210
Anhang A: Mein Beispieltrainingsplan ............................. 212
Anhang B: Erweiterte Lebensmittellisten .......................... 216
Weiterführende Literatur und Websites ........................... 222
Über den Autor .................................................. 226
Dank ............................................................ 227
Quellenverzeichnis .............................................. 228
Register ........................................................ 265

# Geleitwort

In den letzten hundert Jahren hat die Medizin erhebliche Fortschritte gemacht. Im Jahr 1900 starben die meisten Menschen an Lungeninfektionen (Lungenentzündung oder Grippe), Tuberkulose sowie Infektionen des Magen-Darm-Trakts. Hätten Sie im Jahr 1900 die Frage gestellt: »Was macht uns krank?«, hätte die Antwort in der überwältigenden Mehrzahl der Fälle gelautet: »Infektionskrankheiten.« Inzwischen ist das anders. Dank der besseren allgemeinen und persönlichen Hygiene sowie Wundermitteln wie Antibiotika und antiviralen Medikamenten sterben inzwischen deutlich weniger Menschen an Infektionen.

Heute bekommen wir auf die Frage: »Was macht uns krank?« eine ganz andere Antwort. Die beiden führenden sowie fünf der sieben häufigsten Todesursachen (Herzkrankungen, Krebs, zerebrovaskuläre Erkrankungen, Alzheimerkrankheit und Diabetes) stehen mit chronischen Stoffwechselerkrankungen in Verbindung.[1] Seit ein paar Jahrzehnten nehmen diese Erkrankungen allgemein zu. Was ist der Grund dafür? Wie Sie sehen werden, ist dieser Anstieg weitgehend auf eine Grundursache zurückzuführen: Insulinresistenz und Hyperinsulinämie (zu viel Insulin im Blut). Moment mal, sind das nicht zwei Grundursachen? Nein, es ist ein und dieselbe – wie die beiden Seiten einer Medaille. Der Unterschied ergibt sich lediglich durch die Art und Weise der Betrachtung.

Als Nephrologe bin ich auf Nierenerkrankungen spezialisiert, und die häufigste Ursache von Nierenerkrankungen ist Typ-2-Diabetes. In nur dreißig Jahren hat sich die Zahl der Menschen mit diagnostiziertem Diabetes vervierfacht, und die verheerenden Folgen sehe ich mit eigenen Augen. Es geht dabei nicht nur um Nierenerkrankungen. Patienten mit Typ-2-Diabetes haben auch ein deutlich höheres Risiko für Herzerkrankungen, Schlaganfall, Krebs, Erblindung, Nervenschäden, Amputationen und chronische Infektionen.

Alle chronischen Erkrankungen werden von verschiedenen Ursachen und Faktoren beeinflusst, und Typ-2-Diabetes – der urtypische Zustand der Hyperinsulinämie und Insulinresistenz – gehört bekanntermaßen zu den wichtigsten. Da es uns nicht gelingt, die wahren Ursachen von Diabetes zu verstehen, ist auch unser Diagnose- und Behandlungsansatz grundverkehrt. Patienten erhalten die entsprechende Diagnose erst, wenn ihr

Blutzuckerspiegel entgleist. Doch die Ursachen dieser Erkrankung – ein zu hohes Körpergewicht und eine zunehmende Insulinresistenz – bestehen schon lange vorher. Wie Benjamin Bikman im vorliegenden Buch erklärt, müssen wir den Blick auf das Insulin richten. Der Erkrankung Diabetes geht eine Insulinresistenz voran, die in viele weitere Krankheiten hineinspielt. Dieses Buch zeigt den Zusammenhang zwischen Insulinresistenz und Problemen mit dem Gehirn, dem Herzen, den Blutgefäßen, den inneren Organen und vielem mehr. Es zeichnet ein erschreckendes Bild davon, weshalb chronische Erkrankungen auf dem Vormarsch sind, und zeigt, was wir dagegen tun können. Und es behandelt ein Thema, bei dem Ben mit seinem Fachwissen als Professor und Wissenschaftler (und Autor) glänzen kann.

Ich lernte Dr. Ben Bikman auf einer internationalen Ernährungskonferenz kennen, auf der wir beide Vorträge hielten. Ich sprach über den klinischen Nutzen des Intervallfastens bei Fettleibigkeit und Typ-2-Diabetes, beides Grunderkrankungen einer Hyperinsulinämie. Ben sprach über die grundlegenden molekularen Vorgänge im Hinblick auf das Insulin und über dessen Einfluss auf Gesundheit und Krankheit. Er untersuchte das, was ich in der Praxis beobachtete, mit wissenschaftlichen Mitteln im Labor, und ich war beeindruckt von seiner Erklärung für viele der metabolischen Vorteile, die ich bei meinen Patientinnen und Patienten sah. Ben ist ebenso sachkundig wie wortgewandt – eine seltene Mischung. Er weiß natürlich alles, was es über Insulin zu wissen gibt; aber er kann dieses Wissen auch einem Laienpublikum vermitteln, indem er es einfach und verständlich darstellt. Ich habe seither noch weitere Vorträge von ihm gehört und war hinterher stets begeistert darüber, dass ich wieder etwas Neues erfahren hatte. Sein Verstand arbeitet blitzschnell, und er dringt direkt zum Kern des Problems vor, ohne sich zu verzetteln. Mit diesem neuen Buch macht er sein Wissen nun auch der Öffentlichkeit zugänglich.

Wie Ben bin ich Autor, und meine bisherigen Bücher beschäftigen sich mit der Frage, warum wir zunehmen und welcher Zusammenhang zwischen dem Zunehmen und Typ-2-Diabetes steht. Meine Bücher *Die Schlankformel* und *Diabetes rückgängig machen* werfen ein Schlaglicht auf die Bedeutung des Insulins und auf das, was geschieht, wenn wir zu viel davon haben. Im vorliegenden Buch widmet sich Ben einer ähnlichen Frage, allerdings auf einer breiteren Ebene, indem er das Insulin als Ursache für die Entstehung chronischer Erkrankungen identifiziert. Die Bandbreite ist enorm – doch überraschenderweise geht sehr vieles auf das, wie Ben es nennt, »bescheidene Hormon der Bauchspeicheldrüse« zurück. Er hat unzählige Forschungen zu einem klaren Porträt dieses Hormons und seiner weitreichenden Wirkungen auf den ganzen Körper zusammengetragen – wenn wir bei guter Gesundheit sind und wenn wir krank werden.

Wie sich herausstellt, nimmt Insulin eine Schlüsselstellung bei vielen Erkrankungen ein, die inzwischen bemerkenswert häufig vorkommen – vom Migränekopfschmerz bis hin zu Fettlebererkrankung, Bluthochdruck und Demenz. Ben verweist auf wissenschaftliche Studien, die diese (und weitere) vermeintlich unterschiedlichen Gesundheitsprobleme mit Insulinresistenz in Verbindung bringen. Und wie so viele weitere gesundheitliche Störungen trifft man die Insulinresistenz nur allzu häufig an. Eine neuere Studie legt nahe, dass nicht weniger als 85 Prozent der erwachsenen US-Amerikaner insulinresistent sein könnten, und in vielen anderen Ländern dürfte es ähnlich oder schlimmer aussehen.[2]

Das vorliegende Buch ist nicht nur eine Warnung, um auf dieses gängige und doch weitgehend unbekannte Leiden aufmerksam zu machen; es bietet sehr viel mehr. Eine unbehandelte Insulinresistenz kann schwerwiegende Folgen haben, aber sie muss uns nicht ein Leben lang begleiten. Es gibt einfache, wissenschaftlich gesicherte Methoden, um diese Entwicklung rückgängig zu machen oder die Entstehung von Insulinresistenz zu verhindern. Keine dieser Methoden verlangt, dass wir noch mehr Medikamente nehmen, uns noch mehr Operationen unterziehen müssen oder noch mehr medizinische Implantate bekommen. Die Lösung liegt vielmehr in unserer Ernährung und unserer Lebensführung.

Das Buch hat mehr zu bieten als eine weitere Mahnung, dass wir Kalorien sparen und mit dem Joggen anfangen sollen. Ben geht weit über diesen erfolglosen Ansatz hinaus, der auf der Anzahl der Kalorien basiert und verlangt, dass wir »weniger essen« und uns »mehr bewegen«; er führt uns zu einer differenzierteren physiologischen Perspektive auf der Grundlage des Insulins. Bens solide Strategie konzentriert sich auf einfache, aber wirkungsvolle Veränderungen der Ernährung und der Lebensführung, um den Insulinspiegel wieder auf ein gesundes Maß zu senken. Während einige der vorgelegten Beweise das schulmedizinische Vorgehen stützen, zeigt er auch, dass eine Insulinresistenz vor allem das Ergebnis unserer tagtäglichen Entscheidungen ist. Das macht unseren Lebensstil zum Übeltäter, aber – dank einiger hilfreicher und unkonventioneller Einsichten – auch zum Heilmittel.

Womöglich ist die Insulinresistenz tatsächlich »die Epidemie, von der Sie noch nie gehört haben«. Doch wenn wir den Anstieg von Fettleibigkeit, Diabetes, Alzheimer und weiteren Krankheiten bremsen wollen, müssen wir uns das Insulin genauer ansehen … und erkennen, dass wir den Schlüssel zur Gesundheit bereits in den Händen halten.

Dr. Jason Fung

# Einleitung

Wir sind krank. Überall auf der Welt kämpfen wir mit Krankheiten, die früher einmal sehr selten waren – und oft verlieren wir den Kampf. Jedes Jahr sterben weltweit ungefähr 10 Millionen Menschen an Krebs und fast 20 Millionen Menschen an Herzerkrankungen. Weitere 50 Millionen Menschen in aller Welt leiden an der Alzheimerkrankheit, und fast eine halbe Milliarde von uns sind Diabetiker.

Derartige Erkrankungen werden immer häufiger, aber auch andere, weniger tödliche Krankheiten nehmen zu. Ungefähr 40 Prozent der Erwachsenen in aller Welt gelten als übergewichtig oder fettleibig. Darüber hinaus ist bei nahezu der Hälfte aller Männer über 45 Jahren der Testosteronspiegel nicht optimal, und fast 10 Prozent der Frauen leiden unter Unregelmäßigkeiten bei der Menstruation oder sind unfruchtbar.

Es mag den Anschein haben, als hätten diese und weitere Störungen nichts miteinander zu tun, und doch haben sie eines gemeinsam: Die genannten Probleme sind in unterschiedlichem Ausmaß auf eine Insulinresistenz zurückzuführen oder werden dadurch verstärkt. Möglicherweise sind auch Sie insulinresistent – die Wahrscheinlichkeit spricht dafür. Eine neuere Studie deutet an, dass bis zu 85 Prozent aller erwachsenen US-Amerikaner insulinresistent sind,[3] genau wie die Hälfte aller Erwachsenen in Mexiko, China und Indien sowie über ein Drittel der erwachsenen Europäer und Kanadier. Auf den pazifischen Inseln, in Nordafrika und im Nahen Osten ist das Problem mindestens ebenso stark verbreitet.

*Die Insulinresistenz ist die häufigste Gesundheitsstörung weltweit,* und sie trifft Jahr für Jahr mehr Menschen als alle anderen Gesundheitsprobleme. Dennoch sind die wenigsten mit dem Begriff vertraut, und falls sie ihn schon einmal gehört haben, können sie nichts damit anfangen. Das ist nicht überraschend. Ich bin in der biomedizinischen Forschung und als Professor tätig, und obwohl ich mich heute hauptsächlich mit der Insulinresistenz beschäftige, hatte auch ich davon früher nicht die geringste Ahnung.

## Wie ich zum Experten für eine Krankheit wurde, von der ich noch nie gehört hatte

Falls Sie sich fragen, warum man nicht mehr von der Insulinresistenz hört, obwohl sie so häufig ist, sind Sie damit nicht allein. Ich jedenfalls wurde erst damit vertraut, als mich mein professionelles wissenschaftliches Interesse in diese Richtung drängte. Aber auch da war ich ursprünglich nicht angetreten, um die Insulinresistenz zu erforschen – aber meine Interessen verlagerten sich schnell.

Anfang der 2000er-Jahre war das Interesse an der Fettleibigkeit ebenso groß wie heute. Nachdem ich in einem wissenschaftlichen Artikel gelesen hatte, dass Fettgewebe Hormone absondert, die dann mit dem Blut durch den Körper fließen und auch alle anderen Körperteile beeinflussen, war ich fasziniert – und wollte unbedingt mehr darüber in Erfahrung bringen. Mein ursprünglicher Forschungsschwerpunkt war die Anpassung der Muskulatur an sportliche Belastung, doch dieser Artikel weckte mein Interesse an der Frage, inwiefern sich der Körper an die Fettleibigkeit anpasst. Denn warum sollte er es nicht tun? Der menschliche Körper ist ganz erstaunlich und wild entschlossen, auch unter ungesunden Bedingungen wie extremem Übergewicht weiter zu funktionieren. (Wie Sie sehen werden, sind leider nicht alle Anpassungen von Vorteil.) Je mehr ich las, desto mehr deutete darauf hin, dass der Körper bei steigendem Fettanteil auch insulinresistent wird, das heißt immer weniger auf das Hormon Insulin reagiert.

Während meines weiteren Studiums kratzte ich zwar an der Oberfläche des *Ursprungs* von Insulinresistenz. Aber ich hatte immer noch keine Ahnung, auf welche Weise die Insulinresistenz ihrerseits weitere Krankheiten verursacht. Mein Weckruf kam mit meiner Arbeit als Universitätsprofessor.

Mein erster Lehrauftrag bestand darin, den Studierenden beizubringen, wie unsere Organsysteme funktionieren, wenn wir krank oder verletzt sind. Dieses Fach heißt Pathophysiologie. Als Wissenschaftler hatte ich zwar die Ursachen der Insulinresistenz untersucht, aber an eine Verbindung zu chronischen Erkrankungen glaubte ich damals eigentlich nicht – abgesehen davon, dass sie als Vorstufe von Typ-2-Diabetes galt und ein flüchtiger Zusammenhang zu Herzerkrankungen bestand.

Als ich mit der Planung der Vorlesungen für meine Kurse begann, setzte ich auf meine Stärken und rückte die Insulinresistenz so oft wie möglich in den Mittelpunkt. Und mit einem Mal gingen mir die Augen auf. Ich kann mich besonders gut an die Vorbereitungen zu einer Vorlesung über Herz-Kreislauf-Erkrankungen erinnern – die weltweit führende Todesursache. Ich war sprachlos, als ich entdeckte, wie viele wissenschaftliche Arbeiten die unzähligen Möglichkeiten beleuchten, wie eine Insulinresistenz auf direktem Wege zu einem hohen Blutdruck, einem hohen Cholesterinspiegel, Ablagerungen in den Arterien und vielem mehr führen kann. Dieser Zusammenhang war alles andere als flüchtig!

Von da an versuchte ich, auch bei anderen Krankheiten Hinweise auf eine Beteiligung der Insulinresistenz zu finden, und stellte fest, dass sie bei nahezu *allen* chronischen Erkrankungen vorhanden ist. (Wie Sie sehen werden, galt dies besonders für chronische Krankheiten, die auf den Verzehr von vielen industriell verarbeiteten und künstlichen Nahrungsmitteln zurückzuführen sind.)

Mir war nie wirklich klar gewesen, dass eine Insulinresistenz nicht nur Diabetes, sondern auch andere Krankheiten verursacht – obwohl ich als Experte für Insulinresistenz galt!

So peinlich mir diese Wissenslücke war, so erstaunt war ich darüber, dass die meisten anderen Wissenschaftler und Ärzte auch nicht mehr wussten als ich. Ich dachte mir, wenn schon die Biomediziner keine Ahnung hatten, dass die Insulinresistenz zu den Ursachen der häufigsten chronischen Erkrankungen zählte, dürfte der Durchschnittsbürger so gut wie völlig im Dunkeln tappen. Ich fragte mich, weshalb die Insulinresistenz in Gesprächen zum Thema Gesundheit nicht öfter zur Sprache kam. Mit der Zeit wurde mir klar: Um das ungeheure Ausmaß dieses Problems zu verstehen, müsste man Tausende von wissenschaftlichen Fachzeitschriften und Arbeiten durchforsten, den Fachjargon verstehen und Zusammenhänge herstellen können. Noch schwieriger zu bewerkstelligen wäre, dass man diese wissenschaftlichen Forschungen in die Praxis überführen müsste. Kein Wunder, dass kaum einer die Bedrohung durch die Insulinresistenz erkannte.

Da sich das Ausmaß des Problems in letzter Zeit immer deutlicher zeigt, werde ich des Öfteren gebeten, über meine Forschungen zu sprechen. Seither kann ich diese Botschaft in Vorträgen, Podcast-Interviews und Youtube-Diskussionen mit der ganzen Welt teilen. Aber so viel ich auch darüber spreche, ich werde niemals alles sagen können, was ich gern zu diesem Thema sagen würde. Und da kommt das vorliegende Buch ins Spiel.

Mein oberstes Ziel ist es, die Wissenschaft rund um die Insulinresistenz zu entmystifizieren, damit jeder verstehen kann, was Insulinresistenz ist und was sie so gefährlich macht. Ich möchte Sie mit dem auf soliden veröffentlichten Erkenntnissen beruhenden Wissen ausstatten, wie Sie eine Insulinresistenz verhindern oder gar rückgängig machen können. Und ich möchte Ihnen zeigen, welche Schritte Sie unternehmen können, um diese Erkrankung mit einfachen Veränderungen Ihrer Lebensgewohnheiten – und ohne irgendwelche ärztlichen Verordnungen – zu verhindern.

In diesem Buch stütze ich mich auf die Forschungen und Veröffentlichungen unzähliger Labors und Krankenhäuser in aller Welt, wo man dieses Thema seit hundert Jahren erforscht. Für mich als Autor und Wissenschaftler ist die Geschichte der vorliegenden Beweise erlösend. Nichts von dem, was ich in diesem Buch schreibe, beruht auf meiner persönlichen Meinung, sondern auf veröffentlichten, von Experten geprüften wissenschaftlichen Erkenntnissen. (Falls Ihnen irgendwelche Schlussfolgerungen nicht behagen, werden Sie dies wohl mit der Primärliteratur klären müssen.)

## Woher weiß ich, ob ich insulinresistent bin?

Wie ich bereits sagte, ist vielen Ärzten nicht bewusst, wie weit verbreitet die Insulinresistenz ist, welche Probleme sie verursachen kann und vor allem, wie man sie erkennt. Wenn Ihr Arzt das Thema noch nie zur Sprache gebracht hat, bedeutet das also möglicherweise keineswegs, dass Sie aus dem Schneider sind.

Bitte beantworten Sie die folgenden Fragen, um sich einen Eindruck von Ihrem Risiko zu verschaffen:

- Haben Sie mehr Bauchfett, als Ihnen lieb ist?
- Haben Sie Bluthochdruck?
- Gibt es eine familiäre Vorbelastung für Herzerkrankungen?
- Sind Ihre Triglyzeridwerte erhöht?
- Neigen Sie zu Wassereinlagerungen?
- Haben Sie dunklere Hautstellen oder Stielwarzen am Hals, unter den Armen oder anderswo?
- Gibt es in Ihrer Familie Personen mit Insulinresistenz oder Typ-2-Diabetes?
- Leiden Sie unter dem polyzystischen Ovarialsyndrom (PCOS; bei Frauen) oder erektiler Dysfunktion (bei Männern)?

Alle diese Fragen stehen irgendwie mit Insulinresistenz in Verbindung. Wenn Sie eine davon mit Ja beantwortet haben, sind Sie wahrscheinlich insulinresistent. Wenn Sie zwei (oder mehr) mit Ja beantwortet haben, sind Sie es mit Sicherheit. In beiden Fällen ist dieses Buch das richtige für Sie. Es informiert über die häufigste Erkrankung der Welt und verrät Ihnen, weshalb sie so weit verbreitet ist, wieso Sie sich dafür interessieren sollten und was Sie dagegen tun können. Sie müssen Ihre Gesundheit aus einer anderen Perspektive betrachten, können sich ein genaueres Bild von Ihrem Krankheitsrisiko machen und möglichen Problemen dadurch begegnen, dass Sie das Insulin in den Fokus rücken.

## Wie Sie dieses Buch nutzen sollten

Um den größtmöglichen Nutzen aus diesem Buch zu ziehen, sollten Sie sich die drei Gründe vergegenwärtigen, weshalb ich es geschrieben habe:

1. Um die Menschen mit dem häufigsten Gesundheitsproblem der Welt, der Insulinresistenz, vertraut zu machen.

2. Um über die Zusammenhänge zwischen Insulinresistenz und chronischen Erkrankungen zu informieren.
3. Um zu zeigen, was man dagegen tun kann.

Meine drei Ziele decken sich mit den drei Abschnitten dieses Buches. Im ersten Teil – *Das Problem: Was ist Insulinresistenz und warum spielt sie eine Rolle?* – werden die Insulinresistenz sowie die zahlreichen Leiden und Krankheiten beschrieben, die sich daraus ergeben können. Sofern Sie mit dem Zusammenhang zwischen Insulinresistenz und zahlreichen chronischen Krankheiten bestens vertraut sind und lieber mehr über ihre Entstehung wissen möchten, können Sie zum zweiten Teil – *Die Ursachen: Was macht uns insulinresistent?* – weiterblättern. Falls Sie die Ursachen und Folgen der Insulinresistenz bereits kennen und darauf brennen, die wissenschaftlichen Grundlagen für die beste Ernährungsstrategie zu ihrer Bekämpfung kennenzulernen und zu verstehen, beginnen Sie mit dem dritten Teil – *Die Lösung: Wie können wir die Insulinresistenz bekämpfen?*

Selbstverständlich würde ich den meisten Leserinnen und Lesern empfehlen, das Buch von vorn zu lesen – auch denjenigen, die zu wissen *glauben*, was Insulinresistenz ist und weshalb sie von Bedeutung ist. Sie werden überrascht sein, wie viel Sie bislang noch nicht darüber wussten.

Da so viele Krankheiten mit einer Insulinresistenz einhergehen, widme ich einen großen Teil dieses Buches der Beschäftigung mit der Frage, wodurch sie uns so furchtbar krank machen kann. Viele der genannten Krankheiten – Typ-2-Diabetes, Herzerkrankungen, Alzheimerkrankheit und bestimmte Krebsarten – sind sehr schwerwiegend und derzeit nicht heilbar. Sie könnten deshalb gelegentlich den Eindruck bekommen, eine Schauergeschichte zu lesen. Aber es gibt keinen Grund zur Verzweiflung! Obwohl viele ernste chronische Erkrankungen auf eine Insulinresistenz zurückzuführen sind, lässt sie sich *tatsächlich* verhindern und sogar rückgängig machen. Wie das geht, werden wir ausführlich zeigen. Der Inhalt dieser Seiten könnte Sie erschrecken, aber zumindest dieses Buch hat ein Happy End. Wir können kämpfen und, gewappnet mit wissenschaftlichen Lösungen, können wir auch siegen.

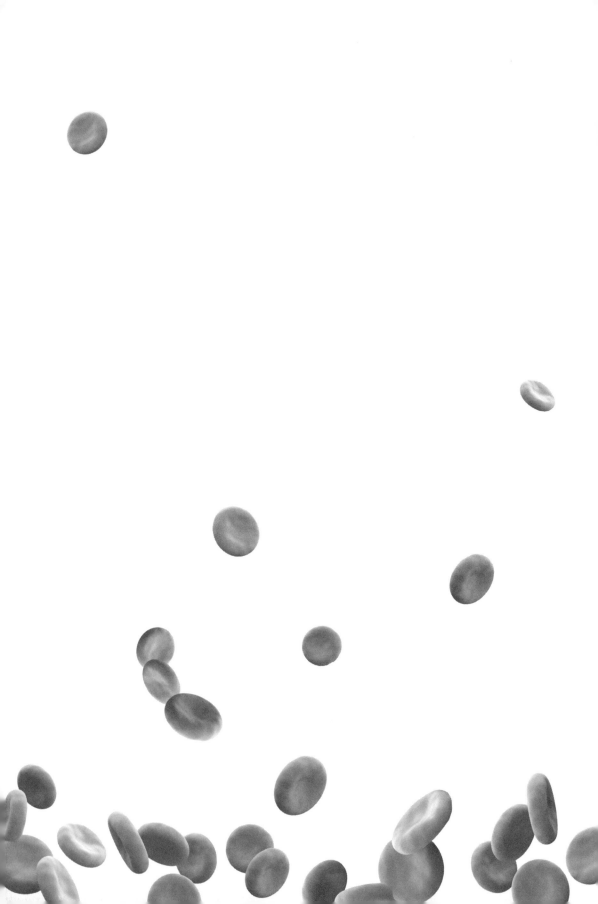

# TEIL 1

# Das Problem

Was ist Insulinresistenz und
warum spielt sie eine Rolle?

KAPITEL 1

# Insulinresistenz – was ist das?

Insulinresistenz ist die Epidemie, von der Sie womöglich noch nie etwas gehört haben.

Dies ist vielen von uns neu, und unsere Unwissenheit steht im Widerspruch zur tatsächlichen Verbreitung der Insulinresistenz: Die Hälfte aller erwachsenen US-Bürger ist insulinresistent, genau wie etwa jeder Dritte auf beiden amerikanischen Kontinenten.[4] Es wäre allerdings durchaus möglich, dass sich dieser Anteil auf bis zu 88 Prozent der Erwachsenen beläuft.[5]

Noch beunruhigender ist, wie häufig die Insulinresistenz in Zukunft sein wird – und denken Sie bloß nicht, es handle sich um ein lokales Problem. Bei der weltweiten Entwicklung sieht es noch düsterer aus: 80 Prozent der von Insulinresistenz betroffenen Personen leben in Entwicklungsländern, und wie in Amerika sind die Hälfte aller Erwachsenen in China und Indien insulinresistent. Doch dieser Trend ist nicht neu. Nach Angaben der International Diabetes Federation hat sich die weltweite Anzahl der Fälle von Insulinresistenz in den letzten drei Jahrzehnten verdoppelt, und sie wird sich in weniger als zwanzig Jahren wahrscheinlich erneut verdoppeln.

Früher war die Insulinresistenz eine Wohlstandskrankheit (was ich gern als »Wohlstandsplage« bezeichne) – also eine Krankheit, an der hauptsächlich wohlsituierte ältere Menschen litten. Doch neuerdings ist alles anders: Es gibt nachweislich Berichte über insulinresistente Vierjährige (und bis zu 10 Prozent der nordamerikanischen Kinder sind insulinresistent[6]). Außerdem leiden in Ländern mit niedrigem Einkommen inzwischen mehr Menschen darunter als in Ländern mit hohem Einkommen.[7]

Obendrein *weiß die überwältigende Mehrzahl der Insulinresistenten noch nicht einmal, dass sie insulinresistent ist,* und sie hat noch nie von Insulinresistenz gehört! Deshalb stehen wir im Kampf gegen die weltweit steigenden Zahlen vor einer zusätzlichen Hürde: Wir müssen zunächst einmal dafür sorgen, dass die Menschen diese Krankheit verstehen.

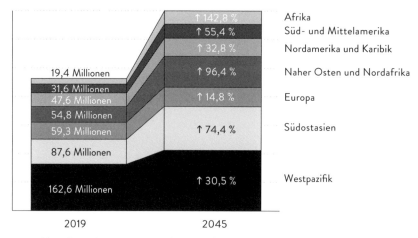

Aktuelle und prognostizierte Diabetesfälle nach Region (in Millionen).
Quelle: International Diabetes Federation[8]

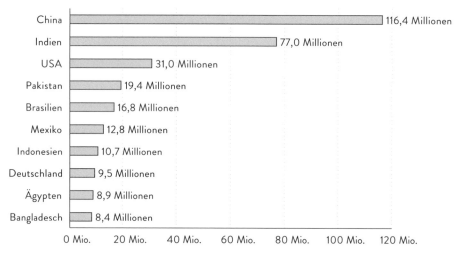

Die zehn Länder mit den meisten erwachsenen Diabetikern im Jahr 2019.
Quelle: International Diabetes Federation[9]

## Insulin – eine Einführung

Um die Insulinresistenz zu verstehen, müssen wir zunächst eine Basis schaffen und über das Insulin selbst sprechen. Viele Menschen kennen Insulin ausschließlich als Medikament für Diabetiker. In Wirklichkeit handelt es sich um ein Hormon, das der menschliche Körper auf natürliche Weise produziert (es sei denn, wir leiden an Typ-1-Diabetes – später mehr dazu).

Insulin ist wie die meisten anderen Hormone ein Protein, das in einem bestimmten Organ des Körpers gebildet wird, um dann mit dem Blut durch ihn hindurchzufließen und andere Bereiche zu beeinflussen. Es wird in der Bauchspeicheldrüse (in der medizinischen Fachterminologie: »Pankreas«) gebildet, einem kleinen Organ, das sich hinter dem Magen befindet. Am bekanntesten ist die Bauchspeicheldrüse dafür, dass sie unseren Blutzuckerspiegel reguliert. Sobald wir etwas essen, das unseren Blutzuckerspiegel erhöht, schüttet die Bauchspeicheldrüse Insulin aus, das »die Türen öffnet«, um verschiedene Organe oder Strukturen wie Gehirn, Herz, Muskeln und Fettgewebe mit Glukose zu versorgen. Insulin reguliert aber keineswegs nur unseren Blutzuckerspiegel, sondern wirkt auf die Zellen aller Körpergewebe ein und hat deshalb ein recht großes Publikum! Dies ist so gut wie einmalig bei den Hormonen, die für gewöhnlich nur eines oder bestenfalls ein paar wenige Organe beeinflussen. Der Einfluss von Insulin ist so gewaltig, dass er bis in jede Zelle reicht.

Wie Insulin im Einzelnen wirkt, hängt von der Zelle ab. Bindet es zum Beispiel an eine Leberzelle, so produziert sie (unter anderem) Fett; bindet es an eine Muskelzelle, produziert sie (unter anderem) neue Proteine. Vom Kopf bis zu den Zehen reguliert Insulin den Umgang der Zellen mit Energie, verändert ihre Größe, beeinflusst die Produktion anderer Hormone und entscheidet sogar darüber, ob Zellen leben oder sterben. Eines aber ist immer gleich: Insulin kann Zellen dazu veranlassen, kleinere Dinge größer zu machen – ein Prozess, der Anabolismus oder Stoffaufbau genannt wird. Insulin ist ein anaboles Hormon.

Insulin ist zweifellos wichtig. Vorausgesetzt, es funktioniert! Zu Problemen – ein wichtiger Gegenstand dieses Buches – kommt es dann, wenn Insulin nicht richtig arbeitet. Dieser Zustand wird als Insulinresistenz bezeichnet.

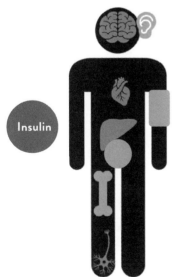

**Gehirn:** Verwendung von Glukose zur Energiegewinnung, Wachstum von Nervenzellen

**Ohren:** Verwendung von Glukose zur Energiegewinnung, Hören

**Herz:** Umgang mit Energie, Größe des Herzens, Blutdrucksenkung

**Muskel:** Umgang mit Energie, Produktion von Muskelprotein, Größe

**Fett:** Umwandlung von Glukose in Fett, Fetteinlagerung, Wachstum

**Leber:** Speicherung von Glukose, Bildung von Fett

**Hoden/Eierstöcke:** Normale Bildung von Sexualhormonen

**Knochen:** Umgang mit Energie, Wachstum

**Nerven:** Verwendung von Glukose zur Energiegewinnung, Wachstum

Das Insulin und seine vielen Aufgaben.

## Insulinresistenz – die Definition

Ganz einfach ausgedrückt, haben wir es bei der Insulinresistenz mit einer verminderten Reaktion auf das Hormon Insulin zu tun. Eine Zelle, die nicht mehr auf Insulin reagiert, wird insulinresistent. Dies kann verschiedene Ursachen haben (mit denen wir uns später beschäftigen werden). Ignorieren immer mehr Zellen das Insulin, gilt schließlich *der ganze Körper* als insulinresistent.

In diesem Zustand brauchen manche Zellen mehr Insulin, damit es die gleiche Wirkung entfaltet wie bisher. Das Hauptmerkmal der Insulinresistenz ist somit, dass mehr Insulin im Blut ist, das häufig nicht mehr so gut wirkt.

### »Blutglukose« oder »Blutzucker«?

Der Begriff »Blutzucker« ist vage und irreführend, streng genommen aber korrekt, da man alle einfachen Kohlenhydrate als »Zucker« bezeichnen kann. Mit »Zucker« ist gemeinhin die Saccharose (also Haushaltszucker und Glukose-Fruktose-Sirup) gemeint, eine Verbindung aus Glukose- und Fruktosemolekülen. Doch darum geht es nicht, wenn vom »Blutzucker« die Rede ist. Richtiger ist es, hier von Glukose zu sprechen – der nicht weiter veränderbaren Form, in der die verzehrten Kohlenhydrate nach vollendeter Verdauung vorliegen.

Wie erwähnt, besteht eine der Hauptaufgaben des Insulins darin, den Blutglukosespiegel zu regulieren. Da ein dauerhaft erhöhter Blutglukosespiegel gefährlich ist und sogar tödlich sein kann, braucht der Körper Insulin, um die Glukose aus dem Blut zu entfernen und den Blutglukosespiegel damit wieder auf das normale Maß zu senken. Doch wie steht es bei Insulinresistenz um die Kontrolle der Blutglukose? Während sich eine Insulinresistenz etabliert, wird dieser Prozess in Mitleidenschaft gezogen, sodass es zu dem typischen Diabeteszeichen eines hohen Blutglukosespiegels oder der »Hyperglykämie« kommen kann. Aber wir preschen vor. Eine Insulinresistenz kann bereits lange bestehen, bevor jemand an Typ-2-Diabetes erkrankt. (Im nächsten Abschnitt finden Sie eine Darstellung der Unterschiede zwischen Typ-1- und Typ-2-Diabetes.)

Insulin wird fast immer im Verhältnis zur Glukose gesehen. Nicht ganz fair, wenn man bedenkt, dass es Hunderte (Tausende?) von Aufgaben im Körper erfüllt. Dennoch ist in einem gesunden Körper mit normalem Blutglukosespiegel üblicherweise auch der Insulinwert normal. Bei einer Insulinresistenz ist der Insulinspiegel im Verhältnis zur Glukose jedoch *höher* als erwartet. In der »Geschichte« von Insulinresistenz und Diabetes halten wir die Glukose für den Hauptprotagonisten, obwohl sie in Wirklichkeit eine Nebenrolle spielt. Das heißt, wir verwenden die Glukose normalerweise als Marker zur Diagnose und Überwachung von Diabetes, obwohl wir uns eigentlich zuerst den Insulinspiegel ansehen sollten.

Wie kommt es zu dieser Verschiebung der Prioritäten? Nun, vermutlich können wir Geschichte und Wissenschaft für das Paradigma von Insulinresistenz und Typ-2-Diabetes verantwortlich machen, bei dem die Glukose im Mittelpunkt steht.

## Weshalb zu viele auf die Glukose statt auf das Insulin schauen

Da die Insulinresistenz zu den Ursachen eines Typ-2-Diabetes gehört, wird sie historisch mit der Familie der Diabetes-mellitus-Erkrankungen in einen Topf geworfen.

Der erste dokumentierte Hinweis auf diese Gruppe von Krankheiten ist über dreitausend Jahre alt und stammt aus dem alten Ägypten. Auf einem medizinischen Papyrus war vermerkt, bei Menschen mit einer bestimmten Erkrankung komme es zu einer »zu starken Urinentleerung«. Etwas später beobachteten indische Ärzte, dass der Urin mancher Menschen die Insekten anzog wie Honig. (Dieses Symptom sollte der Krankheit sogar einen Teil ihres Namens geben: *Mellitus* ist das lateinische Wort für »honigsüß«.)

Viele hundert Jahre später brachte die mit der Krankheit verbundene erhöhte Harnausscheidung in Griechenland die Bezeichnung *diabete*, »hindurchfließen«, hervor. Abermals wurde betont, dass die Patienten bemerkenswert viel Urin produzierten. Diese Beobachtungen gingen mit einer weiteren Feststellung einher: In allen Fällen war die übermäßige Urinproduktion von einem Gewichtsverlust begleitet. Heute mag dies amüsant anmuten, aber früher hatte man die Vermutung, dass das Fleisch buchstäblich dahinschmolz und zu Urin wurde.

Diese frühen Ärzte und ihre Nachfolger beschrieben den Diabetes mellitus Typ 1. Erst im fünften Jahrhundert entdeckten indische Ärzte zwei verschiedene Formen dieser Erkrankung: Die eine stand in Zusammenhang mit einem jugendlichen Alter und Gewichtsverlust (und sollte später von modernen Medizinern als Typ-1-Diabetes bezeichnet werden); die andere war mit einem höheren Alter und Übergewicht verbunden (Typ-2-Diabetes). Aber beide waren durch die übermäßige Ausscheidung von stark glukosehaltigem Harn gekennzeichnet. In Ermangelung ausgeklügelter Techniken führte dies verständlicherweise dazu, dass die Krankheit über die Glukose definiert wurde, die das bekannte und am besten erkennbare Hauptsymptom verursachte (die Polyurie, so der Fachbegriff für die übermäßige Urinausscheidung).

Allerdings verloren wir darüber den zweiten und wichtigeren Aspekt des Problems aus den Augen: das Insulin. Typ-1- und Typ-2-Diabetes haben zwar ein Zuviel an Glukose gemeinsam, aber beim Insulin unterscheiden sie sich komplett. Während bei einem Typ-1-Diabetes zu wenig (oder gar kein) Insulin vorhanden ist, ist Typ-2-Diabetes die Folge von zu viel Insulin.

»Zu viel Insulin« heißt Insulinresistenz, die wegen ihrer Nähe zum Typ-2-Diabetes ebenfalls aus der Sicht der Glukose betrachtet wurde.

> **MODY: Sieht aus wie Typ-1-Diabetes, fühlt sich an wie Typ-1-Diabetes – und ist es trotzdem nicht**
>
> Haben Sie Typ-1-Diabetes? Oder eines Ihrer Geschwister? Und ein Elternteil? Eine Tante oder ein Onkel? Selbst wenn eine starke familiäre Belastung mit Typ-1-Diabetes erkennbar ist, sind Sie unter Umständen nicht davon betroffen. Es wird sogar vermutet, dass Typ-1-Diabetes eher selten vererbt wird. Zur definitiven Diagnose eines Typ-1-Diabetes bitten Sie Ihren Arzt, Ihr Blut auf Antikörper gegen Betazellen (zum Beispiel GADA, 1A-2A, ICA) zu untersuchen. Ist das Testergebnis negativ, dürften Sie unter MODY oder Mature Onset Diabetes of the Youth (etwa »Erwachsenendiabetes, der bei Jugendlichen auftritt«) leiden – ein schrecklicher Name.
>
> MODY ist anders als der klassische Typ-1-Diabetes ein genetischer Defekt mit einem klaren Vererbungsmuster, bei dem an der Insulinproduktion beteiligte Gene mutiert sind und nicht funktionieren. Wichtig ist vor allem, dass MODY im Gegensatz zum echten Typ-1-Diabetes nicht zum Verlust der insulinproduzierenden Betazellen der Bauchspeicheldrüse führt. Hier sind alle Betazellen vorhanden; sie arbeiten nur nicht richtig.
>
> Aufgrund des Insulinmangels zeigen die Betroffenen in der Tat die gleichen Symptome wie bei einem Typ-1-Diabetes, zum Beispiel Hyperglykämie, Gewichtsverlust, Polyurie, Abgeschlagenheit, Hunger und Durst. Entscheidend ist, dass Menschen mit Typ-1-Diabetes mit Insulin behandelt werden müssen. Je nachdem, auf welchem Gen sich die Mutation befindet, kann bei MODY-Patienten die Einnahme von Medikamenten und in manchen Fällen auch schon die Umstellung der Lebensgewohnheiten ausreichen.
>
> Möglicherweise handelt es sich bei Ihrer familiären Vorbelastung also doch nicht um Typ-1-Diabetes.

Die ersten Ärzte verfügten weder über moderne Technik noch über moderne Untersuchungsmethoden. Da ist es verständlich, dass sie sich auf das konzentrierten, was sie auch feststellen konnten. Aber warum sollten wir den Schwerpunkt auch heute noch auf die Glukose legen?

Wissenschaftlich betrachtet, ist die Glukose nach wie vor einfacher zu messen als das Insulin. Wir benötigen dazu lediglich ein einfaches Enzym auf einem Stäbchen oder ein einfaches Blutzuckermessgerät, und diese Methode existiert seit rund einhundert Jahren. Insulin ist aufgrund seiner molekularen Struktur und Eigenschaften sehr viel schwieriger zu messen. Der erste Test wurde erst Ende der 1950er-Jahre entwickelt, und er machte den Umgang mit radioaktivem Material erforderlich. (Die Entdeckung war so revolutionär, dass Dr. Rosalyn Yalow dafür mit dem Nobelpreis ausgezeichnet wurde!) Heute ist die Untersuchung leichter, aber immer noch nicht ganz einfach und auch nicht besonders billig.

Obwohl wir inzwischen imstande sind, den Insulinspiegel zu messen, kam dieser Fortschritt zu spät. Wir hatten uns bereits entschieden, Diabetes als »Glukosekrankheit« zu betrachten, und daraufhin Diagnosewerte für die Erkrankung entwickelt, die ausschließlich die Glukose berücksichtigen. Bei einer schnellen Internetsuche nach »Glukose + Diabetes« würden einige der ersten Suchergebnisse umgehend über den gemeinsamen kritischen Blutglukosewert für Typ-1- und Typ-2-Diabetes informieren. (Er liegt bei 126 Milligramm pro Deziliter [mg/dl], was angesichts der großen Unterschiede zwischen den beiden Erkrankungen merkwürdig erscheinen sollte. Der erhöhte Glukosespiegel ist die einzige Gemeinsamkeit zwischen Typ-1- und Typ-2-Diabetes; abgesehen davon handelt es sich um zwei grundverschiedene Krankheiten mit völlig unterschiedlichen Symptomen und Verläufen.) Eine ähnliche Internetsuche mit dem Begriff »Insulin« würde viele Informationen über seine *therapeutische* Verwendung, aber so gut wie nichts über die *Blutinsulinwerte* bei Diabetes zutage fördern. Ich bin Wissenschaftler von Beruf und erforsche diese Erkrankung – und sogar mir fällt es schwer, einen Konsens bezüglich der Insulinwerte bei Diabetes zu finden.

All dies ist interessant, erklärt aber immer noch nicht, warum die Insulinresistenz bei so vielen Menschen unerkannt bleibt. Schließlich können wir einen Typ-2-Diabetes anhand des Blutglukosespiegels feststellen – warum nicht auch die (als »Prädiabetes« bezeichnete) Insulinresistenz? Wir scheitern, weil eine *Insulinresistenz nicht zwangsläufig ein hyperglykämischer Zustand ist*. Die Betroffenen können insulinresistent sein und trotzdem einen normalen Blutglukosespiegel haben. Aber welcher Wert wird bei einer Insulinresistenz *abweichen*? Richtig, das Insulin. Wenn Sie insulinresistent sind, wird Ihr Insulinspiegel höher sein als normal. Das Problem besteht natürlich darin, einen Konsenswert zu finden, ab wann »zu viel« Insulin im Blut ist, und tatsächlich eine medizinische Messung des Insulinspiegels zu bekommen. Der Test gehört bei den meisten Ärzten nicht zum Standardrepertoire.

Aus diesem Grund ist es möglich, dass jemand zwar immer insulinresistenter wird, aber sein Insulin noch so gut wirkt, dass sich die Blutglukose im normalen Bereich bewegt. Diese Entwicklung kann sich über Jahre, ja sogar Jahrzehnte hinziehen. Allerdings betrachten wir normalerweise eher die Glukose als das Problem. Dass jemand in Schwierigkeiten steckt, erkennen wir deshalb erst, wenn er so insulinresistent ist, dass sein Insulin den Blutglukosespiegel nicht mehr kontrollieren kann – unabhängig davon, wie viel sein Körper davon produziert. Wir entdecken die Erkrankung erst an diesem Punkt und womöglich viele Jahre nach Problembeginn.

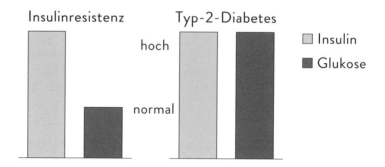

Letztlich haben Geschichte und Wissenschaft eine ungünstige Entwicklung genommen. Das, was mich am meisten frustriert, ist auch der Grund, weshalb die Insulinresistenz bei so vielen Menschen unerkannt bleibt: Wir gehen die Sache falsch an. Wäre das Insulinmolekül einfacher zu messen gewesen als die Glukose, hätten wir Typ-1- und Typ-2-Diabetes vielleicht nicht zusammengewürfelt und ein System eingeführt, um die Krankheit viel früher festzustellen – weil wir uns den maßgeblicheren Indikator angesehen hätten, das Insulin. Nach all dem überrascht es nicht, dass das Insulin viel bessere Vorhersagen über einen Typ-2-Diabetes ermöglicht und das Problem bis zu zwanzig Jahre früher prognostizieren kann.[10]

Bevor wir fortfahren, sollten wir einige Punkte klären.

Wie erwähnt erhöht eine Insulinresistenz erstens das Risiko, an Typ-2-Diabetes zu erkranken. Das ist korrekt, doch dieser Zusammenhang bedarf der weiteren Klärung. Typ-2-Diabetes *ist* Insulinresistenz. Er ist eine Insulinresistenz, die so weit fortgeschritten ist, dass der Körper den Anstieg des Blutglukosespiegels über den kritischen Wert von 126 mg/dl nicht mehr verhindern kann. Dies ist seit beinahe hundert Jahren bekannt. Der deutsche Wissenschaftler Wilhelm Falta machte im Jahr 1931 erstmals darauf aufmerksam.[11] Man könnte auch sagen, dass Sie jedes Mal, wenn Sie jemanden über Schwierigkeiten in Verbindung mit Diabetes reden hören, stattdessen einfach »Insulinresistenz« einsetzen können, und sofort ist die Aussage präziser. Ihre Nachbarin beispielsweise hat keine familiäre Vorbelastung für Diabetes; sie hat eine familiäre Vorbelastung für Insulinresistenz.

Die Insulinresistenz ist zweitens ein hyperinsulinämischer Zustand. Das heißt, ein insulinresistenter Mensch hat mehr Insulin im Blut als normal. (Dieser besondere Umstand wird später von großer Bedeutung sein, wenn wir schildern, welche bedauerlichen Folgen es hat, länger in diesem Zustand zu verbleiben.)

Zur Erinnerung: Die Insulinresistenz selbst wird Sie nicht umbringen. Sie ist lediglich ein verlässliches Mittel, das sie schnell soweit bringen kann, indem sie andere lebensbedrohliche Erkrankungen verursacht. Das bedeutet, dass sich mehrere, scheinbar zusammenhangslose Gesundheitsprobleme einstellen werden, die sich alle dadurch verbessern ließen, dass man bei ihrer gemeinsamen Wurzel ansetzt.

In der Tat hat die Insulinresistenz bei erschreckend vielen ernsten chronischen Erkrankungen die Hand im Spiel – unter anderem bei Problemen mit dem Kopf, dem Herzen, den Blutgefäßen und den Fortpflanzungsorganen. Eine unbehandelte Insulinresistenz ist keineswegs nur lästig, sondern eine ernstzunehmende Erkrankung. Die meisten Menschen mit Insulinresistenz sterben letztendlich an Herzerkrankungen oder anderen kardiovaskulären Komplikationen; andere erkranken an Alzheimer, Brust- oder Prostatakrebs oder unzähligen weiteren tödlichen Krankheiten.

Um würdigen zu können, wie wichtig Insulin für die Gesundheit ist, müssen wir verstehen, auf welche Weise eine Insulinresistenz diese Krankheiten verursacht. Deshalb werden wir uns in den nächsten Kapiteln ansehen, welche Aufgaben das Insulin im Körper erfüllt und wodurch eine Insulinresistenz andere Erkrankungen hervorruft. Bitte anschnallen – es wird turbulent!

KAPITEL 2

# Die Herzgesundheit

Herzerkrankungen sind die weltweit *führende* Todesursache, und über 30 Prozent der krankheitsbedingten Todesfälle gehen auf ihr Konto. Da sie so tödlich sind, wird viel über ihre Ursachen diskutiert. Für gewöhnlich werden unter anderem Zigarettenrauchen, Alkohol, Cholesterin in der Ernährung, Bewegungsmangel und zu viel Bauchfett als Übeltäter angeklagt. Die Insulinresistenz steht dagegen weniger stark im Fokus. In einigen Kreisen wird man zwar einräumen, dass sie Teil des Puzzles ist, doch die Wahrheit ist sehr viel dramatischer. Sie *ist* das Puzzle – Insulinresistenz und Herz-Kreislauf-Erkrankungen sind praktisch untrennbar miteinander verbunden. Der hervorragende Arzt und Wissenschaftler Joseph Kraft widmete seine produktive Karriere der Erforschung der Insulinresistenz und erklärte zu Recht: »Wo kein Zusammenhang zwischen der Herzerkrankung und Diabetes [also Insulinresistenz] besteht, wurde dieser schlicht nicht diagnostiziert.«[12] Wo das eine ist, ist auch das andere.[13] Der Zusammenhang ist sogar so klar, dass es monatlich erscheinende biomedizinische Fachzeitschriften gibt, die sich ganz allein diesem Thema widmen.

Wenn wir von »Herzerkrankungen« sprechen, ist keine spezielle Erkrankung damit gemeint. Die Begriffe »Herzerkrankungen« und »Herz-Kreislauf-Störungen« dienen als Sammelbegriffe für verschiedene Erkrankungen des Herzens und der Blutgefäße. Es könnte sich um Bluthochdruck, eine Verdickung des Herzmuskels, Ablagerungen in den Blutgefäßen oder andere Krankheiten handeln. In diesem Kapitel werden wir einige davon untersuchen.

## Bluthochdruck

Ein übermäßig hoher Blutdruck lässt die Wahrscheinlichkeit, am Herzen zu erkranken, dramatisch in die Höhe schnellen. Nimmt der Druck in Ihren Gefäßen zu, muss sich Ihr Herz immer mehr anstrengen, um ausreichend Blut durch den Körper und alle Gewebe zu pumpen. Dieser Belastung, die unbehandelt letztlich zu Herzversagen führt, hält es nicht lange stand.

Der Zusammenhang zwischen Insulinresistenz und Bluthochdruck ist unbestritten. Treten Insulinresistenz und Bluthochdruck regelmäßig gemeinsam auf, ist dies ein klarer Hinweis auf eine Verbindung, und so gut wie alle Bluthochdruckpatienten sind auch insulinresistent.[14] Medizinern ist dies nicht neu. Neu ist aber *sehr wohl*, dass sie nicht nur gemeinsam auftreten; wir verstehen allmählich, dass ein erhöhter Insulinspiegel und eine Insulinresistenz unmittelbar *ursächlich* für Bluthochdruck sind.

Das ist deshalb so wichtig, da – wie Sie sich erinnern werden – die überwiegende Mehrzahl der Betroffenen nichts von ihrer Insulinresistenz weiß. Wenn bei einem Patienten gerade erst Bluthochdruck diagnostiziert wurde, könnte dies auch der erste Hinweis auf eine Insulinresistenz sein.

Falls Ihnen ein hoher Blutdruck bescheinigt wurde, hat das auch sein Gutes. Denn der klare Zusammenhang zwischen Bluthochdruck und Insulinresistenz bedeutet *auch*, dass die Patienten bei zunehmender Besserung der Insulinresistenz im Allgemeinen ebenso schnell eine Verbesserung des Blutdrucks feststellen.

Im Laufe der Zeit haben wir erkannt, auf welche Weise die Insulinresistenz in Verbindung mit der begleitenden Hyperinsulinämie einen chronischen Anstieg des Blutdrucks bewirkt. Sehen wir uns das Ganze genauer an.[15]

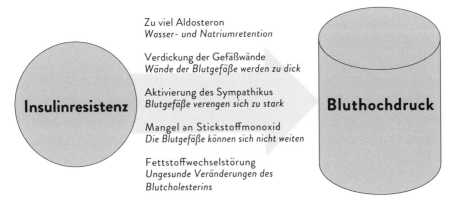

Wie Insulinresistenz den Blutdruck erhöht.

## Wasser- und Natriumretention

Insulin erhöht den Blutdruck unter anderem dadurch, dass es das Hormon Aldosteron beeinflusst. Aldosteron wird nur selten erwähnt, spielt aber eine wichtige Rolle für die Herzgesundheit. Es wird von den auf den Nieren sitzenden Nebennieren ausgeschüttet und trägt dazu bei, das Verhältnis von Salz und Wasser im Körper zu regulieren. Die beiden Salzbestandteile Natrium und Chlorid sind wichtige Elektrolyte und sorgen dafür, dass Ihre Zellen korrekt funktionieren. Aldosteron gibt den Nieren das Signal, Natrium zurückzuhalten und ins Blut zurückzuführen, sodass es nicht mit dem Urin ausgeschieden wird. Wenn die Nebennieren mehr Aldosteron ins Blut abgeben, hält der Körper mehr Natrium zurück – und wo Natrium ist, folgt das Wasser auf dem Fuße. Dies erhöht erstens den Wasseranteil im Blut, zweitens die Blutmenge und dadurch wiederum den Blutdruck.

Insulin lässt den Aldosteronspiegel auf natürliche Weise steigen. Ist – wie bei einer Insulinresistenz – mehr Insulin im Körper, passiert dies ungewöhnlich häufig. Es kommt zu einer Erhöhung des Blutvolumens und möglicherweise auch einem Ansteigen des Blutdrucks. Dieser Mechanismus ist höchstwahrscheinlich die Erklärung für den auffallend starken Zusammenhang zwischen Insulinresistenz und Bluthochdruck. (Der Mechanismus erklärt auch, weshalb Kohlenhydrate, die den Insulinspiegel stärker als alle anderen Nährstoffe ansteigen lassen, den Blutdruck so effektiv in die Höhe treiben,[16] während Nahrungsfette keine Wirkung haben.[17] Im zweiten Teil des Buches werden wir uns ausführlicher mit den Ernährungsfaktoren beschäftigen.)

### Empfindlich auf Salz?

Manche Menschen bekommen Bluthochdruck, wenn sie zu viel Salz verzehren; andere reagieren nicht auf diese Weise, obwohl sie viel Salz zu sich nehmen. Personen, bei denen der Verzehr von Salz zu Bluthochdruck führt, werden als »salzempfindliche Hypertoniker« bezeichnet.

Wenn gesunde Menschen Salz verzehren, merkt der Körper dies und »schaltet das Aldosteron ab«. Salz und Wasser werden über die Nieren ausgeschieden, und der Blutdruck bleibt normal. Bei Insulinresistenz ist der Aldosteronspiegel im Körper künstlich erhöht. Wenn diese Menschen Salz verzehren, wird es deshalb unter Missachtung der normalen physiologischen Vorgänge von den Nieren zurückgehalten und nicht mit dem Wasser ausgeschieden. Im Laufe der Zeit kommt es zur Ansammlung von Wasser im Körper, was das Blutvolumen und damit auch den Blutdruck erhöht.[18]

## Dickere Blutgefäße

Ein hoher Insulinspiegel führt auch dadurch zu Bluthochdruck, dass er die Wände der Blutgefäße dicker werden lässt.

Blutgefäße bestehen aus mehreren Schichten, und die innerste Schicht ist mit Zellen ausgekleidet, die als »Endothelzellen« oder »Endothel« bezeichnet werden. Denken Sie daran, dass Insulin ein anaboles Hormon ist und allen Zellen – auch den Zellen des Endothels – das Signal zum Wachsen gibt. Diese Reaktion ist natürlich und gesund. Ist dagegen zu viel Insulin im Blut enthalten, ist das Signal stärker als normal. Die Zellen der Gefäßwände wachsen, das Endothel wird dicker, und die Blutgefäße werden allmählich enger.

Stellen Sie sich vor, das hindurchfließende Wasser ließe einen Gartenschlauch dicker werden: Die Schlauchwände üben mehr Druck auf das hindurchströmende Wasser aus, und der Druck im Schlauch nimmt zu. Das Gleiche geschieht in den Blutgefäßen, wenn zu viel Insulin das Endothel zu übermäßigem Wachstum anregt.

## Die Blutgefäße können sich nicht weiten

Denken Sie noch einmal an den mit Wasser gefüllten Gartenschlauch. Wenn wir ihn breiter (nicht länger) machen, fließt das Wasser langsamer und mit weniger Druck hindurch. Statt herauszuschießen, rinnt es nur noch heraus. Stickstoffmonoxid (NO) wirkt stark gefäßerweiternd, vergrößert also den Durchmesser der Blutgefäße. Die Endothelzellen produzieren Stickstoffmonoxid, das zur Entspannung der gefäßumhüllenden Muskelschicht beiträgt und das Gefäß dadurch weitet. Wie beim Gartenschlauch lässt mit zunehmendem Durchmesser auch der Druck in den Gefäßen nach. Diese druckmindernde Wirkung im Körper setzt so schnell ein und ist so stark, dass Stickstoffmonoxid seit Langem in Form von Nitroglyzerinspray dazu verwendet wird, die Gefäße des Herzens blitzschnell zu weiten, den Blutfluss zu erhöhen und so Brustschmerzen vorzubeugen oder zu beseitigen. Stickstoffmonoxid ist für die Gesundheit von Herz und Kreislauf so wichtig, dass die Wissenschaftler, die seine Wirkung erforscht haben, mit dem Nobelpreis ausgezeichnet wurden.

Insulin aktiviert die Produktion von Stickstoffmonoxid in den Endothelzellen. Fließt Insulin durch eine Reihe von Blutgefäßen, gibt es den Endothelzellen dort das Zeichen, Stickstoffmonoxid zu produzieren. Die Blutgefäße weiten sich, die Durchblutung dieses Bereichs wird verstärkt.[19] Dies ist eine der Möglichkeiten, wie Insulin die Blut- und Nährstoffversorgung verschiedener Gewebe steuern kann. So trägt es zum Beispiel wegen der verstärkten Durchblutung der Muskeln dazu bei, deren Sauerstoff- und Nährstoffversorgung zu erhöhen.

Bei den oben genannten Herz-Kreislauf-Problemen regt die Insulinresistenz (aufgrund der Hyperinsulinämie) das Hormon Aldosteron und das Wachstum des Endothels übermäßig an. Hier dagegen liegt die Schwierigkeit darin, dass das Insulin bei Insulinresistenz die Produktion von Stickstoffmonoxid in den Endothelzellen *nicht mehr so gut* anzuregen vermag. In diesem Szenario reagieren die Endothelzellen nicht mehr so stark auf die Fähigkeit des Insulins, die Produktion von Stickstoffmonoxid anzukurbeln. Während es ihm früher gelang, den Durchmesser der Gefäße zu vergrößern und den Blutdruck zu senken, fällt seine Wirkung nun schwächer aus. Der Blutdruck bleibt erhöht.

### Enge Blutgefäße

Der Sympathikus steuert unbewusste Vorgänge im Körper wie die Frequenz des Herzschlags, die Kontraktionskraft des Herzens, den Durchmesser der Blutgefäße, die Aktivität der Schweißdrüsen und vieles mehr. Dies wird üblicherweise als »Kampf-oder-Flucht-Reaktion« bezeichnet, da die entsprechenden Vorgänge den Körper zum Handeln drängen. Wir werden auf körperliche Höchstleistungen vorbereitet. Ein Aspekt dieser Reaktion ist, dass sie den Blutdruck erhöht. Oft halten wir einen erhöhten Blutdruck für keine gute Sache. Doch wenn wir ums Überleben kämpfen oder fliehen, ist dies eine große Hilfe, da es die Durchblutung verschiedener Gewebe im ganzen Körper (mit sauerstoff- und nährstoffreichem Blut) verbessert, insbesondere der Muskulatur.

Interessanterweise aktiviert Insulin diesen Prozess sogar dann, wenn wir keine Bedrohung wahrnehmen – allerdings nur schwach. Ist der Insulinspiegel jedoch resistenzbedingt erhöht, ist auch dieser Prozess übertrieben aktiv. Es kommt zu einer geringfügigen Aktivierung der Kampf-oder-Flucht-Reaktion, und der Blutdruck bleibt ebenso lange erhöht wie das Insulin.

### Ungesunde Veränderungen der Lipide

Lipide sind Fette oder fettähnliche Substanzen im Blut und in den Geweben. Der Körper speichert Fette zur späteren Energiegewinnung, um die Lipide bei Bedarf in Fettsäuren aufzuspalten und wie Glukose zu verbrennen. Eine Dyslipidämie ist einfach ein Zustand abnormer Blutlipidwerte. Dies bedeutet für gewöhnlich, dass *zu viele* Lipide im Blut sind, kann aber auch darauf hinweisen, dass die Werte der verschiedenen Lipide nicht in Ordnung sind.

Die Hauptakteure bei den Lipiden sind die Triglyzeride, das LDL-Cholesterin (LDL = Low Density Lipoprotein) und das HDL-Cholesterin (HDL = High Density Lipoprotein). Die meisten Ärzte konzentrieren sich auf die beiden Cholesterinarten, und laut Dogma ist das LDL-Cholesterin der Bösewicht: In vielen Quellen wird HDL als das »gute«, LDL als das »böse« Cholesterin bezeichnet. Selbstverständlich liegen Daten vor, die diese Behauptung stützen,[20] aber viele Studien lassen einen anderen Schluss zu.[21] Es gibt kaum übereinstimmende Indizien für die Theorie, dass das LDL-Cholesterin tatsächlich so tödlich ist, wie man früher glaubte. Dieser Widerspruch könnte mit der Art und Weise zusammenhängen, wie wir diese Werte messen.

Das LDL-Cholesterin ist zwar ein »Lipoprotein mit geringer Dichte«, doch Größe und Dichte können variieren. Dies lässt sich immer leichter feststellen. Wir wissen seit Jahrzehnten, dass es bei Vorhersagen von Herzerkrankungen mehr auf die Einordnung des LDL-Cholesterins im Hinblick auf seine Größe und Dichte ankommt – auf das, was wir als »Muster« bezeichnen. Es gibt die Muster A und B, und sie repräsentieren die beiden Enden eines Spektrums: Muster A bezeichnet ein größeres und weniger dichtes, Muster B ein kleineres und dichteres Molekül. Damit ein Cholesterintransporter im Blut Krankheiten auslösen kann, muss er in die Gefäßwand eindringen. Dies dürfte einem kleineren und dichteren Lipoprotein leichter gelingen.

Für den Fall, dass diese Erklärung keinen Sinn ergibt, werde ich mit einer Analogie arbeiten. Stellen Sie sich vor, Sie stünden auf einer Brücke über einem Fluss. In der linken Hand haben Sie einen Wasserball (LDL A), in der rechten einen Golfball (LDL B). Was passiert, wenn Sie beide Bälle ins Wasser werfen? Der weniger dichte Wasserball schwimmt gut und dürfte auf der Wasseroberfläche dahintreiben. Der dichtere Golfball schwimmt nicht so gut. Er dürfte zu Boden sinken und am Flussbett entlanghüpfen (wie alle Golfer nur zu gut wissen). Vermutlich verhalten sich LDL A und B in Ihren Blutgefäßen ganz ähnlich, und LDL A schwimmt leichter dahin und kommt nicht so häufig mit den Gefäßwänden in Kontakt wie LDL B. Wichtig ist auch, dass das LDL die Fette und das Cholesterin nur abladen kann, wenn es an die Gefäßwand stößt. Da überrascht es nicht, dass bei Menschen mit LDL-Muster B die Wahrscheinlichkeit kardiovaskulärer Komplikationen erheblich höher ist als bei Menschen mit Muster A.[22]

Derzeit ist es bei Blutuntersuchungen noch immer nicht üblich, die LDL-Größe mitzubestimmen. Falls Sie sich vor Kurzem einer Untersuchung unterzogen haben, werden Sie sich vielleicht daran erinnern, dass die Auflistung der Blutfettwerte nur die drei Hauptakteure aus dem Bereich der Lipide enthielt: Triglyzeride (TG), LDL- und HDL-Cholesterin. Interessanterweise lässt sich aus zwei von diesen Werten *sehr genau* auf die LDL-Partikelgröße schließen. Es handelt sich dabei gewissermaßen um die »Methode des armen Mannes«. Wenn wir die Triglyzeride (TG in mg/dl) durch das HDL-Cholesterin (HDL in mg/dl; also TG/HDL) teilen, erhalten wir einen Wert, der die LDL-Größe überraschend genau vorhersagt. Je kleiner er ist (weniger als circa 2,0), desto größer ist der Anteil an großem, leichtem LDL; das heißt, dass LDL A überwiegt. Klettert der Wert dagegen weiter nach oben (mehr als circa 2,0), häuft sich das kleine, dichte LDL B.[23] Triglyzerid- und HDL-Werte werden bei so gut wie jeder Blutuntersuchung bestimmt. Das heißt, wir können uns einfach und schnell eine Vorstellung von unserem LDL-Muster machen, ohne dass ein spezieller Test dazu nötig wäre.

**Niedriger TG/HDL-Wert**        **Hoher TG/HDL-Wert**

HDL     Triglyzeride

**Muster A**
Geringere Entstehung von atherosklerotischen Plaques

**Muster B**
Stärkere Begünstigung von atherosklerotischen Plaques

Aber was hat das alles mit der Insulinresistenz zu tun? Insulin sorgt dafür, dass die Leber (die beinahe das gesamte Cholesterin erzeugt) gezielt LDL B produziert. Steigt der Insulinspiegel aufgrund einer Insulinresistenz immer weiter an, erhält die Leber das Signal, die Zusammensetzung der Blutfette zugunsten von LDL B zu verschieben.[24] Vereinfacht ausgedrückt geht man davon aus, dass der Zusammenhang zwischen einer Fettstoffwechselstörung und Bluthochdruck auf die vermehrte Ansammlung von Fetten in den Gefäßwänden und letztlich die Entstehung von atherosklerotischen Plaques (Ablagerungen) zurückzuführen ist, die den Gefäßdurchmesser verringern. (In Wirklichkeit ist der Vorgang ein wenig komplizierter, wie wir im nächsten Abschnitt sehen werden.)

**Statine**

Die Statine gehören zu den Medikamenten, die am häufigsten eingesetzt werden. Sie dienen dazu, den Cholesterinspiegel zu senken, und sollen das Risiko einer Herzerkrankung reduzieren. Bei Personen mit einem bekannten Gendefekt, der den Cholesterinspiegel sehr stark erhöht (zum Beispiel einer familiären Hypercholesterinämie), könnte dies durchaus der Fall sein.[25] Doch bei Menschen ohne diese Erkrankung, die noch keinen Herzinfarkt hatten, aber aufgrund der geltenden Grenzwerte für die Blutfette wie dem LDL-Spiegel ein hohes Risiko haben, ist der Nutzen der Statine auffallend gering.[26] Dies könnte daran liegen, dass sie offenbar die Menge von LDL B im Verhältnis zu LDL A erhöhen.[27]

Die Statine haben unabhängig von ihrer Wirkung auf das Cholesterin auch Nebenwirkungen im Hinblick auf eine Insulinresistenz: Wenn Frauen nach den

> Wechseljahren Statine nehmen, kann sich ihr Risiko, an Typ-2-Diabetes zu erkranken, um 50 Prozent erhöhen.[28] Wir bekommen gerade ein immer genaueres Bild davon, auf welche Weise Statine insulinresistent machen. Dies könnte zum Teil daran liegen, dass sie das Muskelgewebe schädigen.[29] Außerdem hemmen sie die Empfindlichkeit der Zelle gegenüber dem Insulin und fördern die Ausschüttung von Hormonen, die den Glukosespiegel im Blut erhöhen (was dem Insulin die Senkung des Glukosespiegels erschwert).[30]

## Atherosklerose

Die Atherosklerose ist der wichtigste Aspekt bei der Entstehung von Herzerkrankungen.[31] Unsere große Angst vor dem Cholesterin beruht auf der Theorie, dass es Atherosklerose verursacht – einen Prozess, bei dem sich die Blutgefäße (wie oben beschrieben) verhärten und verengen.[32] Werfen wir einen genaueren Blick auf diese Abläufe.

Wie wir wissen, muss das Cholesterin erst in die Gefäßwand eindringen, damit es uns krank machen kann. Doch die Cholesterinablagerungen im Endothel sind an sich nicht die Krankheitsursache. Cholesterin und Fette, die ins Endothel eindringen, sind harmlos – und verursachen offenbar zunächst keine negativen Reaktionen. Wie alle anderen Körperzellen *brauchen* auch die Zellen, welche die Blutgefäße auskleiden, Cholesterin und Fette, um funktionsfähig zu bleiben! Trotzdem kann es passieren, dass die Fette nicht lange harmlos bleiben. Bei manchen Menschen finden gewisse Prozesse mit dem Cholesterin und den Fetten statt, sodass sie eine schädliche Wirkung entfalten.

Die Situation kippt bei starkem oxidativem Stress, wenn die Fette und/oder das Cholesterin oxidieren. In diesem Fall umfließen weiße Blutkörperchen – sogenannte Makrophagen – das oxidierte Fett, um die Oxidation weiterer Zellteile zu verhindern. (Die Bezeichnung Makrophage ist griechischen Ursprungs und bedeutet »großer Esser«, was gut zur Funktionsweise der Zellen passt: Sie verschlingen und verdauen Krankheitserreger, Fremdstoffe und Zelltrümmer.) Nach und nach füllen sich die Makrophagen mit oxidiertem Fett oder Cholesterin. Wegen ihres schaumigen Aussehens unter dem Mikroskop werden die lipidgefüllten Zellen als »Schaumzellen« bezeichnet. Anschließend holen sie Hilfe, indem sie Proteine freisetzen, die weitere Makrophagen herbeirufen (auch Entzündungsreaktion genannt). Die Neuankömmlinge verwandeln sich im Laufe der Zeit ebenfalls in Schaumzellen und verschlimmern dadurch das Problem. Diese Mischung aus Schaumzellen und Lipiden bildet schließlich den Kern der atherosklerotischen Plaque.

Bislang stand das Cholesterin im Mittelpunkt. Auch auf die Gefahr hin, die ganze Angelegenheit damit noch weiter zu komplizieren, ist es genauer (und gerechter), die Schuld auch anderen Fetten anzulasten. Die mehrfach ungesättigte Linolsäure (die häufig in Samenölen wie Sojaöl vorkommt) oxidiert am leichtesten – viel leichter als das Cholesterin – und dürfte wohl die Hauptschuld tragen.[33] Wenn Cholesterin oxidiert, liegt das häufig sogar daran, dass eine Linolsäure an das Cholesterinmolekül gebunden ist.[34] Es ist, als sei das neutrale Cholesterin gezwungen, das unartige Kind – die oxidierte Linolsäure – huckepack zu nehmen. Trotzdem ist die Insulinresistenz auch hier von Bedeutung.

Insulinresistenz ist ein wichtiger Atherosklerosefaktor.[35] Man vermutet, sie begünstigt die beiden wichtigsten Variablen, die an dieser Krankheit beteiligt sein sollen. Die erste kennen wir bereits: Die Rolle des Insulins bei der Erhöhung des LDL-Musters B; LDL B kann problematische Fette wie die Linolsäure transportieren. Die zweite Variable ist der oxidative Stress, den eine Insulinresistenz allem Anschein nach erhöht.[36] Wie wir später sehen werden, funktioniert diese Entwicklung auch umgekehrt, und der oxidative Stress verstärkt seinerseits die Insulinresistenz.

### Entzündungsprozesse

Mithilfe verschiedener Entzündungsmarker – vor allem des immer bekannter werdenden C-reaktiven Proteins – lassen sich genauere Vorhersagen zu Herz-Kreislauf-Erkrankungen treffen als anhand des Cholesterinspiegels.[37] Erstaunlicherweise entfaltet Insulin bei insulinempfindlichen Personen (mit normalem Insulinspiegel)[38] eine entzündungshemmende Wirkung, während es bei insulinresistenten Personen (mit hohem Insulinspiegel) Entzündungsprozesse aktiviert.[39]

Dies spielt eine wichtige Rolle. Dass die Insulinresistenz zu den Entzündungsursachen zählt, macht sie auch zum Ausgangspunkt für Herzerkrankungen. Sie schadet den Blutgefäßen, indem sie die Atherosklerose auf jede nur erdenkliche Weise begünstigt. Eine Insulinresistenz erhöht erstens den Blutdruck und damit die Wahrscheinlichkeit einer Schädigung der Blutgefäße. Sie sorgt zweitens für die vermehrte Ablagerung von Lipiden in den Gefäßwänden. Und sie verstärkt zu guter Letzt Entzündungsprozesse und begünstigt damit die weitere Ansammlung von Makrophagen in den Blutgefäßen, wo sie immer mehr oxidierte Lipide aufnehmen und sich in Schaumzellen verwandeln. Jeder einzelne dieser Prozesse wird von der Insulinresistenz begünstigt, und sie gipfeln in der Bildung von atherosklerotischen Plaques. Angesichts dieser Umstände überrascht es wenig, dass Insulin die Bildung von Schaumzellen in Blutgefäßen *unmittelbar* fördern kann![40]

# Erkrankungen des Herzmuskels (Kardiomyopathie)

Die Erkrankungen des Herzmuskels oder Myokards bilden eine eigene Klasse von Herz-Kreislauf-Erkrankungen. Bei einer Kardiomyopathie reicht die Kraft der Herzmuskeln irgendwann nicht mehr aus, um das Blut durch die unzähligen Gefäße des Körpers zu pumpen. Es gibt verschiedene Kardiomyopathien, doch im Allgemeinen werden sie alle zu den strukturellen Veränderungen des Herzens gezählt:

- Dilatative Kardiomyopathie, das heißt, das Herz »bläht sich auf«.
- Hypertrophe Kardiomyopathie, das heißt, der Herzmuskel ist verdickt, und das Herz kann sich nicht mehr ausreichend füllen.
- Restriktive Kardiomyopathie, das heißt, der Herzmuskel ist vernarbt und verhärtet.

Gelegentlich werden diese Krankheiten auch als »nicht-ischämische Kardiomyopathien« bezeichnet. Das heißt, hier wird das Herzversagen nicht durch eine mangelnde Blutzufuhr (zum Beispiel Atherosklerose oder einen Herzinfarkt) verursacht.

Von diesen drei Haupttypen steht die dilatative Kardiomyopathie am stärksten mit Insulinresistenz in Verbindung.[41] Glukose ist der wichtigste Brennstoff der Herzmuskelzellen. Bei einer dilatativen Kardiomyopathie vergrößert sich der Herzmuskel (Myokard), das heißt, er dehnt sich aus und wird dadurch dünner. Wenn diese Entwicklung fortschreitet, kann er nicht mehr normal kontrahieren und das Blut nicht mehr so gut durch den Körper pumpen. Die Theorie lautet, dass das Myokard im Verlauf der Erkrankung mehr und mehr auf Glukose setzt, um funktionsfähig zu bleiben. Gleichzeitig beeinträchtigt die Insulinresistenz seine Fähigkeit, Glukose aufzunehmen und zu verbrennen. Diese Stoffwechselveränderung führt allmählich zu einem relativen Energie- und Nährstoffmangel.[42]

Es gibt zwar weniger Belege als für den Zusammenhang zwischen Insulinresistenz und dilatativer Kardiomyopathie; dennoch deuten einige Studien an, dass die Insulinresistenz bei der Entstehung der hypertrophen Kardiomyopathie eine Rolle spielen könnte.[43] (Keine große Überraschung – obwohl an diesem Punkt kaum noch etwas verblüffen dürfte, nicht wahr?) Wahrscheinlich regt der chronisch erhöhte Insulinspiegel das Wachstum des Herzmuskels an, bis er irgendwann so dick wird, dass sich die Herzkammern nicht mehr mit Blut füllen können.

Eines ist inzwischen hoffentlich klar: Obwohl wir oft anderen Faktoren die Schuld geben, ist die Insulinresistenz die wichtigste Variable bei Herzerkrankungen. Deshalb *müssen* wir sie bei allen erfolgreichen Bemühungen, ein hohes Herzerkrankungsrisiko zu senken, berücksichtigen. Wenn wir die zentrale Bedeutung der Insulinresistenz einräumen, setzen wir bei den eigentlichen Ursachen und nicht nur bei den Symptomen an (worin sich der Einfluss der Medikamente erschöpft). So sehr man bei den weltweiten Bemühungen zur Eindämmung von Herzerkrankungen auch bestrebt ist, die Insulinresistenz zu ignorieren: Je länger wir so weitermachen, desto größer wird das Problem.

KAPITEL 3

# Das Gehirn und neurologische Störungen

Vor gerade einmal zwanzig Jahren hieß es in medizinischen Texten noch, das Gehirn sei ein Organ, das nicht auf Insulin reagiert. Wie sich die Zeiten geändert haben! Seither ist die Forschung auf diesem Gebiet explodiert. Wir wissen inzwischen, dass Insulin *zahlreiche* Vorgänge im Gehirn steuert – und finden immer mehr Hinweise darauf, dass eine Insulinresistenz die Gesundheit des Gehirns bedroht.

Genau wie alle anderen Körperzellen verfügen auch die Gehirnzellen über Insulinrezeptoren. Sie registrieren vorhandenes Insulin und reagieren darauf, was sie in ihrer Funktion unterstützt. Insulin veranlasst das Gehirn, Glukose als Brennstoff aufzunehmen,[44] es unterstützt Wachstum und Überleben unserer Gehirnzellen.[45] Außerdem ist das Hormon an der Regulierung unseres Appetits beteiligt und daran, wie wir die Energie nutzen. Registriert das Gehirn einen Anstieg des Insulinspiegels im Körper (etwa nach einer Mahlzeit), lässt der Appetit nach. Wie wir später sehen werden, beeinflusst das Insulin aufgrund seiner weiteren Auswirkungen auf das Gehirn auch die Sexualhormone.[46]

Darüber hinaus spielt es eine wichtige Rolle beim Lernen und der Gedächtnisbildung.[47] Eine bemerkenswerte Studie mit Ratten untersuchte ein experimentelles Modell des Typ-1-Diabetes mit Tieren, die kein Insulin produzieren konnten. Die an Diabetes erkrankten Ratten hatten größere Probleme, sich den Weg durch ein Labyrinth zu merken, als die Tiere der Kontrollgruppe mit normaler Insulinproduktion. Allerdings verbesserten sich Lernfähigkeit und Gedächtnis der Tiere mit Diabetes nach der Verabreichung von Insulin.[48]

All das lässt lediglich darauf schließen, dass Insulin für eine normale Gehirnfunktion von Bedeutung ist. Problematisch wird es, wenn zu viel davon vorhanden ist oder das Gehirn nicht darauf reagiert[49] – mit anderen Worten, wenn das Gehirn insulinresistent wird.[50] Wenn von Insulinresistenz die Rede ist, ist es verlockend zu denken, dass nur ein paar Gewebe wie die Muskeln oder die Leber davon betroffen seien. Aber Wissenschaftler sehen immer klarer, dass das Gehirn zur gleichen Zeit insulinresistent wird wie die restlichen Gewebe. Darüber hinaus bedarf die Gehirnstruktur selbst einer gesunden Insulinempfindlichkeit, denn eine länger anhaltende Insulinresistenz führt zu physischen Veränderungen im Gehirn. Eine neuere Studie ergab, dass jedes Jahrzehnt Insulinresistenz das Gehirn zwei Jahre älter aussehen lässt als das Gehirn einer insulinempfindlichen Person gleichen Alters.[51] Die offensichtliche Folge davon ist die Beeinträchtigung der normalen Gehirnfunktion. Eine geringere Insulinsensitivität kann dazu führen, dass wir zu viel essen und so zur Gewichtszunahme beitragen. Sie beeinträchtigt den kurzfristigen Lernerfolg und kann unser Langzeitgedächtnis schädigen.[52] Dieser Zusammenhang zwischen Insulin und dem Gehirn hat wichtige Auswirkungen auf unsere Gesundheit und unsere Fähigkeit, ein eigenständiges Leben zu führen.

Doch damit nicht genug: Eine Insulinresistenz kann die Physiologie des Gehirns schwer schädigen und das Risiko ernster neurologischer Erkrankungen erhöhen. In diesem Kapitel werden wir den Zusammenhang zwischen Insulin und Erkrankungen des Gehirns und des Zentralnervensystems betrachten und dabei mit der häufigsten beginnen: der Alzheimerkrankheit.

## Ein neues Verständnis der Alzheimerkrankheit

Wir wissen zwar um die große Bedeutung der Insulinresistenz bei bekannten Erkrankungen des Gehirns, aber wir haben noch viel über die Demenz zu lernen. Der Begriff »Demenz« bezeichnet einen Verlust des Gedächtnisses und der Denkfunktion, der den Alltag beeinträchtigt. Er umfasst verschiedene Störungen, deren häufigste die Alzheimerkrankheit ist.

Wesen und Ursachen der Alzheimerkrankheit sind noch nicht vollständig erforscht. Da wir sie deshalb weder verhindern noch heilen können, entwickelt sie sich schnell zur führenden neurologischen Störung, auf die bis zu 80 Prozent aller Demenzerkrankungen entfallen und von der ungefähr 30 Millionen Menschen weltweit betroffen sind.[53] Setzt sich die aktuelle Entwicklung fort, ist damit zu rechnen, dass sich die Zahlen alle zwanzig Jahre verdoppeln.[54] Obwohl die Krankheit so viele Menschen trifft, wissen wir nach wie vor nicht viel über ihre Diagnose und ihre Behandlung – von der Vorbeugung ganz zu schweigen. Unser Verständnis ist so vage, dass wir nur dann eine zweifelsfreie Diagnose stellen können, wenn wir das Gehirn eines Patienten nach seinem Tod sezieren. Eines aber wird immer deutlicher: dass die Insulinresistenz in auffallendem Maße zu der Erkrankung beiträgt. Ihre Bedeutung ist sogar so groß, dass daraus eine neue Bezeichnung für die Alzheimerkrankheit entstanden ist: »Typ-3-Diabetes«.[55]

Interessanterweise sind sich Ärzte und Wissenschaftler der Verbindung zwischen Alzheimerkrankheit und Insulinresistenz schon seit Jahrzehnten bewusst. Allerdings führte man dies in frühen Beobachtungen darauf zurück, dass sich Alzheimerpatienten kaum bewegten. Man könnte auch sagen, dass die Biomediziner der Ansicht waren, Alzheimer-Betroffene würden insulinresistent, weil sie nicht aus dem Haus kamen, um Sport zu treiben. Weitere Nachforschungen ergaben, dass sich Alzheimerpatienten im Anfangsstadium zwar ähnlich viel bewegten und einen ähnlichen Lebensstil hatten wie gesunde Menschen und trotzdem insulinresistenter waren. Als sich die Hinweise häuften, wurde es immer schwieriger, diesen Zusammenhang zu ignorieren.

Die Alzheimerkrankheit ist kompliziert, und es gibt zweifellos Mechanismen, die wir noch nicht kennen. Doch in der Anfangszeit der Alzheimer-Forschung entstand der allgemeine Konsens, dass die Ansammlung von senilen Plaques und Neurofibrillenbündeln im Gehirn zwei Hauptmerkmale der Erkrankung sind.

Bei der Alzheimerkrankheit – so die Theorie – kommt es zu einer Anhäufung von Plaques im Gehirn. Diese bestehen aus Beta-Amyloid-Peptiden, also Proteinverbindungen, die auf natürlichem Wege im Körper anfallen. Wenn sie sich zu sogenannten Plaques verbinden, können sie die normale Gehirnfunktion stören und unter anderem Gedächtnis, Stimmung, Motorik und Lernprozesse beeinträchtigen.

Diese amyloiden Plaques sind so schädlich, dass unser Gehirn über automatische Prozesse verfügt, die dazu beitragen, ihre Bildung zu verhindern. Der bekannteste Schutz ist Apolipoprotein E (ApoE) – ein Lipoprotein, das viele Funktionen im Körper übernimmt. Im Gehirn versorgt es unsere Neuronen mit wichtigem Cholesterin und fördert den Abbau von amyloiden Plaques – sofern es richtig funktioniert. Allerdings gibt es drei Varianten des ApoE-Gens, und ungefähr 15 Prozent der Menschen haben eine Form namens ApoE4, die diesen Plaquebeseitigungsaufgaben nicht in normalem Umfang nachkommt. Bei ApoE4-Trägern ist die Wahrscheinlichkeit, bis Mitte des siebten Lebensjahrzehnts an Alzheimer zu erkranken, etwa zehn- bis dreißigmal höher als bei Menschen ohne dieses Gen.[56] Deshalb erweist sich APOE4 für gewöhnlich als die wichtigste Variable in Studien zur Erforschung der Risikofaktoren für eine Alzheimererkrankung. Ein finnisches Forscherteam untersuchte die Alzheimer-Risikofaktoren einer großen Bevölkerungsgruppe.[57] Wie nicht anders zu erwarten, war der ApoE4-Phänotyp die signifikanteste Variable bei den Alzheimerpatienten (p = 0,0001 – für alle Leser, die sich für die statistische Signifikanz interessieren!). Weitere signifikante Variablen waren Alter (p = 0,005) und Bildungsgrad (p = 0,002; ein weiterer Vorteil der Bildung, der aber möglicherweise in erster Linie darauf zurückzuführen ist, dass man geistig aktiv bleibt und den Verstand häufig fordert).[58] Was kam danach? Die statistisch zweitwichtigste Variable war weder der Bluthochdruck (p = 0,31) noch ein vorangegangener Schlaganfall (p = 0,59) oder das Rauchen (p = 0,47). Es war das Nüchterninsulin (p = 0,0005). Ganz genau – Ihr Nüchterninsulin hat eine größere statistische Signifikanz als Ihr Alter! Auffallend ist, dass sämtliche Marker für Insulinresistenz in dieser Studie auch für die Alzheimerkrankheit signifikant waren, einschließlich verschiedener Blutglukose- und Insulinwerte.

Insulin kann unmittelbar zur Ansammlung amyloider Plaques beitragen. Im Rahmen einer Studie wurde gesunden älteren Probanden Insulin über eine Infusion verabreicht. Die Wissenschaftler stellten fest, dass dieser künstlich herbeigeführte akut hohe Insulinspiegel den Beta-Amyloid-Anteil in der Gehirn-Rückenmark-Flüssigkeit der Teilnehmenden ansteigen ließ. Bei älteren Patienten fiel der Anstieg noch dramatischer aus.[59] Doch die Produktion von Beta-Amyloid allein reicht möglicherweise nicht aus, um das Alzheimer-Risiko zu erhöhen; auch der Ort der Plaquebildung spielt eine Rolle. Bei der Alzheimerkrankheit sammeln sich amyloide Plaques in den Nervenzwischenräumen im Gehirn, nicht in den Nerven selbst an. In der Tat steigert Insulin die *Freisetzung* von Beta-Amyloid durch die Nervenzellen des Gehirns[60] und verursacht damit das gehäufte Vorkommen außerhalb und zwischen den Gehirnzellen.

Neurofibrillenbündel gelten als ein weiteres Schlüsselmerkmal der Alzheimerkrankheit. Tau ist ein Protein, das zum Erhalt einer normalen Nervenstruktur beiträgt. Bei der Alzheimerkrankheit wird es hyperaktiv und wie ein übermütiges Kind auch ein wenig wild. Es macht seine Arbeit nicht mehr richtig. Statt die Struktur der Nerven zu schützen, verklumpen die Tauproteine zu Alzheimerfibrillen.

Sogar hier ist Insulin von Belang. Eine normale Insulinsignalgebung im Gehirn bremst die Aktivität des Tau-Proteins.[61] Ist sie (wie bei einer Insulinresistenz) gestört, wird das Tau-Protein hyperaktiv, und es kann zur Bildung von Alzheimerfibrillen kommen.[62]

Angesichts dieser Beweise, die die Bedeutung der amyloiden Plaques und Alzheimerfibrillen stützen, kann man kaum glauben, dass eine alternative Erklärung für die Krankheitsursachen existieren könnte. Doch im Rahmen einer neueren Studie entdeckte man Plaques und Neurofibrillenbündel auch in den Gehirnen von älteren Menschen, die *keine* Anzeichen von Demenz zeigten.[63] Offensichtlich ist hier noch eine andere Entwicklung im Gange, die einen Perspektivenwechsel erfordert.

Die Alternativtheorie ist ziemlich ungewöhnlich und betrifft Veränderungen im Hirnstoffwechsel. (Wie Sie sicher bereits erraten haben, ist das Insulin *auch daran wieder* beteiligt.)

Das Gehirn hat einen enormen Energiebedarf. In Ruhe gehört es zu den stoffwechselaktivsten Organen im Körper (es ist um ein Vielfaches aktiver als die Muskeln) und reagiert deshalb äußerst empfindlich auf jeden Mangel an Energie. Es ist ein Hochleistungsmotor, der zu stottern beginnt, wenn das Benzin knapp wird. Bei vollem Magen – nach dem Verzehr einer konventionellen Mahlzeit – bezieht das menschliche Gehirn 100 Prozent seiner Energie aus Glukose; im nüchternen Zustand ist dies nur die Hälfte (der Rest wird durch sogenannte Ketone oder Ketonkörper gedeckt, mit denen wir uns später beschäftigen werden).[64] Bei der im Westen typischen Ernährung sorgen die Häufigkeit der Mahlzeiten (alle paar Stunden) und die Wahl der Nahrungsmittel (oft stark industriell verarbeitet) dafür, dass wir stets gut gesättigt sind. Diese völlige Glukoseabhängigkeit verursacht ein beängstigendes Problem. Ein Hauptmerkmal der Alzheimerkrankheit besteht darin, dass das Gehirn nicht mehr genügend Glukose bekommt. Wie bei der Muskulatur ermöglicht Insulin auch die Aufnahme der Glukose im Gehirn. Doch dem Gehirn gelingt es mit zunehmender Insulinresistenz immer weniger, genügend Glukose zur Deckung seines Energiebedarfs zu bekommen.[65] Es funktioniert nicht mehr so gut – wie ein Motor, der mit dem letzten Tropfen Benzin läuft. Dieses Phänomen wird »Glukose-Hypometabolismus« genannt. Je ausgeprägter es ist, desto rascher entsteht eine klinische Alzheimerkrankheit. Der Verfall geht im Allgemeinen wie folgt vonstatten: geringere Insulinempfindlichkeit des Gehirns → geringere Glukoseaufnahme → weniger Energie → Beeinträchtigung der Gehirnfunktion.

Da die Alzheimerkrankheit immer mehr an Bedeutung gewinnt, erforschen wir sie derzeit intensiver und finden mehr darüber heraus als je zuvor. Ältere Theorien etwa zu Plaques und Fibrillen verlieren an Einfluss, und die Erkenntnisse über die stoffwechselbedingten Ursachen der Krankheit, einschließlich der Schlüsselrolle des Insulins, bieten neue und bessere Ansätze zu ihrer Erkennung und Behandlung. Erstaunlicherweise hat sich der Einfluss der Insulinresistenz damit keineswegs erschöpft: Sie ist nicht nur an der Alzheimerkrankheit, sondern auch an weiteren Formen der Demenz beteiligt.

## Vaskuläre Demenz

Nach der Alzheimerkrankheit steht die vaskuläre Form der Demenz an zweiter Stelle. Die Symptome ähneln sich sehr, doch die Ursache der vaskulären Demenz liegt in einer mangelnden Durchblutung des Gehirns. Trotzdem sind die beiden Krankheiten miteinander verwandt, da die Ansammlung von Plaques im Gehirn auch die Blutgefäße schädigen kann. Wenn die Theorie von den Plaques und Fibrillen den Tatsachen entspricht, kann die Alzheimerkrankheit zur vaskulären Demenz beitragen.[66]

Denken Sie an die oben beschriebenen Herz-Kreislauf-Erkrankungen. Wir wissen bereits, dass eine Insulinresistenz die Funktion der Blutgefäße umfassend beeinflusst, sodass Sie einen klaren Zusammenhang zwischen Insulinresistenz und vaskulärer Demenz vermuten dürften. In der Honolulu-Asia Aging Study wurden beinahe zehntausend männliche Erwachsene über zwanzig Jahre lang begleitet. Dabei machte man in der Tat die Beobachtung, dass die insulinresistenten Teilnehmer ein ungefähr doppelt so großes Risiko hatten, an vaskulärer Demenz zu erkranken, wie die insulinempfindlichen Probanden.[67] Dies dürfte auf eine Kombination von Faktoren zurückzuführen sein, die uns bereits in Zusammenhang mit Bluthochdruck begegnet sind (zum Beispiel die veränderte Stickstoffmonoxidproduktion, das Dickerwerden der Gefäßwände und weitere Mechanismen, die in Kapitel 2 dargestellt wurden). Aber die Beweise sind auch ohne genaue Kenntnis des

Mechanismus überzeugend: Die kardiovaskulären Komplikationen einer Insulinresistenz führen nicht nur zu Herzproblemen, sondern möglicherweise auch zu vaskulärer Demenz.

## Morbus Parkinson

Die Parkinsonkrankheit ist eine Erkrankung des Gehirns, die sich am deutlichsten an der veränderten Fähigkeit der Patienten zeigt, ihre Körperbewegungen zu kontrollieren. Neben motorischen Symptomen wie langsamen Bewegungen, steifen Gliedern und Zittern kann sie weitere Probleme wie Depressionen, Schlafstörungen, Erschöpfung und kognitive Veränderungen verursachen. Jedes Jahr erhalten ungefähr 60 000 Menschen eine Parkinsondiagnose. Trotzdem ist unser Verständnis der Ursachen unzureichend, und wir können die Krankheit weder verhindern noch heilen.

Bei den meisten Betroffenen entwickelt sich mit fortschreitender Erkrankung eine Demenz. Eines ihrer Hauptmerkmale ist die Anhäufung von Proteinen, die als „Lewy-Körperchen" bezeichnet werden. Entscheidender aber ist der Verlust von dopaminproduzierenden Neuronen. Die Parkinsonkrankheit entsteht in einem Teil des Gehirns, der *Substantia nigra* genannt wird. Diese Struktur im Mittelhirn kontrolliert Motorik und Belohnungsfunktionen. Die Zellen in diesem Bereich produzieren Dopamin, und wenn sie allmählich absterben, zieht der Dopaminverlust Bewegungsprobleme nach sich.

Es ist bekannt, dass Insulin zu Dopaminveränderungen im Gehirn führt,[68] was eine unmittelbare und ursächliche Beziehung zwischen Insulin und Parkinsonkrankheit herstellt. Darüber hinaus zeigt eine Studie mit Ratten, dass sich nach der Senkung ihres Insulinspiegels die Zahl der Dopaminrezeptoren in ihrem Gehirn um 35 Prozent erhöhte.[69] Eine Studie mit menschlichen Probanden ergab, dass die Teilnehmer mit der stärksten Insulinresistenz die geringste Dopaminproduktion hatten.[70]

Der Konsens zu Parkinsonkrankheit und Insulinresistenz ist, dass das Insulinproblem das Dopaminproblem treibt. Aber auch für das Gegenteil gibt es Beweise.[71] Anders ausgedrückt, führen Veränderungen beim Insulin üblicherweise zu Veränderungen der Dopaminrezeptoren. Doch einige Studien zeigen, dass Veränderungen beim Dopamin auch Veränderungen beim Insulin verursachen.

In Experimenten mit Nagern und Menschen führt eine verbesserte Übertragung des Dopaminsignals zu einer Verbesserung der Stoffwechselfunktion, während eine Dämpfung der Signalübertragung die Stoffwechselfunktion verschlechtert – und sogar insulinresistent machen kann. Die Beweislage beim Menschen ist faszinierend: Eine Behandlung mit Antipsychotika, welche die Dopaminrezeptoren blockieren, macht die Behandelten insulinresistent und lässt sie zunehmen. Innerhalb von fünf Jahren können sogar bis zu 40 Prozent der mit Antipsychotika behandelten Patienten an Typ-2-Diabetes erkranken.[72] Sobald sie das Medikament absetzen, verschwindet die Insulinresistenz innerhalb weniger Wochen.[73]

Auch unabhängig von den Faktoren, die eine direkte Verbindung zwischen Insulin und Parkinson herstellen, existiert ein klarer Zusammenhang. Bis zu 30 Prozent der Parkinsonpatienten leiden an Typ-2-Diabetes, und bis zu 80 Prozent könnten Insulinresistenz (oder Prädiabetes) haben.[74]

---

**Chorea Huntington**

Es gibt nur sehr wenige stichhaltige Beweise für einen kausalen Zusammenhang zwischen Insulinresistenz und Chorea Huntington. Ich halte die Krankheit dennoch für erwähnenswert, da eine Insulinresistenz bei den Betroffenen deutlich wahrscheinlicher ist als bei Personen ohne Chorea Huntington mit ähnlichen Merkmalen (Alter, Körperzusammensetzung und so weiter).[75] In einer gut kontrollierten Studie hatten Huntington-Patienten im Vergleich zu gesunden Menschen eine beinahe zehnmal höhere Wahrscheinlichkeit für die Symptome einer Insulinresistenz.[76]

Chorea Huntington ist eine Erbkrankheit. Die Betreffenden erben das Huntington-Gen, das im Laufe der Zeit verheerende Schäden an Muskeln und Gehirn verursacht. Die Krankheit wird mithilfe besonderer Mäuse erforscht, in deren DNS das menschliche Huntington-Gen eingebracht wird und die daraufhin erkranken. Interessanterweise bekommen diese Tiere nicht nur Chorea Huntington; sie werden auch innerhalb weniger Wochen insulinresistent.[77]

---

## Migräne

Ungefähr 18 Prozent der erwachsenen US-Bürger leiden unter Migränekopfschmerz, der zu den häufigsten neurologischen Störungen zählt. Eine Studie mit Frauen mittleren Alters ergab, dass bei den insulinresistenten Studienteilnehmerinnen die Wahrscheinlichkeit, an einer gewöhnlichen Migräne zu leiden, mehr als doppelt so groß war.[78] Eine weitere Studie mit Männern und Frauen kam zu dem Ergebnis, dass Migränepatienten einen signifikant höheren Insulinspiegel haben als ihre beschwerdefreien Mitmenschen.[79] Umgekehrt zeigte sich auch: Nach der Behandlung mit einem Medikament zur Verbesserung der Insulinsensitivität ging die Migränehäufigkeit bei mehr als der Hälfte einer 32-köpfigen Gruppe signifikant zurück.[80]

Wie bei der Alzheimerkrankheit könnte das Szenario vom »letzten Tropfen Benzin«, bei dem das Gehirn nicht ausreichend mit Brennstoff versorgt wird, auch bei der Migräne ein Thema sein.[81] Wenn das Insulin nicht wirkt, wird das Gehirn nicht mit Glukose versorgt.

## Neuropathie

Nun, da wir die Bedeutung der Insulinresistenz für eine gesunde Gehirnfunktion nachgewiesen haben, dürfen wir nicht vergessen, dass das Gehirn gewissermaßen eine Ansammlung von Nerven ist, die mit Nerven im ganzen Körper kommunizieren. Eine Insulinresistenz greift die Nerven sowohl im als auch außerhalb des Gehirns an. Diabetes geht mit Nervenschäden – Brennen und Kribbeln der Extremitäten, besonders der Füße – einher, die bei Typ-2-Diabetes so häufig sind, dass sie ein fester Bestandteil der Krankheit sind. Die diabetische Neuropathie gilt seit Langem als Folge der Hyperglykämie, die den Typ-2-Diabetes medizinisch charakterisiert. Aber neuere Forschungsergebnisse stellen diese Ansicht infrage. Es besteht kein Zweifel daran, dass ein Zusammenhang zwischen Hyperglykämie und Neuropathie besteht. Doch offenbar nimmt das Problem bereits seinen Lauf, bevor sich der Blutglukosespiegel verändert, was darauf hindeuten würde, dass die Ursache woanders liegt. »Woanders« heißt natürlich: bei der Insulinresistenz. Nerven reagieren wie alle anderen Körperzellen auf Insulin, das über die Aufnahme von Energie und den weiteren Umgang damit bestimmt. Wird der Nerv insulinresistent, kommt es zu einer Beeinträchtigung seiner Funktion, bis sich letztlich eine Neuropathie entwickelt.[82]

Wir wissen inzwischen, dass Insulin bei den meisten Erkrankungen des Gehirns eine Rolle spielt. Damit das Gehirn funktioniert, braucht es viel Energie und deshalb auch einen verlässlichen Brennstoff. Ein insulinresistentes Gehirn hat nur noch eingeschränkt Zugang dazu – und das hat bereits Folgen, bevor es zu einer Erkrankung kommt. Wir lernen gerade erst, welche Aufgaben das Insulin im Gehirn und im Zentralnervensystem erfüllt. Es beeinflusst den Appetit, unterstützt das Gedächtnis, reguliert Dopamin und vieles mehr. Fazit: Für ein gesundes Gehirn braucht es eine gesunde Insulinempfindlichkeit.

Erkrankungen des Gehirns und der Nerven sind ernüchternd. Es ist eine beängstigende Vorstellung, die Kontrolle über den eigenen Körper zu verlieren. Indem wir den Beitrag der Insulinresistenz zu diesen Erkrankungen würdigen, erschließen wir neue Möglichkeiten, sie zu identifizieren, und vielleicht auch, ihr Voranschreiten zu bremsen oder sie sogar zu verhindern.

KAPITEL 4

# Die reproduktive Gesundheit

Weil Sie nicht mehr Teenager sind, werden Sie es mir sicher gestatten, über die Sexualität und ihre erstaunlichen Feinheiten zu sprechen. Wie alle anderen Organismen pflanzt sich natürlich auch der Mensch zum Erhalt der eigenen Art fort. Einigen von uns gelingt dies recht gut (fragen Sie meine Eltern – ich habe zwölf Geschwister …), andere leiden möglicherweise unter dem Kummer, der eine Unfruchtbarkeit meist begleitet. Unabhängig von den Umständen sind die Sexualhormone ein wesentlicher Bestandteil eines gesunden Fortpflanzungssystems und werden unter Beteiligung des Gehirns in den Keimdrüsen produziert (bei Männern in den Hoden, bei Frauen in den Eierstöcken). Gemeinsam stimmen das Gehirn und die auch als Gonaden bezeichneten Keimdrüsen die zahlreichen Vorgänge ab, die im männlichen und weiblichen Körper ablaufen müssen, um die Fortpflanzung zu ermöglichen. Es dürfte Sie allerdings überraschen zu erfahren, dass dabei auch einem bescheidenen Bauchspeicheldrüsenhormon eine wichtige Bedeutung zukommt.

Der Zusammenhang zwischen Insulinresistenz und Fortpflanzungsstörungen dürfte der wohl überraschendste Aspekt dieses Buches sein. Die meisten Menschen kämen nie auf den Gedanken, dass Insulin überhaupt eine Rolle bei der Fortpflanzung spielt, geschweige denn eine wesentliche. In Wirklichkeit ist es für eine gesunde Fortpflanzung unerlässlich – was der Beweis für eine einfache, aber tiefe Verbindung zwischen unserem Stoffwechsel und unserer Fortpflanzungsfunktion sein könnte. Schließlich ist die Fortpflanzung ein riskantes Unterfangen! Es wäre unklug, unter gefährlichen oder wenig gesundheitsförderlichen Umständen, etwa während einer Hungersnot, Nachwuchs in die Welt zu setzen. Deshalb signalisiert Insulin dem Gehirn, dass unsere Umwelt aus Sicht unseres Stoffwechsels sicher ist. Ein normaler Insulinspiegel lässt darauf schließen, dass die potenziellen künftigen Eltern gesund sind und über ausreichend Nahrung verfügen, um einen Fötus und auch ein Neugeborenes zu ernähren.

Klar ist, für eine gesunde Fortpflanzung benötigen wir Insulin. Experimente mit Ratten zeigen, dass ein Insulinmangel die Funktion des Gehirns und der Keimdrüsen verändert und dadurch Fortpflanzungsprozesse drosselt.[83] Aber zu viel Insulin ist keineswegs besser als zu wenig. (Vergessen Sie nicht, dass die Insulinresistenz so gut wie immer ein Zustand der Hyperinsulinämie ist, in dem die Bauchspeicheldrüse mehr Insulin produziert als normal, um die Wirkung des Hormons zu erhöhen.) Insulinresistente Männer[84] und Frauen[85] sind eher unfruchtbar als ihre insulinsensitiven Geschlechtsgenossen und -genossinnen. Darüber hinaus ist bei insulinresistenten Kindern die Wahrscheinlichkeit von Abweichungen in der Pubertät größer.[86]

Die Gründe dafür sind faszinierend. Sie machen deutlich, wie präzise die Fruchtbarkeit reguliert ist und auf welche Weise Stoffwechselvorgänge die Fortpflanzungsprozesse steuern. In diesem Kapitel werden wir uns ansehen, welche Komplikationen im Bereich von Sexualität und Fortpflanzung auftreten können, wenn Männer, Frauen und Kinder Insulinprobleme haben.

## Insulin und die reproduktive Gesundheit der Frau

Bei der Frau ist die Fortpflanzung ein komplexer Vorgang. Während des Menstruationszyklus sorgt eine Reihe von hormonellen Veränderungen dafür, dass ein Ei heranreift und schließlich ausgestoßen wird. Dies ist der sogenannte Eisprung, der normalerweise jeden Monat einmal stattfindet. Wird die Frau schwanger, erstreckt sich ihre Fortpflanzungsfähigkeit auch auf die Entwicklung und Versorgung des heranwachsenden Kindes. Selbst nach der Geburt ist ihre Arbeit nicht getan – ihr Körper wandelt sich weiter, produziert Muttermilch und durchläuft noch andere fortpflanzungsrelevante Veränderungen.

Für die Frau bedeutet Fortpflanzung viele Veränderungen und viel Wachstum, und das erfordert eine Menge Energie. Vielleicht hat es deshalb den Anschein, als seien die Fruchtbarkeit und die Gesundheit des Fortpflanzungssystems bei ihr viel enger mit dem Insulin und der Insulinresistenz verzahnt als beim Mann.

Bevor wir zum pathologischen Aspekt des Zusammenhangs zwischen Insulin und Fortpflanzungsstörungen kommen, möchte ich die interessante – und völlig normale – Verbindung zwischen Insulin und Schwangerschaft beleuchten. Insulin ist ein Wachstumssignal. Es aktiviert Aufbauvorgänge, die unsere Zellen größer machen und sie manchmal sogar vermehren. Ein schwangerer Körper muss wachsen, und Insulin hilft ihm dabei. Insulin unterstützt das Wachstum der Plazenta[87] sowie den Aufbau von Brustgewebe zur Vorbereitung auf das Stillen.[88] Es sorgt sogar dafür, dass die angehende Mutter genügend Energie für den anspruchsvollen Prozess der Schwangerschaft zur Verfügung hat, indem es die Neigung ihres Körpers erhöht, Fett zu speichern. Deshalb vermehren sich zu Beginn der Schwangerschaft die Insulinrezeptoren im Fettgewebe der Frau, um nach der Geburt des Kindes wieder auf das normale Maß abzusinken.[89] In der Schwangerschaft wächst das Fettgewebe der Mutter leichter, weil es empfindlicher auf Insulin reagiert als in anderen Lebensphasen.

Offenbar ist die Schwangerschaft eine der äußerst seltenen Gelegenheiten, in denen eine Insulinresistenz *normal* und sogar hilfreich ist. Sie ist in der Tat ein natürlicher Zustand von Insulinresistenz. Die gesunde Durchschnittsfrau verliert bis zum Ende ihrer Schwangerschaft ungefähr die Hälfte ihrer anfänglichen Insulinsensitivität.[90] Und in diesem Fall ist die Insulinresistenz eine gute Sache! Der Fachbegriff dafür lautet »physiologische Insulinresistenz« – das heißt, dass sie im Körper einen Zweck erfüllt. Mit der zunehmenden körperlichen Insulinresistenz steigt der Insulinspiegel der Schwangeren (obwohl es ebenso gut sein könnte, dass der erhöhe Insulinspiegel ihren Körper insulinresistent macht, wie ich später erklären werde). Dies unterstützt das Gewebewachstum, zum Beispiel das der Plazenta.

Aber der erhöhte Insulinspiegel in der Schwangerschaft dient nicht nur der Vorbereitung der werdenden Mutter. Noch wichtiger ist, dass er das Wachstum und die Entwicklung des heranwachsenden Babys anregt.[91] Er bereitet einerseits den Körper der Mutter auf die optimale Funktion in der Schwangerschaft vor und gibt andererseits dem Fötus ein entscheidendes Wachstumssignal.

Obwohl sie in der Schwangerschaft normal ist, kann eine Insulinresistenz auch andere Konsequenzen für die Fortpflanzungsgesundheit der Frau haben – Fruchtbarkeitsprobleme, polyzystisches Ovarialsyndrom, Schwangerschaftsdiabetes, Präeklampsie und vieles mehr.

## Schwangerschaftsdiabetes

Bei der Frau ist der Schwangerschaftsdiabetes das Gesundheitsproblem im Bereich der Fortpflanzung, das am offensichtlichsten mit einer Insulinresistenz verbunden ist. Er entsteht, wenn die werdende Mutter im Laufe der Schwangerschaft so insulinresistent wird, dass ihr Insulin nicht mehr ausreicht, um den Blutglukosespiegel im Normbereich zu halten. An diesem Punkt entwickelt die normale physiologische Insulinresistenz Krankheitswert. Den feinen Unterschied zwischen diesen Zuständen macht die Fähigkeit zur Kontrolle der Blutglukose.

Jede Frau kann Schwangerschaftsdiabetes bekommen, aber auch hier haben die üblichen Risikofaktoren für Insulinresistenz die größte Relevanz. Wir werden im zweiten Teil ausführlicher darauf eingehen, aber beim Schwangerschaftsdiabetes sind dies unter anderem das Körpergewicht, das Alter, eine familiäre Vorbelastung für Diabetes sowie die ethnische Zugehörigkeit (Frauen, deren Vorfahren aus Asien, Südamerika und dem Nahen Osten stammen, haben das größte Risiko; bei diesen Ethnien ist die Gefahr einer Insulinresistenz besonders groß).[92]

Leider erhöht ein Schwangerschaftsdiabetes sogar bei Frauen, die vor der Schwangerschaft keinerlei Anzeichen von Insulinresistenz zeigten, die Wahrscheinlichkeit, zu einem späteren Zeitpunkt an Typ-2-Diabetes zu erkranken. Genauer gesagt ist ihr Risiko für Typ-2-Diabetes siebenmal höher als bei Frauen ohne Schwangerschaftsdiabetes.[93]

### Präeklampsie

Eine stärkere Insulinresistenz in der Schwangerschaft äußert sich meist in Form eines Schwangerschaftsdiabetes und erhöht auch das Risiko für eine der tödlichsten Schwangerschaftskomplikationen: die Präeklampsie, eine gefährliche Veränderung der Nierenfunktion. Bei Frauen, deren Insulinresistenz gleich zu Beginn der Schwangerschaft dramatischer ausfällt, ist die Wahrscheinlichkeit erheblich größer, in der zweiten Schwangerschaftshälfte an Präeklampsie zu erkranken.[94]

Die Verbindung zwischen den beiden Krankheiten ist noch nicht restlos geklärt. Sie hängt wahrscheinlich zumindest teilweise mit den insulinresistenzbedingten Blutdruckproblemen einschließlich der Aktivierung des Sympathikus und der sinkenden Stickstoffmonoxidproduktion zusammen[95] (lesen Sie Kapitel 2, um Ihre Erinnerung aufzufrischen).

Aber unabhängig von ihrer Entstehung verhindert die Blutdruckveränderung bei Insulinresistenz die optimale Durchblutung des mütterlichen Gewebes einschließlich der Plazenta.[96] Wird die Plazenta nicht ausreihend mit Blut versorgt, erzeugt sie ein Signalprotein namens Vascular Endothelial Growth Factor (VEGF) für sich und den Rest des Körpers. VEGF regt die Bildung von Blutgefäßen an, und die Plazenta versucht auf diese Weise, ihre Durchblutung zu verbessern.[97] In einer gesunden Schwangerschaft ist dies auch der Fall. Die Plazenta braucht mehr Blut, und VEGF trägt dazu bei, dass sie es bekommt. Im Falle einer Präeklampsie setzt die Plazenta aus unerklärlichen Gründen ein zweites Protein namens »soluble VEGF Receptor« oder »sFLT« frei, das sich mit VEGF verbindet und es dadurch unwirksam macht. Die Plazenta produziert zwar VEGF, doch das Protein kann nicht wirken.

Ein solches Szenario schadet nicht nur der Plazenta (indem es sie an der Bildung neuer Blutgefäße hindert). Es ist auch ein herber Schlag für die Nieren, die auf das von der Plazenta produzierte VEGF angewiesen sind. Unter normalen Umständen dient VEGF den Nieren dazu, die normale Blutfilterfunktion aufrechtzuerhalten, die ihre Hauptaufgabe und für die Gesundheit absolut unerlässlich ist. Bekommen die Nieren nicht ausreichend VEGF, verlieren sie allmählich an Funktionsfähigkeit. Sie filtern das Blut nicht mehr richtig, sodass sich nach und nach Giftstoffe und überschüssiges Wasser im Blut ansammeln. Das viele Wasser erhöht das Blutvolumen und ist die Hauptursache für Bluthochdruck (wie wir aus Kapitel 2 wissen). Gefährlicher aber sind die Giftstoffe, die wegen ihrer Auswirkungen auf das Gehirn zu Krampfanfällen und Tod führen können. Unterdessen lässt der VGEF-Mangel die Nieren »durchlässig« werden, sodass Protein aus dem Blut in den Urin übertritt. Aus diesem Grund wird bei Frauen mit Präeklampsie nicht nur der Blutdruck, sondern auch die Menge an Eiweiß im Urin überwacht, die ein Gradmesser für die Gesundheit der Nieren ist.

Wird eine Präeklampsie nicht rechtzeitig erkannt und behandelt, können Leber- oder Nierenversagen sowie später auch Herzprobleme bei der Mutter die Folge sein. Für den Fötus bedeutet eine schwächere Durchblutung der Plazenta, dass er weniger Nahrung und Sauerstoff bekommt – und ein geringeres Geburtsgewicht hat. Bei Präeklampsie besteht die einzig richtige Lösung darin, die Plazenta zu entfernen, also das Baby zu holen, sobald es weit genug entwickelt ist, dass dies gefahrlos möglich ist. Dazu müssen zum Schutz der mütterlichen Gesundheit die Wehen eingeleitet oder bereits sehr früh ein Kaiserschnitt gemacht werden.

### Über- und untergewichtige Babys

Wenn man sich bei der Geburt an einem der beiden Enden des Gewichtsspektrums befindet, kann dies später im Leben Folgen haben. Hyperinsulinämie und Insulinresistenz der Mutter haben einen überraschend großen Einfluss darauf.

Bevor wir weitermachen, möchte ich eines klarstellen: Wenn ich mich in diesem Abschnitt auf das Gewicht von Neugeborenen beziehe, spreche ich nicht von Säuglingen, die aufgrund ihrer genetischen Veranlagung von Natur aus kleiner oder größer sind. Ich spreche davon, dass ein Säugling kleiner oder größer zur Welt kommt als erwartet.

Der Stoffwechsel der Mutter und die Gesundheit des Kindes sind eng miteinander verbunden. Einige der klarsten Hinweise darauf liefert die Dutch Famine Study. Sie verfolgte die Gesundheit von Menschen, die gegen Ende des Zweiten Weltkriegs im Hungerwinter 1944/45 in den Niederlanden gezeugt worden waren.[98] Die Wissenschaftler konnten die Auswirkungen der Hungersnot auf diese Menschen untersuchen – je nachdem, ob ihre Mütter zu Beginn, in der Mitte oder gegen Ende der Schwangerschaft davon betroffen gewesen waren. Diejenigen Versuchspersonen, deren Mütter zu Beginn der Schwangerschaft hungern mussten, hatten eine erheblich größere Wahrscheinlichkeit, im späteren Leben fettleibig zu werden. Entscheidend ist, dass diese Beobachtungen nicht zwangsläufig mit einem überdurchschnittlich hohen oder niedrigen Geburtsgewicht des Säuglings einhergingen. Sie waren unabhängig vom Körpergewicht des Neugeborenen. (Wie wir später sehen werden, besteht ein starker Zusammenhang zwischen Fettleibigkeit und Insulinresistenz.)

Eine Mutter mit einer stärker ausgeprägten Insulinresistenz in der Schwangerschaft (zum Beispiel bei Schwangerschaftsdiabetes und/oder polyzystischem Ovarialsyndrom, das wir uns gleich genauer ansehen werden) bringt meist ein Kind mit höherem Geburtsgewicht zur Welt als normal. Der Fötus hat sich in einer insulin- und möglicherweise auch glukosereichen Umgebung entwickelt und ist dadurch ungewöhnlich stark gewachsen. Das mag harmlos erscheinen, beeinflusst ihn aber nachhaltig. Bei diesen Kindern ist die Wahrscheinlichkeit, in der Jugend und darüber hinaus unter Fettleibigkeit und Stoffwechselproblemen zu leiden, um etwa 40 Prozent erhöht.[99]

Am anderen Ende des Spektrums befinden sich Säuglinge mit einem geringeren Geburtsgewicht als erwartet (was bei Müttern mit Präeklampsie oft der Fall ist[100]). Es mag verlockend sein anzunehmen, ein Kind mit einem hohen Geburtsgewicht würde grundsätzlich eher fettleibig und insulinresistent als ein normalgewichtiges und erst recht ein untergewichtiges Baby. Aber so einfach ist es nicht.

Bei Säuglingen mit hohem Geburtsgewicht ist es in der Tat wahrscheinlicher, dass sie in der Kindheit fettleibig und insulinresistent werden.[101] Bei untergewichtigen Säuglingen ist das Risiko allerdings noch größer. Paradoxerweise ist bei ihnen die Wahrscheinlichkeit überdurchschnittlich hoch, dass es später zu Fettleibigkeit und Stoffwechselstörungen kommt. Stoffwechselkomplikationen infolge eines niedrigen Geburtsgewichts sind in Großbritannien besonders gut dokumentiert, wo Wissenschaftler ohne Ausnahme beobachten, dass schmächtige Säuglinge nicht lange schmächtig bleiben.[102] Es stimmt tatsächlich: Untergewichtige Babys werden später am ehesten fettleibig und insulinresistent.[103] Ein solcher Trend kann sich bereits im Alter von vier Jahren abzeichnen. Bis dahin hat das Kind oft zu den normalgewichtigen Altersgenossen aufgeschlossen und beginnt, sie im Hinblick auf das Körpergewicht zu überflügeln. Die Entwicklung kann aber auch erst im Teenageralter einsetzen und bis ins späte Erwachsenenalter anhalten.[104] Dies kann zum Teil mit dem körperlichen Stress eines untergewichtigen Starts ins Leben und möglicherweise überlappenden Ereignissen bei der Geburt zusammenhängen[105] (der Zusammenhang zwischen Stress und Insulinresistenz wird in Kapitel 10 erörtert).

### Was ist mit Papa?

Die überwältigende Mehrheit der Studien untersucht den Einfluss des mütterlichen Insulins und ihrer Stoffwechselgesundheit. Die vergleichsweise seltenen Untersuchungen zum Insulin und zur Stoffwechselgesundheit des *Vaters* liefern widersprüchliche Ergebnisse.[106] Allerdings stützen Studien, die neben dem Geburtsgewicht des Nachwuchses auch seine Insulinresistenz und weitere Stoffwechselparameter beobachten und erforschen, die Vorstellung, dass auch eine Insulinresistenz des Vaters von Bedeutung ist. Es handelt sich um eine von vielen weiteren Eigenschaften, die das Baby erben kann.[107]

## Geringe Milchbildung

Unabhängig von ihren Auswirkungen auf die Entwicklung des Säuglings und die Gesundheit der Mutter kann die mütterliche Insulinresistenz auch ihre Stillfähigkeit beeinflussen. Eine Studie aus dem Jahr 2000 zum Schwangerschaftsdiabetes offenbarte, dass die Frauen mit der stärksten Insulinresistenz häufig auch die wenigste Milch produzierten.[108]

Die Stillprobleme einer jungen Mutter stören interessanterweise auch den automatischen Rückgang ihrer Insulinresistenz. Denn das Stillen ist eine wirksame Methode, um ihre Insulinsensitivität nach der Geburt wieder zu erhöhen.[109] Eine Insulinresistenz könnte es ihr deshalb erschweren, von einer natürlichen Möglichkeit zu profitieren, die schwangerschaftsbedingte Insulinresistenz rückgängig zu machen.

## Polyzystisches Ovarialsyndrom

Das polyzystische Ovarialsyndrom (PCOS) ist die häufigste Ursache weiblicher Unfruchtbarkeit, und weltweit sind ungefähr 10 Millionen Frauen davon betroffen. Wie der Name sagt, füllen sich die Eierstöcke der betroffenen Frauen mit Zysten. Sie wachsen auf ein Vielfaches ihrer normalen Größe an und schmerzen stark. Im Grunde geht das polyzystische Ovarialsyndrom auf einen zu hohen Insulinspiegel zurück, der untrennbar damit verbunden und ursächlich dafür ist.

Wie ich bereits sagte, ähnelt die weibliche Fruchtbarkeit einem komplexen Hormonorchester. Im ersten Teil des Zyklus ist der Östrogenspiegel der Frau niedrig. Der Hypothalamus – ein kleiner, aber wichtiger Teil des Gehirns – sendet ein Signal an die ebenfalls im Gehirn befindliche Hypophyse (Hirnanhangdrüse). Sie schüttet daraufhin das follikelstimulierende Hormon (FSH) aus, das einige der Follikel in den Eierstöcken zu Eiern heranreifen lässt. Eines dieser Eier wird dominant. Während die Follikel heranreifen, geben sie erheblich mehr Östrogen aus den Eierstöcken ab. Hypothalamus und Hypophyse schließen daraus, dass ein Ei herangereift ist und ausgestoßen werden kann. Nun schüttet die Hypophyse das luteinisierende Hormon (LH) aus. Sein Anstieg sorgt dafür, dass das reife Ei aus dem Eierstock ausgestoßen wird – der sogenannte Eisprung. Mit dem Eisprung erhalten alle anderen heranreifenden Eier ein hormonelles Signal, das ihr Absterben veranlasst, und sie werden abgebaut.

Haben Sie alles verstanden? Ich sagte ja, dieser Vorgang ist komplex! Im Grunde müssen Sie wissen, dass der Prozess, der die Dominanz und schließlich den Ausstoß eines Eis erlaubt, von bestimmten hormonellen Schwankungen gesteuert wird. Störungen dieser hormonellen Prozesse verursachen Probleme.

Was hat jetzt das Insulin damit zu tun? Nun, wie alle anderen Gewebe reagieren auch die Eierstöcke auf Insulin. Eine der eher unerwarteten Wirkungen liegt wohl darin, dass es die Östrogenproduktion hemmt. Alle Östrogene waren früher einmal Androgene (»männliche Hormone«). Sie entstehen dadurch, dass ein Enzym namens Aromatase Androgene wie das Testosteron in Östrogene (»weibliche Hormone«) verwandelt. (Dieser Prozess findet übrigens sowohl bei Männern als auch bei Frauen statt.) Aber zu viel Insulin hemmt die Aromatase. Wenn die Aktivität dieses Enzyms gedrosselt wird, werden nicht genügend Androgene in Östrogene umgewandelt. Die Östrogenproduktion sinkt unter, der Androgenspiegel steigt über das normale Niveau.

Östrogene erfüllen unzählige Aufgaben im Körper; eine der wichtigsten ist ihre Beteiligung am Menstruationszyklus. Wie wir gerade gesehen haben, steigt die Östrogenproduktion etwa in der Mitte des Zyklus dramatisch an. Diese Östrogenspitze gibt dem Gehirn das Signal, die Produktion des luteinisierenden Hormons anzukurbeln und damit den Eisprung und letztlich auch den Abbau der übrigen heranreifenden Eizellen einzuleiten. Bleibt der Östrogenanstieg in der Zyklusmitte insulinbedingt aus, findet auch der Eisprung nicht statt. Die Eizellen bleiben in den Eierstöcken und sammeln sich dort an.

Neben dieser Wirkung auf die Östrogene kann Insulin die Produktion des luteinisierenden Hormons auch unmittelbar im Gehirn hemmen. Für gewöhnlich verläuft sie in Schüben; Phasen stärkerer und schwächerer Produktion wechseln sich ab. Wie es scheint, unterbindet Insulin dieses Muster, was wiederum die Fruchtbarkeit stören kann.

Die Auswirkungen des Insulins auf die Sexualhormone gehen weit über Fruchtbarkeitsprobleme hinaus. Beim polyzystischen Ovarialsyndrom werden weniger Androgene in Östrogen umgewandelt, sodass der Androgenspiegel steigt. Bei den betroffenen Frauen kann dies zu einem vermehrten Wachstum von borstigen Haaren im Gesicht und am Körper sowie zu Haarausfall vom männlichen Typ führen. Zu guter Letzt lässt ein hoher Insulinspiegel auch unabhängig von den Sexualhormonen oft vermehrt dunkle Hautstellen entstehen – die sogenannte *Acanthosis nigricans*, ein häufiges Merkmal von PCOS (das wir in Kapitel 6 weiter erläutern werden).

## Probleme bei der Kinderwunschbehandlung

Da die Insulinresistenz verschiedene Fortpflanzungsstörungen verursacht, ahnen Sie vielleicht bereits, dass sich viele insulinresistente Frauen am Ende einer Fruchtbarkeitsbehandlung unterziehen. Leider macht sich die Insulinresistenz auch hier bemerkbar.

Bevor wir zu den Behandlungen kommen, möchte ich vorausschicken, dass eine Insulinsensitivität unmittelbar positiv auf die weibliche Fruchtbarkeit wirkt. Wenn man den Insulinspiegel senkt und die Insulinsensitivität erhöht, ob durch eine Gewichtsabnahme oder den Einsatz entsprechender Medikamente, begünstigt dies einen natürlichen Eisprung auch ohne die Verabreichung von Fruchtbarkeitsmedikamenten.[110]

Eine der häufigsten Therapien zur Steigerung der weiblichen Fruchtbarkeit ist die Behandlung mit Clomifen. Dieses Medikament wirkt auf die Östrogene, um den Eisprung herbeizuführen. Insulinresistente Patientinnen mit polyzystischem Ovarialsyndrom sprechen schlecht darauf an und benötigen meist höhere Dosen, was unschöne Nebenwirkungen haben kann.[111] Den verlässlichsten Hinweis darauf, wie eine PCOS-Patientin auf Clomifen reagieren wird, liefert eine Messung ihres Insulinspiegels. Je niedriger der Insulinspiegel, desto besser die Wirkung.

Wenn die weibliche Fruchtbarkeit ein kompliziertes hormonelles Orchester ist, ist das Insulin der Dirigent. Abnorme *Crescendi* und *Decrescendi* der Fruchtbarkeitshormone einschließlich der Östrogene, des follikelstimulierenden und des luteinisierenden Hormons im Menstruationszyklus ergeben sich dadurch, dass sie den Anweisungen des Dirigenten folgen. Wenn eine Frau ihr Insulin in den Griff bekommt, ziehen die Fruchtbarkeitshormone oft nach, und die häufigsten Formen der Unfruchtbarkeit werden dann, wie eben erläutert, wie ein schlechtes Lied einfach abgestellt.

## Insulin und die reproduktive Gesundheit des Mannes

Im Gegensatz zur vielschichtigen weiblichen Fruchtbarkeit ist die reproduktive Gesundheit des Mannes eine (verhältnismäßig) einfache Angelegenheit. Das Hauptproblem bei der männlichen Unfruchtbarkeit ist eine geringe Spermienzahl und -qualität. Weitere und erheblich seltenere Probleme sind anatomische Schwierigkeiten oder Gendefekte. In diesem Abschnitt werden wir zwei wichtige Probleme behandeln, die bei Insulinresistenz auftreten können: schlechte Spermienproduktion und erektile Dysfunktion. Da die Insulinresistenz in beide hineinspielt, betrachten wir sie zunächst im Zusammenhang mit Testosteron.

Unsere Kultur ist besessen von Testosteron. Inzwischen hört man Männer häufig sagen, dass ihnen ein »niedriger Testosteronspiegel« bescheinigt worden sei. Den machen sie auch für alle anderen Gesundheitsprobleme einschließlich ihres Energiemangels und ihrer Unfähigkeit zum Abnehmen verantwortlich. Viele neigen zu der Vorstellung, der niedrige Testosteronspiegel sei der Grund für die Gewichtszunahme, was durchaus möglich ist.[112] Doch die signifikante Zunahme der Diagnose niedriger Testosteronspiegel lässt auf andere Mechanismen schließen (es sei denn, Sie sind der Ansicht, die Männer hätten spontan an Männlichkeit eingebüßt). Wir könnten also zu dem Schluss gelangen, dass innerhalb einer Männergeneration der Testosteronspiegel spontan gesunken und die Fettleibigkeit sowie die Unfruchtbarkeit gestiegen seien. Bevor wir dies folgern, lohnt es sich jedoch, das Pferd von hinten aufzuzäumen und in Erwägung zu ziehen, dass der schlechte Zustand des Stoffwechsels der verringerten Testosteronproduktion vorausgehen und der Grund dafür sein könnte.

Männer mit einem höheren Körperfettanteil verfügen meist über weniger Testosteron,[113] und wenn sie abnehmen, steigt auch ihr Testosteronspiegel.[114] Obwohl das Insulin einen großen Anteil an diesen Veränderungen hat, kann es schwierig sein, seine unmittelbare Wirkung vom möglicherweise davon unabhängigen Effekt eines zu hohen Körperfettanteils zu trennen. Mehrere Studien bestätigen,[115] dass Insulin die Testosteronproduktion unabhängig vom Körperfett direkt hemmt. Mehr Insulin heißt weniger Testosteron.

> **Der Eierstock der Fettleibigen**
>
> Die weiblichen Eierstöcke produzieren im Verhältnis weniger Androgene als die männlichen Hoden. Sie verfügen stattdessen über große Mengen Aromatase. Wie wir vor Kurzem erfahren haben, verwandelt dieses überaus fleißige Enzym männliche Hormone (Androgene) in weibliche Hormone (Östrogene). (Das geschieht auch in den Hoden, nur nicht im gleichen Umfang.)
>
> Erstaunlich ist, dass auch das Fettgewebe Aromatase enthält.[116] Richtig gehört, Männer: Euer Fettgewebe verhält sich wie ein Eierstock. Genauer gesagt, erhöht überschüssiges Fettgewebe sowohl bei Männern als auch bei Frauen die Menge der im Umlauf befindlichen Östrogene. (Falls Ihr Arzt sagt, sie hätten einen »niedrigen Testosteronspiegel«, sollten Sie die Schuld also nicht bei Ihren Hoden suchen, wenn Ihr Fett dafür verantwortlich ist!)

## Spermaproduktion

Obwohl die Spermaproduktion weniger komplex ist als der Eisprung, sind mehrere Hormone daran beteiligt. Einige davon werden im Gehirn, andere wie das Testosteron und sogar einige Östrogene in den Hoden gebildet. Störungen der Hormonproduktion können dazu führen, dass nicht genügend Spermien produziert werden oder die Spermien nicht gesund sind. Liegt der Testosteronspiegel unter dem normalen Niveau, ist keine Spermaproduktion möglich.[117]

## Erektile Dysfunktion

Insulinresistente Männer haben ein höheres Risiko für eine erektile Dysfunktion,[118] und mit zunehmender Insulinresistenz werden auch die Erektionsstörungen schlimmer.[119] Der Zusammenhang ist so groß, dass die erektile Dysfunktion sogar einer der frühesten Hinweise auf eine Insulinresistenz sein könnte. Unlängst haben Wissenschaftler in einer Forschungsarbeit erklärt, die »Insulinresistenz könnte für die Entstehung der erektilen Dysfunktion bei jungen Patienten ohne bekannte Ursache verantwortlich sein«.[120] Wenn also ein scheinbar gesunder junger Mann unter Erektionsstörungen leidet, könnte durchaus eine Insulinresistenz dahinterstecken. Damit wir diesen Zusammenhang einordnen können, müssen wir ein weiteres Mal auf den großen Einfluss des Insulins auf die Blutgefäße zurückkommen.

Die erektile Dysfunktion geht meist auf ein Regulationsproblem der Blutgefäße zurück, die sich sehr stark weiten müssen, um eine anhaltende Erektion zu ermöglichen. Dazu sind die Produktion und die Wirkung von Stickstoffmonoxid vonnöten.[121] Wie in Kapitel 2 beschrieben, produzieren die Endothelzellen (welche die Wände der Blutgefäße auskleiden) weniger Stickstoffoxid, wenn sie insulinresistent werden. Dadurch fehlt den Blutgefäßen ein starkes Signal zur Erweiterung.

Wenn die Fruchtbarkeit der Frau einem Orchester ähnelt, ähnelt die Fruchtbarkeit des Mannes einem Barbershop-Quartett. Es gibt weniger Beteiligte, aber jeder einzelne ist unverzichtbar. Kompliziert wird es dadurch, dass beim Mann *sowohl* körperliche (Erektion) *als auch* hormonelle (Spermaproduktion) Prozesse ablaufen müssen. Hier wie da ist das Insulin die Melodiestimme und verhindert, dass sich die anderen Sänger im Ton vergreifen.

## Insulin und Pubertät

Der Übergang vom Kind zum Erwachsenen ist eine Phase tiefgreifenden Wandels. Sie ist berüchtigt für ihre umwälzenden hormonellen Veränderungen. Für gewöhnlich nimmt die ganze Entwicklung im Gehirn mit der Freisetzung von Gonadoliberin (oder Gonadotropin-Releasing-Hormone; GnRH) seinen Lauf. Dieses Hormon gibt den im Wachstum befindlichen Eierstöcken und Hoden das Signal, mehr Östrogene und Androgene zu bilden, was wiederum die Entwicklung der sekundären Geschlechtsmerkmale einleitet – Bartwuchs und Stimmveränderungen bei den Jungen, selektive Fetteinlagerung und Verbreiterung der Hüften bei den Mädchen, starkes Wachstum bei beiden.

Für diese Phase raschen Wachstums sind gewaltige Energiemengen vonnöten. Und da der körperliche Energieverbrauch hormonell geregelt ist, geht die Pubertät nicht nur mit offensichtlichen körperlichen Veränderungen, sondern auch mit einem Wandel der Stoffwechselfunktion einher.

Um den Zusammenhang zwischen Stoffwechsel und Pubertät zu begreifen, müssen wir zunächst die Rolle eines weiteren Hormons verstehen – des Leptins. Leptin ist ein Stoffwechselhormon, das vom Fettgewebe abgegeben wird. Je mehr Fettgewebe Sie haben, desto mehr Leptin zirkuliert üblicherweise mit dem Blut durch Ihren Körper. Vielleicht haben Sie auch schon gehört, dass Leptin dem Gehirn ein Sättigungssignal schickt, um dem Körper mitzuteilen, dass er genug gegessen hat. Aber dieses Hormon tut noch viel mehr und informiert unter anderem das Gehirn darüber, dass ausreichend Körperfett für die sexuelle Entwicklung vorhanden ist. Im Grunde kurbelt es die Bildung von Gonadoliberin im Gehirn an und treibt so die Pubertät voran. Seine Wirkung ist so stark, dass Leptininjektionen ausreichen, um bei Mäusen die Pubertät einzuleiten.[122]

Auf den ersten Blick hat das Thema Pubertät mehr mit anderen Hormonen zu tun als mit dem Insulin. Doch Insulin und Leptin stehen in enger Beziehung und beeinflussen sich gegenseitig. Wenn der Insulinspiegel steigt, wird die Leptinproduktion in den Fettzellen angeregt, was erst die Produktion von Vorstufen der Sexualhormone im Gehirn und dann die Keimdrüsen aktiviert. Da Insulin hier eine Rolle spielt, haben unsere Stoffwechselgesundheit und unsere Ernährung großen Einfluss auf den Beginn der Pubertät.

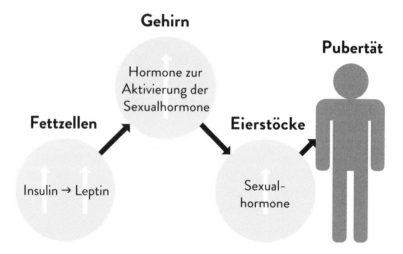

## Überernährung und vorzeitige Pubertät

Verschiedene Faktoren entscheiden über das Einsetzen der Pubertät. Einige davon – wie die familiäre Vorgeschichte[123] – sind absehbar, andere unerwartet. So dürfte es Sie überraschen zu hören, dass Mädchen mit einer guten, von Unterstützung geprägten Beziehung zu ihren Eltern meist später in die Pubertät kommen.[124] Zu den entscheidenden Faktoren beim Pubertätsbeginn gehören die Ernährung und der Körperfettanteil.[125] (Die Frauen tragen die Stoffwechsellast der Fortpflanzung, da der Fötus in ihnen heranwächst und sie das Neugeborene ernähren müssen. Offenbar ist die Pubertät bei den Mädchen deshalb stärker an die Stoffwechsellage und den Ernährungsstatus gekoppelt als bei den Jungen.)

In den letzten Jahren hat sich die Ernährung weltweit verändert. Waren wir früher in Sorge, dass die Menschen rund um den Globus nicht genügend Nahrung haben, überwiegt heute das Problem, dass sie zu viel essen. Wichtig ist auch, dass ein großer Teil der Nahrung, die wir im Übermaß verzehren, aus raffinierten Kohlenhydraten wie Zucker besteht, die den Insulinspiegel nach oben schießen lassen.[126] Diese Veränderung der Ernährung und des Lebensstils bringt einen ebenso dramatischen Anstieg des Blutinsulinspiegels mit sich.[127]

Wie oben betont wurde, treibt Insulin das Wachstum des Körperfetts. Ein steigender Insulinspiegel unterstützt die Entstehung und das Wachstum von Fettzellen und verhindert den Abbau der darin gespeicherten Fette. Fettzellen, die sich ausdehnen, produzieren mehr Leptin und geben es ins Blut ab. Die Beziehung zwischen Leptin und Insulin ist für die Pubertät und speziell ihr vorzeitiges Einsetzen, die sogenannte *Pubertas praecox*, von besonderer Bedeutung. Die Folge: Im Laufe der letzten Jahrzehnte hatte die weltweite Überernährungskrise mit ihren Folgen für Insulin und Leptin krasse Auswirkungen auf die Pubertät.

Die aktuellen Standards verzeichnen den normalen Beginn der Pubertät mit 8 bis 12 Jahren bei Mädchen und 9 bis 14 Jahren bei Jungen. Allerdings unterscheidet sich das moderne Leben erheblich von dem früherer Generationen und vielleicht sogar dem Leben während der gesamten restlichen Menschheitsgeschichte. Zum Vergleich: Mitte des 19. Jahrhunderts kamen Mädchen im Durchschnitt mit 16 Jahren in die Pubertät. Anfang des 20. Jahrhunderts sank der Durchschnitt auf 14 Jahre, Mitte und Ende des 20. Jahrhunderts auf 13 respektive 12 Jahre. Inzwischen liegt er unter 10 Jahren – damit verschiebt sich der Pubertätsbeginn um annähernd sieben Jahre!

Der Zusammenhang zwischen Fettleibigkeit und vorzeitiger Pubertät ist so klar, dass wir ihn sogar messen können. Im Alter zwischen 2 und 8 Jahren wird jede zusätzliche Erhöhung des Body-Mass-Index (der BMI ist ein grober Indikator für den Körperfettanteil) um einen Punkt mit einem um etwa einen Monat vorgezogenen Pubertätsbeginn in Verbindung gebracht.[128] Liegt der BMI eines jungen Mädchens in diesem Alter fünf Punkte über dem Durchschnitt (was durchaus möglich ist), kann sie davon ausgehen, ein halbes Jahr früher in die Pubertät zu kommen, als normal für sie wäre.

Über die Ursache dieser Veränderungen wird spekuliert. Im Mittelpunkt vieler Theorien steht, dass die Mädchen mit östrogenähnlichen Molekülen in Reinigungsmitteln und Kunststoffen in Berührung kommen. Dies mag zwar einen Einfluss haben, aber die Rolle von Insulinresistenz und Hyperinsulinämie ist nicht zu leugnen. Ich sage es noch einmal: Ein zu hoher Insulinspiegel führt zu einer übermäßig starken Leptinproduktion und diese wiederum zur vorzeitigen Pubertät. Eine medizinische Behandlung mit dem Ziel, die Insulinsensitivität zu verbessern (eine ausführliche Darstellung lesen Sie später), welche die Insulin- und Leptinspiegel senkt, bremst den vorzeitigen Pubertätsbeginn, bewirkt dessen Verschiebung nach hinten und normalisiert die Entwicklung.[129]

### Unterernährung und Pubertät

Obwohl dies viel seltener vorkommt, lohnt es sich, den Zusammenhang zwischen Unterernährung und Pubertät zu beleuchten. Bei einem unterernährten Kind orientieren sich die Auswirkungen auf die Pubertät daran, *wann* es zu der Mangelernährung gekommen ist.

Im ersten Szenario haben wir ein Kind, das mit Untergewicht zur Welt gekommen ist. Üblicherweise wird dieses Mädchen in den ersten Lebensjahren zu ihren Altersgenossinnen aufschließen, um sie ein paar Jahre später im Hinblick auf den Zuwachs an Körperfett zu überflügeln. Aus diesem Grund kommen untergewichtig geborene Kinder meist zur gleichen Zeit in die Pubertät wie ihre Altersgenossen. Sie können aber auch schon früher an der Reihe sein.[130] Dies gilt besonders für Mädchen. Denken Sie daran, dass ein unterdurchschnittliches Geburtsgewicht das Insulinresistenzrisiko erhöht.[131] Der Körper dieser Kinder, die im Verhältnis eher unterernährt zur Welt kommen, erreicht zunächst den normalen Stand, um ihn anschließend zu überschreiten. Sie haben anfangs einen verhältnismäßig niedrigen Insulinspiegel, der sich mit zunehmender Insulinresistenz in den folgenden Jahren erhöht. Mit dem Insulinspiegel steigen auch der Leptinspiegel und die Wahrscheinlichkeit, vorzeitig in die Pubertät zu kommen.

Im zweiten Szenario haben wir ein Kind, das normalgewichtig geboren wurde, aber in der Zeit vor dem Pubertätsbeginn unterernährt ist. Aufgrund seiner Ernährung und seines Lebensstils hat es einen sehr niedrigen Insulinspiegel und entsprechend wenig Körperfett, was zu einer unzureichenden Leptinproduktion[132] und einem verzögerten Einsetzen der Pubertät führt. Ein Paradebeispiel dafür ist die junge Turnerin, die sich einem harten Training und einer strikten Diät unterzieht, um ihren Körperfettanteil zu senken, ihre Muskelmasse zu erhöhen und so ihre Leistung zu maximieren. Unter Spitzenturnerinnen ist der verspätete Pubertätsbeginn weit verbreitet.[133] Ein weiteres Beispiel dafür findet man bei Jugendlichen mit Magersucht (*Anorexia nervosa*), einem selbstgewählten Hungerzustand. Unter diesen Umständen setzt die Pubertät üblicherweise mit Verzögerung ein, und in einigen Fällen können die Betroffenen in ihrer körperlichen sexuellen Entwicklung dauerhaft zurückbleiben, selbst wenn die Ernährung später wieder ausreichend ist (ein Beispiel wäre ein geringeres Brustwachstum).[134]

Die Fortpflanzung ist ein anspruchsvoller Prozess, und der Körper will sichergehen, dass alles – auch der Stoffwechsel – richtig funktioniert, bevor er sich um die nächste Generation kümmert. Das Insulin ist der König der Stoffwechselhormone. Es sagt viel über den Zustand des Stoffwechsels aus, und ein hoher Insulinspiegel ist ein Alarmsignal. Vom Gehirn bis zu den Eierstöcken und Hoden fördert oder hemmt Insulin die Fortpflanzung. Ein normaler Insulinspiegel steht für einen gesunden Stoffwechsel und begünstigt eine normale Fruchtbarkeit.

Fruchtbarkeitsprobleme können äußerst frustrierend sein, fallen aber nur selten in die Kategorie »beängstigend« wie das nächste Gesundheitsproblem. Obwohl sich die die Themen Fruchtbarkeit und Krebs stark unterscheiden, haben sie eines gemeinsam: Beide werden in unterschiedlichem Maße vom Insulin beeinflusst.

# KAPITEL 5

# Krebs

Krebs ist die zweithäufigste Todesursache in den Vereinigten Staaten, aber die Krankheit schickt sich an, die Herzerkrankungen an der Spitze abzulösen.[135] Krebs kann alle Organe befallen. Brust- bzw. Prostatakrebs sind die häufigsten Krebserkrankungen bei Frauen bzw. Männern, Lungenkrebs ist die tödlichste. In den Vereinigten Staaten werden jährlich 160 Milliarden Dollar für die Behandlung von Krebs ausgegeben, weltweit beläuft sich die wirtschaftliche Belastung auf ungefähr 1,2 Billionen Dollar, und doch sterben immer mehr Menschen. Die Investitionen zahlen sich ganz offensichtlich nicht aus.

Krebserkrankungen können verschiedene Ursachen haben. Der allgemeine Konsens lautet, dass Krebs die Folge von Genveränderungen oder -schäden ist. Allerdings tauchen immer mehr Hinweise auf, die diesen Schluss infrage stellen. Möglicherweise ist Krebs keine Erkrankung der Gene, sondern des Stoffwechsels. Das Stoffwechselparadigma ist zwar umstritten, wird aber durchaus von aussagekräftigen Daten gestützt. Einige davon liegen bereits seit hundert Jahren vor (und wir werden im Folgenden mehr darüber berichten).[136]

Krebs ist, unabhängig von seiner speziellen Ursache, eine Erkrankung des Zellwachstums: Einige Zellen fangen an, sich unkontrolliert zu vermehren. Die Insulinresistenz ist Teil dieser Gleichung, denn sie drängt die Krebszellen dazu, schneller zu wachsen. Bei Insulinresistenz kommt es zu einer unglücklichen Verkettung zweier Faktoren, die für das Gedeihen von Krebszellen besonders wichtig sind.

1. Krebszellen mögen es offenbar süß – sie lieben Glukose.[137] Normalerweise schwimmen unsere Zellen ständig in Nährstoffen. Weil der Körper nicht möchte, dass sie sich ungebremst vermehren, verfügen wir über natürliche Kontrollsysteme. Gesunde Zellen nehmen nur dann Nährstoffe auf, wenn sie von sogenannten Wachstumsfaktoren ausdrücklich dazu aufgefordert werden. Wenn normale Zellen dieses

Signal erhalten, nehmen sie Nährstoffe auf und verlassen sich auf Enzyme, um daraus Energie zu gewinnen, die unseren Körper versorgt. Der Vorgang der Energieerzeugung findet in den Mitochondrien statt. Doch Krebszellen verändern ihren Stoffwechsel dahingehend, dass sie ihre Energie auf andere Weise bekommen. Vor beinahe hundert Jahren entdeckte der deutsche Arzt und Wissenschaftler Otto Heinrich Warburg, dass Krebszellen in erster Linie Glukose als Brennstoff nutzen. Darüber hinaus legen seine Forschungen nahe, dass sie die Glukose nicht in den Mitochondrien, sondern außerhalb davon spalten und keinen Sauerstoff dazu benötigen (der Fachbegriff dafür lautet anaerobe Glykolyse). Dieses Phänomen wird heute als »Warburg-Effekt« bezeichnet. Dank dieser entscheidenden Abweichung von der Norm können Krebszellen im ganzen Körper blitzschnell wachsen – sogar an Stellen, die möglicherweise schlecht durchblutet sind (und an denen deshalb nicht genügend Sauerstoff vorhanden ist).

2. Wie Sie inzwischen wissen, ist bei Insulinresistenz der Blutinsulinspiegel erhöht. Wenn Sie verstehen, dass es eine der Hauptfunktionen des Insulins ist, das Zellwachstum anzuregen, werden Sie das Dilemma zweifellos erkennen: Die anabole Wirkung des Insulins kann auch Krebszellen wachsen lassen. Dies gilt besonders, wenn die Krebszelle dafür gesorgt hat, dass sie empfindlicher auf Insulin reagiert als eine normale Zelle. Während der hohe Insulinspiegel den Fettzellen das Signal zum Wachsen gibt, wachsen deshalb auch alle Krebszellen, die mutationsbedingt besonders insulinsensitiv geworden sind, dank der Unterstützung des Insulins noch erheblich schneller als üblich.

Die Bedeutung des Insulins wird auch dadurch weiter betont, dass der sogenannte Insulin-like Growth Factor 1 (IGF-1, dt. »insulinartiger Wachstumsfaktor 1«) zu den besonders gut untersuchten Aspekten bei einer Krebserkrankung gehört. Genau wie das Insulin unterstützt dieses Protein das allgemeine Wachstum im Körper. Das ist normalerweise eine gute Sache; es ist aber auch ein gängiges Merkmal vieler Krebserkrankungen.[138]

Die Kombination von Glukose- und Insulinsignal ist entscheidend für das Verständnis, weshalb bei – dünnen wie dicken – Menschen mit Hyperinsulinämie die Wahrscheinlichkeit, an Krebs zu sterben, ungefähr doppelt so groß ist.[139] Noch schlimmer ist, dass die Insulinresistenz bei Brust-, Prostata- und Darmkrebs von besonderer Bedeutung ist.

## Brustkrebs

Die Krebserkrankung, die vielleicht am häufigsten mit Insulinresistenz in Verbindung gebracht wird, ist der Brustkrebs. In den Vereinigten Staaten ist er zudem die häufigste Krebserkrankung bei Frauen. (Auch Männer können Brustkrebs bekommen, obwohl dies sehr selten – in weniger als 1 Prozent der Fälle – vorkommt.) Dass es sich dabei *nicht* um die häufigste Krebserkrankung weltweit handelt, zeigt, wie wichtig die Umgebung bei vielen Krankheiten ist – auch bei Krebs. Und die Beziehung zwischen Insulinresistenz und Umgebung ist sehr stark, wie wir im zweiten Teil ausführlich untersuchen werden.

Bei den Frauen mit dem höchsten Nüchterninsulinspiegel (also den Frauen mit Insulinresistenz) ist der Behandlungserfolg bei Brustkrebs am geringsten.[140] Bedenken Sie, dass Insulin die Zellen zum Wachsen auffordert – auch die Krebszellen. Aber möglicherweise erklärt der erhöhte Insulinspiegel den Zusammenhang zwischen Insulin und Brustkrebs nur zum Teil. Ein durchschnittlicher Brustkrebstumor verfügt über sechsmal so viele Insulinrezeptoren wie gesundes Brustgewebe.[141] Sechsmal so viele! Das heißt, dass dieses bösartige Gewebe um ein Sechsfaches empfindlicher auf Insulin und seine Wachstumssignale reagiert als normale Gewebe.

Letztlich wird der Zusammenhang zwischen Insulinresistenz und Brustkrebs schon seit Jahren durchgehend beobachtet. Als Brustkrebspatientinnen in Studien mit Medikamenten zur Erhöhung der Insulinsensitivität behandelt wurden, war es deshalb nicht überraschend, dass sich auch ihre Krebserkrankung besserte.[142] Im Grunde fanden die Wissenschaftler heraus, dass die Kontrolle der Insulinresistenz auch die Kontrolle der Brustkrebserkrankung erleichtert.

Ein ähnlicher Zusammenhang ergibt sich aus der Rolle des Fettgewebes selbst. Wir werden das komplizierte Verhältnis zwischen Insulinresistenz und Fettleibigkeit in zwei Kapiteln untersuchen und haben bereits weiter oben kurz beleuchtet, dass überschüssiges Körperfett die Menge der im Umlauf befindlichen Östrogene erhöht (Kapitel 4, »Der Eierstock der Fettleibigen«). Brustgewebe reagiert empfindlich auf Östrogene, die ihm Wachstumssignale senden. Geschieht dies wie bei der Fettleibigkeit in übertriebenem Maße, erhöht sich die Wahrscheinlichkeit, dass das Brustgewebe übermäßig wächst und dadurch das Risiko für eine Brustkrebserkrankung steigt.[143]

## Prostatakrebs

In den Vereinigten Staaten ist der Prostatakrebs die häufigste Krebserkrankung des Mannes, und mit dem Alter steigt auch die Häufigkeit. Der Prostatakrebs steht ebenfalls in einem engen Verhältnis zur Insulinresistenz.

Die Prostata reagiert genau wie die Brust empfindlich auf Hormone. Das wichtigste Hormonsignal setzt das Testosteron, aber auch das Insulin spielt eine Rolle. Bevor sich ein Mann Sorgen um Prostatakrebs macht, sorgt er sich zunächst einmal darum, dass seine Prostata (Vorsteherdrüse) zu groß wird. Eine solche Vergrößerung wird als benigne Prostatahyperplasie (BPH) bezeichnet. Wenn Männer älter werden, kommt dies sehr häufig vor und verursacht meist Schwierigkeiten beim Wasserlassen (die vergrößerte/weiterwachsende Prostata behindert den Abfluss des Urins aus der Blase). Bei insulinresistenten Männern ist die Wahrscheinlichkeit einer Prostatavergrößerung etwa zwei- bis dreimal so hoch wie bei ihren insulinsensitiven Geschlechtsgenossen.[144] Ein hoher Insulinspiegel bedeutet also geringen Harnfluss.

Männer mit schwerer Insulinresistenz haben im Vergleich zu insulinsensitiven Männern des gleichen Alters, der gleichen ethnischen Herkunft und des gleichen Körpergewichts eine mehr als 250-prozentige Wahrscheinlichkeit, an Prostatakrebs zu erkranken.[145] Prostatakrebs und Insulinresistenz treten sogar so häufig gemeinsam auf, dass einige Wissenschaftler überlegen, ob Prostatakrebs am Ende ein *weiteres* Symptom der Insulinresistenz sein könnte.[146] Entscheidend ist hier, dass eine Analyse von fünfhundert Männern eine positive Korrelation zwischen Insulin (nicht aber Glukose) und Prostatakrebsrisiko ergab.[147]

Doch die Verbindung zwischen dem Insulin und der Prostata endet keineswegs mit einem erhöhten Insulinspiegel. Wie beim Brustkrebs sind sowohl bei bös- als auch bei gutartigen Tumoren der Prostata sehr häufig übermäßig viele Insulinrezeptoren vorhanden.[148] Einmal mehr verbinden sich deshalb der überhöhte Insulinspiegel und die größere Anzahl von Insulinrezeptoren in der Prostata zu einem starken »Wachstumssignal«, welches das Prostatawachstum über die normalen Grenzen hinaus anregt.

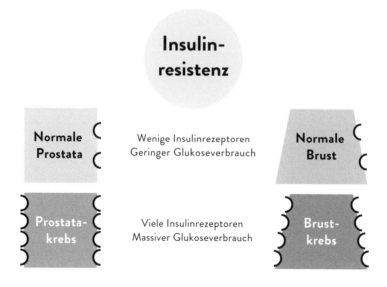

# Darmkrebs

Eine Insulinresistenz geht mit dem höheren Risiko einer Tumorbildung im unteren Teil des Verdauungstrakts einher, der den Dick- und den Mastdarm umfasst. Außerdem macht sie den Darmkrebs tödlicher.[149] Bei insulinresistenten Darmkrebspatienten ist die Wahrscheinlichkeit, an der Krankheit zu sterben, etwa dreimal so hoch wie bei Patienten ohne Insulinresistenz. Möglicherweise ist die ausnahmslos mit der Insulinresistenz einhergehende (ursächliche) Hyperinsulinämie die treibende Kraft hinter der Entstehung von Darmkrebs.[150]

Ein zu hoher Insulinspiegel erhöht nachweislich die Anzahl der Zellen in der obersten Schicht des Darms (Darmschleimhaut).[151] Dies mag positiv erscheinen. Doch wenn wir bedenken, dass sich Zellen bei Krebs übermäßig vermehren und wachsen, ist es vielleicht doch nicht ganz so harmlos.

Krebs ist eine beängstigende Krankheit, was zum Teil daran liegt, dass er scheinbar wahllos zuschlägt. Auch gesunde Menschen, die »alles richtig machen«, können erkranken, während andere, die zeitlebens geraucht haben, verschont bleiben. Es gibt zweifellos Aspekte, die wir nicht kontrollieren können, wie Alter und Erbanlagen. Die vernünftigste Strategie, um das Krebsrisiko zu senken und im Fall einer Erkrankung den Behandlungserfolg zu verbessern, besteht deshalb darin, den Schwerpunkt auf Faktoren zu legen, die wir kontrollieren können, wie unsere Umgebung und unsere Ernährung. Bei Krebs gibt es nicht den einen entscheidenden Faktor, aber die Insulinresistenz spielt eine der Hauptrollen. Wie wir sehen werden, können wir zum Glück etwas dagegen tun.

Nach diesem schwierigen Thema wird es Zeit, über unser »Innenleben« zu sprechen – die Strukturen, die dafür sorgen, dass wir uns bewegen und arbeiten können. Sogar sie sind anfällig für Veränderungen des Insulinspiegels.

KAPITEL 6

# Das Altern, die Haut, Muskeln und Knochen

In den mittleren Lebensjahren wurde mir klar: Ich bin nicht mehr der, der ich einmal war. Natürlich bin ich klüger geworden, aber mein Körper bewegt sich anders und sieht auch anders aus als früher. Wenn wir älter werden, verändert sich unser Körper stark: Die Haut wird schlaffer und trockener, die Muskeln schwächer, die Knochen werden möglicherweise spröde und porös. Die Mechanismen des Alterns sind noch nicht vollständig erforscht. Da niemand dagegen immun ist, sind wir verständlicherweise sehr neugierig.

Einfach gesagt, altern wir, weil unsere Zellen ihre Erneuerungsfähigkeit verlieren, sodass unsere Organe und letzten Endes unser ganzer Körper nicht mehr so arbeiten wie früher. Im Rahmen der ausführlichen wissenschaftlichen Untersuchung des Alterungsprozesses wurden zahlreiche Theorien aufgestellt, um zu erklären, warum wir altern, und allesamt mit Beweisen untermauert. Einige bekannte Theorien erwähnen unter anderem angeborene genetische Grenzen bei der Anzahl der möglichen Teilungsprozesse einer Zelle. Andere beruhen auf der Vorstellung, dass schädliche Umweltfaktoren Zellschäden wie oxidativen Stress oder Entzündungsprozesse verursachen. Aber eine neuere Theorie bringt die Insulinresistenz als Ursache des Alterns ins Spiel und liefert schlüssige Beweise.

Experimente mit verschiedenen Organismen wie Hefe, Würmern, Fliegen und Mäusen liefern überzeugende Beweise für einen Zusammenhang zwischen Insulinresistenz und Langlebigkeit. Wird bei diesen Organismen die Wirkung des Insulins – entweder durch eine Senkung des Insulinspiegels oder eine gezielte Blockade – gebremst, leben die Insekten oder Tiere bis zu 50 Prozent länger als normal.[152] Wichtig ist, dass dies nicht nur für Organismen mit genetisch veränderter Insulinsignalgebung gilt, sondern sogar für diejenigen, die einfach so ernährt werden, dass ihr Insulinspiegel niedrig bleibt![153] Es könnte allerdings sein, dass diese Erkenntnisse nicht auf den Menschen übertragbar sind.

> **Das Altern und die umstrittene kalorienarme Ernährung**
>
> Vor einigen Jahrzehnten postulierten Befürworter der »Schadenstheorie«, dass eine kalorienreduzierte Ernährung die Lebenserwartung des Einzelnen erhöhen könne. Am überzeugendsten waren Studien mit Affen, die zu den engsten Verwandten des Menschen im Tierreich gehören. Die Begeisterung für diese Theorie war riesengroß, als Wissenschaftler im Jahr 2009 herausfanden, dass eine Einschränkung der Kalorienzufuhr im Durchschnitt tatsächlich lebensverlängernd war.[154] Später stellte sich allerdings heraus, dass man unter Kalorienrestriktion lebende Tiere, die »aus anderen Gründen« wie etwa an Infektionen gestorben waren, nicht in die Studie einbezogen hatte. Rechnete man diese Affen hinzu, zeigte sich kein Unterschied in der durchschnittlichen Lebenserwartung. Ein weiterer Rückschlag für die Theorie war, dass eine ähnliche Untersuchung mit Affen im Jahr 2012 keine positiven Auswirkungen auf die Lebenserwartung zeigte.[155]

Es wäre töricht zu versuchen, alle altersbedingten Probleme oder die eigentliche Ursache des Alterns *ausschließlich* der Insulinresistenz zuzuschreiben. Für die Theorie spricht allerdings der entscheidende Faktor, dass die langlebigsten Menschen auch am insulinempfindlichsten sind. Dies gilt sogar dann, wenn scheinbar offensichtliche Variablen wie Körpermasse und Geschlecht eingerechnet werden.[156] Darüber hinaus leben Menschen mit einer bestimmten Genvariation, die für das Insulin wichtig ist, meist länger als Menschen ohne diese Variation.[157] Zudem stützt die aktuelle Forschung die Vorstellung, dass Medikamente zur Verbesserung der Insulinempfindlichkeit den Alterungsprozess verlangsamen können.

Am Alterungsprozess selbst sind mehrere Faktoren beteiligt. Aber fast alle Merkmale des Alterns wie Hautveränderungen, Verlust von Muskelmasse, Knochenschwund und vieles mehr sind eine Folge der Insulinresistenz.

## Insulinresistenz und die Haut

Die Haut setzt sich aus vielen verschiedenen Zellen zusammen, die jeweils unterschiedliche Funktionen erfüllen. Sie reagiert auch überraschend empfindlich auf Insulin. Vielleicht haben Sie schon einmal gehört, dass Diabetes Hautprobleme verursacht. Diabetiker haben meist eine extrem trockene, juckende Haut, neigen zu Hautinfektionen, und ihre

Wundheilung kann gestört sein. Diese Beschwerden sind im Allgemeinen auf einen hohen Blutglukosespiegel und/oder eine schlechte Durchblutung zurückzuführen. Aber einige Hautkrankheiten gehen auch mit Veränderungen des Insulinspiegels einher. Viele machen sich schon lange, bevor der Betreffende erwachsen wird, bemerkbar.

## Acanthosis nigricans

*Acanthosis nigricans* kann der erste Hinweis auf eine Insulinresistenz sein. Bei dieser Hautkrankheit haben wir es mit überaktiven Melanozyten zu tun. Diese Zellen sind in die Haut eingebettet und produzieren ein Molekül namens Melanin – das Pigment, das für die Färbung der Haut oder den Hautton verantwortlich ist. Eine dunklere Haut enthält mehr, eine hellere Haut weniger Melanin.

Die Melanozyten reagieren wie alle anderen Körperzellen empfindlich auf Insulin. Ein hoher Insulinspiegel macht sie hyperaktiv und kurbelt die Melaninproduktion letzten Endes so stark an, dass die Haut eine ungewöhnlich dunkle Färbung annimmt.[158] Eine Alternative zur künstlichen Bräune ist dies allerdings nicht! Diese dunklere Färbung zeigt sich am häufigsten an Stellen, an denen Hautflächen aneinanderreiben, zum Beispiel am Hals, unter den Armen und in der Leiste. Sie kann aber auch in großen Flecken überall an Rumpf, Armen, Beinen oder im Gesicht auftreten. Diese Pigmentveränderungen sind für gewöhnlich bei jedem Hautton erkennbar, aber bei Menschen mit hellerer Haut oft besser zu sehen. (Wichtig zu wissen: Dunkle Flecken im Mund können auf ein Melanom hinweisen – eine Krebserkrankung der Melanozyten.)

Personen mit Insulinresistenz, Fettleibigkeit oder Typ-2-Diabetes haben eine höhere Wahrscheinlichkeit, *Acanthosis nigricans* zu entwickeln. Hinzu kommt, dass sich diese Hautveränderung in jedem Alter zeigen kann, sogar bei insulinresistenten Kindern.

## Stielwarzen

Haben Sie sich schon einmal gefragt, was das für kleine Hautfitzelchen sind, die Sie vielleicht am Körper haben oder von anderen Menschen kennen? Diese offiziell *Fibroma molle* (weiches Fibrom) und inoffiziell Stielwarzen genannten kleinen Hautanhängsel tauchen oft in Verbindung mit *Acanthosis nigricans* auf und finden sich deshalb auch an den gleichen Stellen (Hals, Achseln, Leiste). Bei insulinresistenten Menschen ist die Wahrscheinlichkeit von Stielwarzen deutlich höher als bei insulinsensitiven Personen.[159] Der Zusammenhang zwischen Insulinresistenz und Stielwarzen dürfte darin liegen, dass eine Hyperinsulinämie das Wachstum und die Teilung der Keratinozyten anregt – einer Zellart, die der Haut Struktur verleiht.

## Schuppenflechte

Die Schuppenflechte (Psoriasis) ist eine chronisch-entzündliche Hauterkrankung und zeigt sich meist als *Psoriasis vulgaris* – scharf begrenzte rötliche oder rosafarbene Hautstellen, die von weißen oder silbrigen Schuppen überzogen sind. Betroffen sind oft Ellenbogen und Knie, die Kopfhaut oder der Bauchbereich. Die Schuppenflechte kann in jedem Alter auftreten, am häufigsten aber zwischen der Pubertät und dem 35. Lebensjahr.

Die genaue Ursache ist unbekannt, aber offenbar spielen das Immunsystem und die Gene eine Rolle. Nichtsdestotrotz gibt es eine Verbindung zum Insulin: Die Betroffenen leiden auch erheblich häufiger unter Stoffwechselkomplikationen wie Insulinresistenz.[160] Der Zusammenhang ist sogar so stark, dass eine Insulinresistenz bei Schuppenflechtepatienten beinahe dreimal häufiger vorkommt als normal.[161]

## Akne

Besonders auffallend ist die Akne in der Jugend, sie kann aber auch beim Erwachsenen auftreten. Typisch sind sehr viele offene oder geschlossene Komedonen (Mitesser) im Gesicht, am Hals, am Rücken oder an anderen Körperstellen. Dünne oder übergewichtige Menschen mit Akne haben einen höheren Nüchterninsulinspiegel als Menschen mit klarer Haut. Eine Studie untersuchte den Zusammenhang zwischen Insulinresistenz und Akne, und junge Männer mit oder ohne Akne mussten eine Glukoselösung trinken. Bei den übergewichtigen Probanden mit Akne schoss der Insulinspiegel auf einen mehr als vierfach erhöhten Wert, bei den dünnen Probanden mit Akne verdoppelte er sich.[162]

Ein großer Teil dessen, worüber wir bislang gesprochen haben, soll die schwerwiegenden und potenziell lebensbedrohlichen Folgen der Insulinresistenz beleuchten. Sie verdienen zwar unsere Aufmerksamkeit, sind aber auch schwer zu erkennen. Wir können nicht sehen, wie Plaques im Gehirn entstehen und unser Blutdruck nach oben klettert; aber wir sehen die Veränderungen unserer Haut.

### Insulinresistenz und Hörverlust

Hörverlust und Schwindelanfälle gelten als bedauerliche, aber unvermeidbare Folgen des Älterwerdens. Aber möglicherweise liegt es nicht am Alter, sondern an den Stoffwechselproblemen, die sich mit zunehmendem Alter häufen.

Fast alle Menschen hören ein wenig schlechter, wenn sie älter werden. Das ist die sogenannte Altersschwerhörigkeit oder Presbyakusis. Sie kommt so häufig vor, dass sie den ersten Platz unter den altersbedingten Kommunikationsstörungen belegt. Bei insulinresistenten Personen ist, auch unter Berücksichtigung des Gewichts und Alters, die Funktion des Innenohrs signifikant beeinträchtigt.[163] Je stärker die Insulinresistenz, desto schlechter hören sie die tieferen Töne.

Eine weitere häufige Erkrankung des Ohrs ist Morbus Menière. Man vermutet, dass es sich dabei um ein Problem von Flüssigkeitsansammlungen im Innenohr handelt, das Schwindel, Ohrgeräusche (Tinnitus) und Hörverlust verursachen kann. Es besteht ein klarer Zusammenhang zwischen der Menière-Krankheit und Insulinresistenz. Wie eine Studie ergab, waren 76 Prozent der Menière-Patienten auch insulinresistent.[164] Weitere Daten zeigen: Bis zu 92 Prozent der Tinnitus-Patienten haben Hyperinsulinämie![165] Es ist daher sehr wahrscheinlich, dass sich Personen, die unter Ohrgeräuschen leiden, eine mehr oder minder schwerwiegende Insulinresistenz aufweisen. Nachdem der bekannte Hals-Nasen-Ohren-Arzt Dr. William Updegraff vor über vierzig Jahren begonnen hatte, diesen Zusammenhang zu erforschen, behauptete er sogar kühn: »Die häufigste – und am häufigsten übersehene – Ursache eines Schwindels ist ein gestörter Glukosestoffwechsel.«[166]

## Insulin und Muskelfunktion

Bei Personen mittleren Alters machen die Muskeln durchschnittlich 25 bis 30 Prozent der Körpermasse aus. Dies macht sie zum größten insulinsensitiven Gewebe des Körpers. Die Muskeln reagieren sehr empfindlich auf Insulin, das verschiedene wichtige Funktionen erfüllt und zum Beispiel das Muskelwachstum sowie die Steuerung und den Erhalt des Proteinstoffwechsels unterstützt. Auch im Hinblick auf die Insulinresistenz sind die Muskeln sehr wichtig. Die Menge der Muskeln und ihre Insulinsensitivität bestimmen in entscheidendem Maße, wie insulinsensitiv der ganze Körper ist. Dies hängt in erster Linie davon ab, wie gut es den Muskeln gelingt, veranlasst durch Insulin Glukose aus dem Blut aufzunehmen. Wenn der Glukosespiegel sinkt, kehrt auch der Insulinspiegel auf das Ausgangsniveau zurück. Bei einer Zu- oder Abnahme der Muskelmasse verändert sich die Insulinsensitivität entsprechend.[167] Das bedeutet: Je muskulöser wir sind, desto mehr »Platz« ist vorhanden, um Glukose aus dem Blut zu entfernen und einzulagern. Dies trägt dazu bei, den Insulinspiegel niedrig zu halten und sich eine größere Insulinsensitivität zu bewahren.

Bei Insulinresistenz reagieren die Muskeln nur noch etwa halb so empfindlich auf Insulin, wie sie eigentlich sollten[168] – und für gewöhnlich werden sie als eines der ersten Gewebe insulinresistent. Eine Insulinresistenz beeinträchtigt die Muskelfunktion und trägt möglicherweise sogar zu Muskelschwund sowie einer Querschnittsminderung und Einbußen der Leistungsfähigkeit der Muskeln bei.

### Muskelschwund

Der Fachbegriff für den altersbedingten Muskelschwund lautet *Sarkopenie*. Ab den mittleren Jahren verlieren wir jedes Jahr etwa 1 Prozent unserer Muskelmasse.[169]

Der Verlust von Muskeln gehört natürlich ein Stück weit zum Älterwerden dazu und beruht auf Veränderungen bei einigen Hormonen wie dem Wachstumshormon (auch Somatotropin genannt) und den Androgenen. Reagiert ein Muskel jedoch unempfindlicher auf Insulin und damit auch auf seine anabole (aufbauende) Wirkung, fehlt ihm ein starkes Wachstumssignal.

Um Muskulatur aufbauen oder erhalten zu können, müssen die Muskeln genügend zelluläre Proteine produzieren, um alle Proteinverluste auszugleichen. Dieses Phänomen wird als Proteinumsatz bezeichnet, der negativ (der Muskel verliert mehr Protein, als er aufbaut), neutral (Ab- und Aufbau von Protein halten sich die Waage) oder positiv sein kann (der Muskel baut mehr Protein auf, als er verliert). Insulin fördert den Aufbau von Muskelprotein, verhindert seinen Abbau und sorgt so dafür, dass der Proteinumsatz eines Muskels neutral, wenn nicht sogar positiv ausfällt. Natürlich hängt all dies davon ab, ob der Muskel das Insulin spüren und darauf reagieren kann. Bei insulinresistenten Personen zeigt sich auch unabhängig von den Folgen des Alterns ein verstärkter Abbau von Muskelprotein im Vergleich zu insulinempfindlichen Menschen gleichen Alters.[170] Anders ausgedrückt: Wenn Sie insulinresistent sind, fällt es Ihnen schwerer, das Muskelwachstum anzuregen oder gar Ihre Muskelmasse zu erhalten.

> #### Bodybuilder und Insulin – eine Liebesgeschichte
>
> Wettkampf- (und Amateur-)Bodybuilder interessieren sich wie alle anderen Sportler für Strategien, die ihnen einen Vorteil verschaffen. Gelegentlich schließt dies die Einnahme von illegalen Substanzen wie anabolen Steroiden und Somatotropin ein. Einige greifen sogar zu scheinbar harmlosen Hormonen wie Insulin. Es ist zwar tatsächlich in der Lage, das Wachstum der Skelettmuskulatur anzuregen, aber (und das ist inzwischen hoffentlich klar) ein chronisch erhöhter Insulinspiegel

ist alles andere als harmlos. Ein gut informierter Sportler müsste neben dem Muskelwachstum auch alle anderen Folgen wie Insulinresistenz, hohe Cholesterinwerte, Bluthochdruck, Demenz und so weiter in Betracht ziehen. Aber zumindest die Muskeln machen etwas her ... allerdings nur, bis es wegen der zunehmenden Insulinresistenz immer schwieriger wird, sie auch zu erhalten.

**Fibromyalgie**

Die Fibromyalgie ist eine der häufigsten generalisierten Schmerzstörungen. Auf die Frage: »Wie fühlen Sie sich?« können Betroffene nur antworten: »Mir tut alles weh.« Die im ganzen Körper verteilten Muskelschmerzen sind oft von Erschöpfung, Gedächtnis- und Stimmungsproblemen begleitet. Neben diesen frustrierenden Symptomen bekommen viele Fibromyalgiepatienten niemals eine Erklärung dafür, was ihre Schmerzen verursacht. In einigen Fällen tauchen sie nach einer Operation, einer Infektion oder einem physischen Trauma auf, aber in anderen fehlt ein klarer Auslöser. Allerdings deuten die Ergebnisse neuester Forschungen darauf hin, dass die Insulinresistenz zu den Ursachen gehören könnte. In dem Artikel »Is Insulin Resistance the Cause of Fibromyalgia: A Preliminary Report« (auf Deutsch etwa »Ist Insulinresistenz die Ursache der Fibromyalgie: ein vorläufiger Bericht«) enthüllten Wissenschaftler, dass Fibromyalgiker deutlich häufiger Probleme mit Insulin und Glukosekontrolle haben.[171]

Eine Insulinresistenz kann zweifellos verheerende Auswirkungen auf unsere Muskeln haben. Insulin ist wichtig, um sie gesund und stark zu erhalten. Allerdings wären unsere Muskeln ohne eine feste Struktur, die uns die Bewegung ermöglicht, zu nichts zu gebrauchen. Diese Struktur wird von unseren Knochen und Gelenken gebildet.

## Insulin, Knochen und Gelenke

Unsere Knochen verleihen uns Struktur, damit wir stehen und uns bewegen können. Aber das ist noch lange nicht alles. Sie schützen unsere Organe, speichern Mineralstoffe und bilden rote und weiße Blutkörperchen. Genau wie die meisten anderen Gewebe verändern sie sich ständig. Wie die Muskulatur mit ihrem hohen Proteinbedarf muss auch die Knochenmatrix ständig umgebaut werden, wenn die Knochen gesund bleiben sollen: Pausenlos wird Knochensubstanz auf- und abgebaut, werden Kalzium und andere Mineralstoffe eingelagert und wieder entfernt. Vor allem zwei Arten von Zellen sind für diese Aufgaben verantwortlich: Osteoblasten stärken den Knochen und bilden neue Substanz, um altes Knochengewebe zu ersetzen; Osteoklasten bauen alte Knochen ab. Gemeinsam sorgen sie dafür, dass wir über ausreichend gesunde Knochenmasse verfügen.

Da die Insulinsignalgebung der Knochen nicht annähernd so viel Aufmerksamkeit erhält wie die Insulinsignalgebung der Muskulatur, ist über die Insulinresistenz der Knochen weniger bekannt. Allmählich aber bringen wir mehr darüber in Erfahrung, und es zeigt sich klar, dass Insulin den Erhalt der Knochenmasse unterstützt. Die Zusammenarbeit zwischen Osteoblasten und Osteoklasten klappt zum Teil zumindest deshalb, weil das Insulin jeweils unterschiedlich auf sie wirkt. Es regt zum einen die Funktion der Osteoblasten sowie das Knochenwachstum an[172] und hemmt zum anderen die Funktion der Osteoklasten und reduziert den Knochenabbau.[173] Alles in allem macht Insulin die Knochen stärker, indem es ihr Wachstum fördert und ihren Abbau verhindert.

### Entscheiden die Knochen über die Insulinsensitivität?

Die Osteoblasten spielen nicht nur eine wesentliche Rolle bei der Knochenbildung, sie bilden auch ein Hormon namens Osteocalcin. In einer Studie mit Mäusen linderten Osteocalcinspritzen die Insulinresistenz und verhinderten den Ausbruch von Typ-2-Diabetes.[174] Interessanterweise besteht diese Beziehung auch beim Menschen. Personen mit einem niedrigen Osteocalcinspiegel sind häufiger insulinresistent und umgekehrt.[175] Das Entscheidende an dieser Erkenntnis könnte sein, dass die Osteoblasten Vitamin D zur Osteocalcinbildung benötigen.[176] Möglicherweise erklärt dies sogar, weshalb Vitamin D so oft mit einer Verbesserung der Insulinsensitivität in Verbindung gebracht wird. Eine Studie mit männlichen Jugendlichen aus dem Jahr 2019 offenbarte einen starken Zusammenhang zwischen Insulinresistenz und einem gestörten Knochenwachstum in der Jugend.[177]

## Abbau von Knochenmasse

Osteoporose – ein Zustand, in dem die Knochen dünn und schwach sind – ist vielen von uns ein Begriff. Doch vor der Osteoporose kommt die Osteopenie. Hier sind die Knochen zwar dünner und schwächer als normal, aber es liegt noch keine Osteoporose vor.

Wenn sich Forscher mit den Folgen der Insulinresistenz für die Knochengesundheit beschäftigen, kommt der Faktor Körpergewicht erschwerend hinzu. Denn größere Körper haben größere Knochen – unabhängig davon, ob Fett oder Muskeln dafür verantwortlich sind; und Insulinresistenz ist mit einem höheren Körperfettanteil assoziiert.[178] Zahlreiche

Belege zeigen: Obwohl die Knochenmasse bei insulinresistenten Personen normal (oder gar größer) sein kann, vielleicht weil sie einen schwereren Körper bewegen müssen, haben sie paradoxerweise schwächere Knochen und ein deutlich höheres Risiko für Knochenbrüche.[179] Trotz alledem sind die Wissenschaftler uneins darüber, wie eine Insulinresistenz auf die Gesundheit der Knochen wirkt. Mehrere Berichte deuten auf widersprüchliche Forschungsergebnisse hin,[180] doch die Verwirrung könnte zum Teil darauf zurückzuführen sein, dass insulinresistente Personen verschiedene Medikamente nehmen.[181]

Knochen sorgen nicht nur dafür, dass wir uns bewegen können; die Knochenmasse ist auch von großer Bedeutung, wenn sich Menschen lebensbedrohlichen Krankheiten stellen müssen, die drastische, lebensverändernde Eingriffe erforderlich machen. Speziell bei Patienten mit der Blutkrebserkrankung Leukämie ist eine Knochenmarktransplantation nötig. Das heißt, dass ihre Knochen mit Zellen eines Spenders gefüllt werden. Eine Gruppe von Wissenschaftlern wollte wissen, weshalb manche Menschen nach diesem Eingriff an Knochenmasse verlieren und andere nicht. Sie stellten fest, dass bei insulinresistenten Patienten eher mit einem Rückgang der Knochenmasse zu rechnen ist als bei insulinsensitiven Personen. Beide Gruppen unterschieden sich sogar nur in einem einzigen Punkt: der Insulinresistenz.[182]

## Arthrose

Kaum einer bestreitet, dass gesunde Knochen für eine hohe Lebensqualität vonnöten sind. Aber wir können nicht allzu viel damit anfangen ohne gesunde Gelenke, um sie zu bewegen. Früher war man der Ansicht, dass die Arthrose oder der Verlust von Gelenkknorpel die Folge von übermäßigem Verschleiß sei. Weil die Arthrose oft mit Fettleibigkeit einhergeht, führten viele Ärzte sie einfach darauf zurück, dass die Gelenke zu lange zu viel Gewicht herumtragen mussten. Inzwischen wird die Arthrose immer mehr als Stoffwechselerkrankung gesehen. Wie so viele Gewebe reagieren auch unsere Gelenke empfindlich auf Stoffwechselsignale, unter anderem Insulin. Wissenschaftler untersuchten ein großes Spektrum übergewichtiger Probanden und stellten dabei fest, dass die Arthrosepatienten meist auch den höchsten Insulinspiegel hatten.[183]

Ein wesentlicher Bestandteil des Gelenks ist der Knorpel – der glatte, geschmeidige Überzug aus Bindegewebe an den Enden der Knochen, die miteinander in gelenkiger Verbindung stehen. Knorpelgewebe besteht vor allem aus sogenannten Chondrozyten, die natürlich ebenfalls auf Insulin reagieren. Die Zellen sind für den Aufbau und Erhalt der sogenannten Knorpelmatrix verantwortlich. Knorpelmatrix besteht hauptsächlich aus Kollagen und Stoffen, für deren Bildung die Chondrozyten Glukose benötigen; und damit sie diese Glukose aufnehmen können, brauchen sie Insulin.[184] Ein insulinresistenter Chondrozyt kann die Matrix nicht erhalten, was den Knorpel letztlich schwächt.

Neben der Knorpelschicht ist auch die »Gelenkschmiere« oder Synovialflüssigkeit ein wichtiger Bestandteil des Gelenks. Sie wird von speziellen Zellen, den sogenannten Synoviozyten, gebildet. Die Synoviozyten spielen genau wie die Chondrozyten eine entscheidende Rolle für eine reibungslose Gelenkfunktion. Synoviozyten, die großen Insulinmengen ausgesetzt sind, erleben eine Invasion von Immunzellen, die Entzündungsprozesse im Gelenk ankurbeln und die Produktion der Synovialflüssigkeit drosseln[185] – und ohne diese Schmiere knirscht es im Getriebe.

Die Arthrose ist nicht mit der rheumatoiden Arthritis zu verwechseln, bei der es sich um eine chronisch-entzündliche Gelenkerkrankung handelt. Eine rheumatoide Arthritis erhöht die Wahrscheinlichkeit, insulinresistent zu werden, was wohl an den davon verursachten Entzündungsprozessen liegen dürfte (im zweiten Teil des Buches werden wir zeigen, welche Rolle Entzündungsprozesse bei der Insulinresistenz spielen). Die Erkrankung kann im Laufe der Zeit unterschiedlich schwerwiegend und aktiv sein. Dementsprechend fällt auch die damit einhergehende Insulinresistenz mehr oder weniger stark aus.[186]

### Wenn die Lösung eines Problems ein neues schafft

Viele Menschen, die unter Gelenkschmerzen leiden, nehmen Glucosamin in irgendeiner Form. Dies *kann* die Gelenke gesünder machen und die Schmerzen lindern, doch die Beweislage ist nicht ganz eindeutig.[187] Glucosamin *könnte* Ihren Gelenken helfen, wird Sie aber höchstwahrscheinlich auch insulinresistenter machen.[188] Denn in dieser Hinsicht ist die Beweislage durchaus eindeutig: Glucosamin senkt die Insulinempfindlichkeit des Körpers sowohl beim Menschen als auch bei Nagetieren.

## Gicht

Die Gicht ist eine entzündliche Gelenkerkrankung, bei der sich Harnsäurekristalle, begleitet von Entzündungsprozessen, in den Gelenken ansammeln. Am häufigsten sind die Gelenke der Extremitäten, unter anderem der Füße (besonders des großen Zehs), Fußgelenke, Finger und Handgelenke betroffen.

Normalerweise sorgen die Nieren dafür, dass die Harnsäure (wie der Name schon sagt) mit dem Urin aus dem Körper entfernt wird. Eine Insulinresistenz verändert diesen Prozess, sodass die Nieren die Harnsäure eher sammeln als sie auszuscheiden.[189] Sie reichert sich im Blut an und lagert sich in den genannten Gelenken ab. Es kommt zu lokalen Entzündungsreaktionen mit den erkrankungstypischen Rötungen und Schwellungen.

Muskeln, Haut und Knochen haben eines gemeinsam: Sie »verbinden« den Körper, damit er als Einheit funktionieren kann. Das Bindegewebe ist auf die Wirkung von Insulin angewiesen, um gesund und stark zu bleiben – obwohl dies nicht nur für die massigen (Muskeln und Knochen) und dehnbaren (Haut) Gewebe gilt. Nachdem wir uns damit beschäftigt haben, was uns umhüllt und bewegt, tauchen wir nun wieder ins Innere des Körpers ein, um zu sehen, wie eine Insulinresistenz auf die Organe wirkt, die uns mit Nahrung versorgen und reinigen.

KAPITEL 7

# Die Gesundheit von Magen, Darm und Nieren

Darm und Nieren sind lebenswichtig und sind gemeinsam mit der Aufgabe betraut, den Körper sauber zu halten. Sie sorgen dafür, dass schädliche Substanzen weder in den Organismus gelangen noch darin verbleiben und entfernen sie aus dem Körper. Leider sind beide Organe äußerst anfällig für Insulinresistenz. Ein erschreckend hoher Anteil (ungefähr 63 Prozent) der Personen mit Insulinresistenz (Typ-2-Diabetes) leidet unter Magen-Darm-Beschwerden. Insulinresistenz ist auch die häufigste Ursache eines Nierenversagens. Es besteht also ein enger Zusammenhang zwischen der Gesundheit von Magen, Darm und Nieren sowie unserer Reaktion auf Insulin. Damit diese Organe optimal funktionieren, muss das Insulin unter Kontrolle bleiben.

## Insulin und Verdauung

Der Magen-Darm-Trakt umfasst den gesamten Bereich zwischen Mund und Anus sowie mehrere eng damit verbundene Organe wie Leber, Gallenblase und Bauchspeicheldrüse. Gemeinsam verdauen sie unsere Nahrung und sorgen für die Aufnahme der Nährstoffe aus dem Darm ins Blut. Dieser Vorgang besteht aus mehreren Einzelschritten: Wir kauen und schlucken unsere Nahrung (während die Enzyme im Speichel den Verdauungsprozess einleiten), der Nahrungsbrei schiebt sich durch den Magen-Darm-Trakt, und Drüsen fügen Verdauungssäfte hinzu, um unsere Nahrung in kleinere Moleküle aufzuspalten, die dann über die Darmzellen ins Blut gelangen. Ein Schritt baut auf den anderen auf, und eine Insulinresistenz kann überall Probleme verursachen.

## Refluxösophagitis

Um Nahrung verdauen zu können, produziert der Magen eine sehr saure Flüssigkeit, den Magensaft. Der Magen selbst ist dick mit schützendem Schleim ausgekleidet, sodass ihm diese Säure nichts anhaben kann. Da der Magensaft die Speiseröhre schädigen würde, wird sie durch einen Muskelring, den unteren Ösophagussphinkter, vom Magen abgedichtet. Trotzdem kann gelegentlich etwas vom Mageninhalt nach oben in die Speiseröhre schwappen (oder zurückfließen). Da die Speiseröhre dieser stark sauren Mischung schutzlos ausgeliefert ist, können sich im unteren Bereich Geschwüre bilden.

Knapp die Hälfte (ungefähr 40 Prozent) der erwachsenen US-Amerikaner leidet häufig unter Sodbrennen, einem gängigen Refluxsymptom.[190] Wenn man bedenkt, dass etwa die Hälfte der US-Amerikaner insulinresistent ist, überrascht es kaum, dass ein enger Zusammenhang zwischen dem metabolischen Syndrom und der Refluxösophagitis sowie seiner chronischen Cousine, der gastroösophagealen Refluxkrankheit (GERD) besteht.[191] Hier sind vor allem zwei Schlüsselsymptome des metabolischen Syndroms entscheidend: das Viszeralfett und die Insulinresistenz. Die Sache mit dem Viszeralfett ist vermutlich leichter zu verstehen: Wenn sich viel Fett im Körperinneren befindet, kann es auf das umliegende Gewebe drücken – unter anderem den Magen. Der Druck im Magen steigt, der untere Ösophagussphinkter verliert an Spannung. Wie bereits mehrfach angesprochen wurde und im nächsten Kapitel genauer ausgeführt wird, kann eine Insulinresistenz zur Bildung von Viszeralfett führen. Doch – und das ist entscheidend – obwohl das Viszeralfett die naheliegendste Refluxursache sein mag, ist es nicht die einzige. Taiwanesische Ärzte unterzogen zahlreiche Lebensstilfaktoren einer genauen Untersuchung. Dabei stellten sie fest, dass die Insulinresistenz das Refluxrisiko unabhängig von Viszeralfett, Blutdruck oder anderen Einflussfaktoren um etwa 15 Prozent erhöhte. Im Klartext: Je stärker die Insulinresistenz, desto heftiger der Reflux.[192]

Mit der Zeit schützt sich der untere Teil der Speiseröhre gegen den Säurereflux. Es kommt zu einem Umbau der äußersten Zellschicht, die dadurch robuster wird und Ähnlichkeit mit der Darmschleimhaut bekommt. Diese Entwicklung wird als Barrett-Ösophagus bezeichnet und ist bei Insulinresistenz besonders häufig anzutreffen.[193] Ein Barrett-Ösophagus allein ist weder eine schwerwiegende noch eine lebensbedrohliche Erkrankung, aber er kann das Schlucken beschwerlich und/oder schmerzhaft machen. Haben die Zellen allerdings erst einmal angefangen, sich zu verändern, machen sie damit unter Umständen weiter und können möglicherweise sogar entarten. Das eigentliche Problem beim Barrett-Ösophagus ist daher, dass sich ein Speiseröhrenkrebs daraus entwickeln könnte.[194]

## Gastroparese

Lassen Sie uns die Reise durch den Verdauungstrakt fortsetzen. Um die verzehrte Nahrung durch und schließlich aus dem Körper zu schieben, kontrahiert und entspannt der Darm automatisch in einem bestimmten Transportmuster, der sogenannten Peristaltik. Eine Gastroparese ist eine potenziell schwerwiegende Komplikation, bei der Darm und meist auch Magen gelähmt und nicht mehr in der Lage sind, die Nahrung weiterzubefördern. Sie verbleibt länger im Körper, wo sie sich zu einer festen Masse – einem sogenannten Bezoar – verdichten und die schmalen Gänge verstopfen kann, während sie sich langsam und schmerzhaft durch den Darm schiebt.

Diabetes ist häufig die Ursache für eine Gastroparese. Die Beschwerden der Diabetiker kommen wohl daher, dass die Krankheit bestimmte Nerven schädigen kann, was als Neuropathie bezeichnet wird.[195] Der Vagusnerv, der den Magen versorgt, nimmt Schaden, Magenkontraktion und Peristaltik werden nicht mehr korrekt gesteuert. Vermutlich ist die Nervenschädigung eine Folge des diabetestypisch hohen Blutglukosespiegels, aber auch das Insulin hat Folgen. Im Rahmen einer Studie bekamen die Probanden Insulininfusionen, um damit auf künstliche Weise eine Hyperinsulinämie zu erzeugen, wie sie auch mit einer Insulinresistenz einhergehen würde. Der Nahrungstransport durch ihren Darm verlangsamte sich daraufhin um beinahe 40 Prozent.[196]

> **Die Schattenseiten der Glukosesenkung**
>
> Interessanterweise dienen Darm und Nieren oft als »Ansatzpunkte« der Glukosekontrolle, was wiederum den Insulinspiegel beeinflusst. Da Glukose- und Insulinspiegel so eng gekoppelt sind (und ein steigender Glukosespiegel auch den Insulinspiegel erhöht), sind zwei Klassen von Medikamenten von Interesse, die beide Aspekte zu kontrollieren versuchen. Die erste Strategie setzt im Darm an: Sie unterbindet die Verdauung der Glukose (zum Beispiel durch Alpha-Glukosidasehemmer), erzwingt so ihren unveränderten Verbleib im Darm und *verhindert* ihre Aufnahme ins Blut. Bedauerlicherweise verursacht die unverdaute Glukose die sogenannte osmotische Diarrhö,[197] eine Art wässrigen Durchfall, der so unangenehm ist, wie er sich anhört. Die zweite Strategie *entfernt* die Glukose aus dem Blut, indem sie die Nieren zwingt, unnatürlich große Mengen davon in den Urin zu entsorgen. Leider führt diese Verlagerung auf die Harnwege dazu, dass die allgegenwärtigen Bakterien dank der vielen Glukose besonders gut gedeihen und die Betroffenen häufiger Harnwegsinfekte bekommen.[198] Bei den beiden genannten Strategien spielen Verdauungstrakt und Harnwege stets eine wesentliche Rolle.

Selbstverständlich kann der Darm seine Aufgabe nicht ohne Unterstützung erfüllen. Für sich allein betrachtet ist er letztlich nur ein Schlauch, durch den zunächst die Nahrung und schließlich die Abfälle befördert werden. Er dient im Grunde nur dem Transport von Nahrung sowie der Aufnahme von Nährstoffen und Wasser. Um die Nahrung vor der Nährstoffaufnahme richtig zu verdauen, ist der Darm auf mehrere Organe angewiesen, die wir uns nun ansehen werden.

## Insulin und die Leber

Würden wir die Organe nach der Anzahl der von ihnen vorgenommenen physiologischen Vorgänge beurteilen, käme die Leber wohl auf den ersten Platz. Sie ist unverzichtbar, um Giftstoffe aus dem Blut zu entfernen, alte Blutkörperchen abzubauen, Vitamine zu speichern, Nährstoffe zu verstoffwechseln (also Fette, Proteine und Kohlenhydrate zu verarbeiten) und vieles mehr. Ihre Beteiligung an so vielen lebenswichtigen Prozessen dürfte zumindest einer der Gründe dafür sein, dass die Leber so viel medizinische und sogar kulturelle Aufmerksamkeit genießt. In persischen Kulturen, vor allem im Iran, werden besonders liebe Menschen mit dem Kosenamen *jigar tala* oder »goldene Leber« bezeichnet!

Es dürfte unmöglich sein, eine vollständige Insulinresistenz zu entwickeln, ohne eine insulinresistente Leber zu haben. Vermutlich gehört sie sogar zu den ersten Organen, die von Insulinresistenz betroffen sind.[199] Wenn Insulin im Blut vorhanden ist, nimmt eine gesunde Leber Glukose auf – nicht, um sie umgehend zu verbrauchen, sondern um die Energie für später zu speichern. Sie verwandelt die Glukose zum Teil in Glykogen, bei dem es sich lediglich um die Aneinanderreihung einiger Glukosemoleküle handelt, und zum Teil in Fett. Der Blutglukosespiegel sinkt, was dazu beiträgt, dass auch der Insulinspiegel sinkt. Doch eine insulinresistente Leber erzeugt allmählich eine einzigartige krankmachende Situation, indem sie die Menge der Glukose und der Fette im Blut erhöht und eventuell sogar die Partikelgröße des LDL-Cholesterins verändert (was, wie wir wissen, das Risiko einer Verhärtung und Verengung der Blutgefäße erhöhen kann – wie bereits in Kapitel 2 dargestellt).[200]

Normalerweise wird Glykogen als Energiereserve in Leber und Muskeln gespeichert. Spürt der Körper, dass Energie benötigt wird, weil der Blutglukosespiegel niedrig ist, wir unter Stress stehen oder unsere Verdauung Unterstützung braucht, wird das Glykogen wieder in Glukose umgewandelt und ins Blut ausgeschüttet. Bei Insulinresistenz kann das Insulin die Leber nicht mehr dahingehend beeinflussen, Glukose aufzunehmen und in Form von Glykogen zu speichern. Ohne dieses Signal beginnt die Leber auch bei viel Glukose und Insulin im Blut damit, Glykogen abzubauen und die Glukose freizusetzen. Damit erhöht sie den Glukosespiegel noch weiter und treibt auch den Insulinspiegel nach oben.

Bei den Fetten gibt es ein anderes Problem. Zur Erinnerung: Insulin veranlasst eine gesunde Leber dazu, anstandslos jeden Glukoseüberschuss aufzunehmen und in Fett umzuwandeln. Dieses Fett wird zum Teil in der Leber gespeichert und zum Teil ins Blut abgegeben.[201] Bei der typischen Hyperinsulinämie, die mit einer Insulinresistenz einhergeht, geschieht dies häufiger als normal. Man könnte auch sagen, dass zu viel Insulin die Leber dazu veranlasst, zu viel Fett zu bilden. Dieses Szenario verursacht zwei potenziell gefährliche Probleme: die Hyperlipoproteinämie und die Fettlebererkrankung.

## Hyperlipoproteinämie

Wir wissen bereits, welche Rolle die Insulinresistenz bei der Entstehung von Fettstoffwechsel*störungen* spielt (Näheres siehe Kapitel 2), da Insulin das Cholesterin im Blut nachteilig verändert. Bei der Hyperlipoproteinämie ist dagegen grundsätzlich zu viel Fett im Blut, das oft von Lipoproteinen (LDL-Cholesterin und seiner Vorstufe, dem VLDL-Cholesterin) transportiert wird.

Produziert die Leber Fett gleich welchen Ursprungs, bildet sie für gewöhnlich ein gesättigtes Fett, die Palmitinsäure. Dies ist keineswegs harmlos. Ein erhöhter Anteil gesättigter Fette im Blut kann krank machen, da auf diese Weise Entzündungsprozesse und kardiovaskuläre Komplikationen begünstigt und die Insulinresistenz verstärkt werden. Dazu kann es sogar auch kommen, wenn jemand keinerlei Fett zu sich nimmt. (Die Menge der gesättigten Fette im Blut entspricht nicht der Menge der gesättigten Fette in der Nahrung, wie wir später sehen werden.)

## Nichtalkoholische Fettlebererkrankung

Die Leber kann das Fett auch speichern, statt es ins Blut abzugeben. Lagert sie zu viel davon ein, verliert sie allmählich an Funktionalität, und gravierende Komplikationen können die Folge sein. Der Fettanteil der Leber ist »zu hoch«, wenn er mehr als 5 bis 10 Prozent ihres Gesamtgewichts ausmacht.

Früher war eine Fettleber fast ausschließlich die Folge übermäßigen Alkoholgenusses. Da nur die Leber Alkohol verstoffwechseln kann, sammelt sich bei übermäßigem Alkoholkonsum Fett in den Leberzellen an: Die alkoholische Fettleber entsteht. Allerdings können auch Menschen, die gar nicht trinken, eine Fettlebererkrankung bekommen, und in den letzten Jahrzehnten findet hier eine Verschiebung statt: Etwa jeder dritte US-Amerikaner ist von der nichtalkoholischen Fettlebererkrankung betroffen.[202] Die Zahl steigt jedes Jahr, und die nichtalkoholische Fettlebererkrankung dürfte häufiger sein, als wir denken, da sie in ihren frühen Stadien klinisch stumm ist. Dies ist eine überaus bemerkenswerte Entwicklung: Eine Krankheit, die vor dreißig Jahren praktisch unbekannt war, ist inzwischen das häufigste Leberproblem in den westlichen Ländern.[203] Diese Tatsache hat viel mit Insulinresistenz zu tun.

### Fruktose: Für die Leber ekelhaft süß

Fruktose hat Ähnlichkeit mit Alkohol, aber sie verursacht keinen Kater. Der gemeinsame Nenner ist der Ort ihrer Verarbeitung: Beide werden in der Leber verstoffwechselt. Leider sind die Möglichkeiten der Leber, Fruktose und Alkohol zu verarbeiten, stark begrenzt. Ein großer Teil dessen, was nicht für die Energieproduktion benötigt wird, wird in Fett verwandelt. Während Alkohol zur alkoholischen Fettlebererkrankung führt, trägt ein hoher Fruktoseverzehr erheblich zur Entstehung der nichtalkoholischen Fettlebererkrankung bei.[204] Die Fruktose ist so gut darin, die Leber fett zu machen, dass bereits der einwöchige Verzehr stark fruktosehaltiger Nahrungsmittel sie sichtlich fetter werden lässt.

Eine fantastische Studie aus dem Jahr 2009 untersuchte die Auswirkungen von Fruktose und Glukose auf das Viszeralfett (Bauchfett).[205] Die Probanden mussten entweder fruktose- oder glukosehaltige Getränke trinken. Wie erwartet wurden alle Studienteilnehmer dicker. Interessant war jedoch, wo sich das Fett sammelte. Während sich bei den Glukosetrinkern das Unterhautfettgewebe vermehrte, bildete sich bei den Fruktosetrinkern – richtig geraten! – mehr Viszeralfett. Leider verzehren wir heute ein Vielfaches mehr an Fruktose als noch vor einer Generation.[206] Daran ist neben dem Zucker (der zur Hälfte aus Fruktose besteht) vor allem unsere Liebe zu Fruchtsäften schuld. Viele halten sie für gesund, aber Fruchtsäfte liefern reichlich reine Fruktose. (Leider trägt dieses Missverständnis erheblich dazu bei, dass nicht nur immer mehr Erwachsene, sondern auch immer mehr *Kinder* eine nichtalkoholische Fettleber entwickeln.[207]) Ich hoffe, Sie werden künftig noch einmal darüber nachdenken, bevor Sie ein Glas Apfelsaft trinken, geschweige denn Ihren Kindern geben![208]

Dies ist allerdings kein Appell, auf Obst zu verzichten. Wegen der enthaltenen Ballaststoffe und des verhältnismäßig geringeren Fruktosegehalts unterscheiden sich die ganzen Früchte erheblich von den Fruchtsäften. Mit dem Verzehr ganzer Früchte lässt sich das Diabetesrisiko besser senken als mit dem Genuss der entsprechenden Fruchtsäfte. Darum: Essen Sie Ihr Obst, statt es zu trinken.

> **Die Kleinbrauerei im eigenen Bauch**
>
> Stellen Sie sich vor, Sie würden an einer alkoholischen Fettleber erkranken – obwohl Sie keinen Alkohol trinken. Genau das ist einem Mann in China passiert, wo Wissenschaftler darüber stolperten, dass ihr nüchterner Proband so nüchtern nicht war. Er hatte einen chronisch erhöhten Blutalkoholspiegel, obwohl er nicht trank.[209] Der Mann hatte erstaunliche Mengen eines Bakteriums im Darm (*Klebsiella pneumoniae*), das durch die Vergärung von Glukose große Mengen Alkohol produzierte, was zur Entstehung seiner Fettleber beitrug. Damit ist er nicht allein. Wie die Studie zeigte, wurden diese Bakterien bei bis zu 60 Prozent der Fettleberpatienten nachgewiesen.

Eine Insulinresistenz ist das eindeutigste bekannte Anzeichen für die Entwicklung einer nichtalkoholischen Fettleber, und sie erhöht das Risiko dafür gegenüber insulinsensitiven Personen um das 15-Fache. Besonders wichtig ist, dass zwar fast alle Übergewichtigen eine nichtalkoholische Fettleber haben; aber auch bei schlanken Menschen mit Insulinresistenz ist die Wahrscheinlichkeit erheblich erhöht.[210] Bei ihnen ist diese Diagnose ein ziemlich sicheres Zeichen dafür, dass eine Insulinresistenz vorliegt und er oder sie wahrscheinlich an Typ-2-Diabetes erkranken wird.

Früher hielt man die Fettleber für nichts weiter als eine harmlose Begleiterscheinung anderer Krankheiten, aber neuere Studien widerlegen diese Ansicht. Die nichtalkoholische Fettlebererkrankung ist ein Einfallstor für gravierendere und potenziell lebensbedrohliche Lebererkrankungen, die allesamt mit Insulinresistenz in Verbindung gebracht werden.[211] Eine vorhandene Fettleber kann sich später entzünden, was bei einem chronischen Verlauf zu starker Narbenbildung, einer sogenannten Leberfibrose, führen kann. Bei der Hälfte aller Fettleberpatienten entwickelt sich eine Fibrose.[212] Bei einem Fünftel aller Fettleberpatienten folgen darauf eine Zirrhose und mögliches Leberversagen, und sie können nur überleben, wenn sie eine Lebertransplantation bekommen. Einige entgehen einem Leberversagen, erkranken dafür aber an Leberkrebs[213] – keine gute Alternative.

> **Hepatitis C**
>
> Die genannten Leberprobleme entwickeln sich im Laufe der Zeit infolge einer Insulinresistenz. Es gibt aber auch bekannte virale Ursachen für Leberinfektionen, die nichts damit zu tun haben: die Hepatitisviren. Die Insulinresistenz hat zwar

> nicht das Geringste damit zu tun, ob jemand die Krankheit *bekommt*, aber einige
> Indizien sprechen dafür, dass sie die Infektion verschlimmern kann. So entwickeln
> etwa Hepatitis-C-Patienten mit Insulinresistenz die stärkste Fibrose.[214] Darüber
> hinaus kann eine Insulinresistenz den Nutzen antiviraler Medikamente verringern.[215]

## Insulin und die Gallenblase

Die Gallenblase liegt direkt unter der Leber und ist ihr treuester Kumpan. Gemeinsam sorgen sie für die richtige Verdauung der verzehrten Fette. Die Hauptaufgabe der Gallenblase ist, die von der Leber produzierte Galle zu speichern. Diese Flüssigkeit besteht in erster Linie aus Wasser sowie Salzen, Bilirubin (einem Stoff, der beim Abbau der alten roten Blutkörperchen anfällt) und Fett. Alle diese Substanzen wirken zusammen, um die Fette im Darm zu emulgieren und ihre Aufnahme in den Körper zu ermöglichen. Da die Gallenblase Gallenflüssigkeit speichert, kann der Körper mehr Fett verdauen, als wenn die benötigte Menge jedes Mal neu in der Leber hergestellt werden müsste.

Am häufigsten kommt es zu Problemen, wenn die sonst sehr wässrige Mischung der Galle zu dickflüssig wird und sich Steine bilden.

### Gallensteine

Es gibt zwei Möglichkeiten, wie die Gallenflüssigkeit anfällig für die Bildung von Gallensteinen werden kann: Entweder die Leber produziert zu viel Cholesterin oder die Gallenblase kontrahiert nicht stark genug, um die Gallenflüssigkeit in den Darm zu befördern. Eine Insulinresistenz beeinflusst beide Faktoren.

Sehen wir uns zunächst die Sache mit dem Cholesterinüberschuss an. Wird die Galle zu stark mit Bilirubin oder Cholesterin angereichert, kann sich ein Gallenstein bilden. Die Leber hat die Aufgabe, alte rote Blutkörperchen zu entsorgen, bei deren Abbau Bilirubin entsteht. Eine Insulinresistenz hat (zumindest soweit ich weiß) keinerlei Einfluss auf diesen Vorgang. Das Insulin hat allerdings einen ganz erheblichen Einfluss auf die Menge des in der Leber produzierten Cholesterins, das entweder ins Blut ausgeschüttet oder in die Galle gemischt und in der Gallenblase gespeichert werden kann. Mit zunehmender körperlicher Insulinresistenz und steigendem Insulinspiegel beginnt die Leber allmählich, ungewöhnlich viel Cholesterin zu produzieren, sodass sich zu viel davon in der Gallenflüssigkeit anhäufen kann.

Mehrere Studien an Menschen haben ergeben, dass die Insulinresistenz einer der wichtigsten Risikofaktoren für die Bildung von Gallensteinen ist[216] – vor allem von Cholesterinsteinen, die weltweit am häufigsten vorkommen. Tierstudien liefern noch klarere Beweise für eine direkte Beziehung zwischen Insulin, Insulinresistenz und der Bildung von Gallensteinen. Eine Studie mit Hamstern zeigte: Wenn die Tiere eine Woche lang jeden Tag eine Insulinspritze bekamen, genügte dies, damit vermehrt Cholesterinsteine entstanden.[217] Im Rahmen einer zweiten Studie züchteten Wissenschaftler genetisch veränderte Mäuse, bei denen nur die Leber insulinresistent war. Anschließend verabreichten sie diesen Versuchstieren ein mit Cholesterin angereichertes Futter. Anders als die normalen Mäuse entwickelten die Tiere mit den insulinresistenten Lebern gewaltige Cholesterinsteine.[218]

Unter normalen Umständen kann die Gallenblase die Wahrscheinlichkeit der Gallensteinbildung dadurch verringern, dass sie Galle in den Darm pumpt. Dadurch haben Gallenbestandteile wie das Cholesterin weniger Zeit, sich zu einem Stein zu verdichten.

### Was haben Gallensteine und Fett miteinander zu tun?

Gallensteine haben viel mit den Fetten in der Nahrung zu tun. Hat sich ein Stein gebildet, spürt der Betroffene sehr oft stechende Schmerzen, weil die Gallenblase versucht, Gallenflüssigkeit in den Darm zu spritzen, während der Stein den Gallengang blockiert.

Doch die Nahrungsfette sind eine der besten Möglichkeiten, die Bildung von Gallensteinen zu verhindern. Nach dem Fettverzehr leert sich die Gallenblase. Ein höherer Fettanteil der Nahrung verbessert die Motilität der Gallenblase – also wie oft sie sich zusammenzieht – und beugt so der Steinbildung vor.

All das erklärt, weshalb Menschen, die mit einer fett- und kalorienarmen Diät abnehmen möchten (was sehr häufig vorkommt), ein erhöhtes Gallensteinrisiko haben und ihre Gallenblase am Ende vielleicht sogar entfernt werden muss.[219]

Insulin verringert die Motilität der Gallenblase. Hier gilt sogar: Je insulinresistenter die Person, desto weniger kontrahiert die Gallenblase – sogar bei Menschen ohne diagnostizierte Insulinresistenz.[220] Forschungen zeigen, dass schon eine vierstündige Insulininfusion, die einen Zustand akuter Hyperinsulinämie erzeugt, die Funktion der Gallenblase senkt.[221]

## Schwangerschaft und Gallensteine

Die Schwangerschaft erhöht das Risiko für die Bildung von Gallensteinen oder für einen dickeren Gallensaft, der auch »Gallengrieß« genannt wird und früh vor Steinbildung warnt.[222] Nach der Schwangerschaft verschwindet der Gallengrieß, und die Gallenflüssigkeit hat wieder ihre normale Konsistenz. Erinnern Sie sich kurz an Kapitel 4. Gibt es noch etwas anderes, das in der Schwangerschaft schlimmer und nach der Geburt des Kindes wieder besser wird? Genau, die Insulinresistenz. Sie ist der beste Hinweis auf Gallengrieß und möglicherweise sogar der Hauptgrund für die schwangerschaftsbedingte Bildung von Gallensteinen.[223]

Die Leber ist bei der Regulierung zahlreicher Nährstoffprozesse (zum Beispiel die Kontrolle des Blutglukosespiegels) und der Beseitigung bestimmter Giftstoffe aus dem Blut unentbehrlich. Doch sie ist nicht allein für die Reinigung des Blutes zuständig: Die Nieren tragen einen großen Teil der »Filterlast«, und natürlich ist eine normale Insulinfunktion die Voraussetzung dafür, dass auch sie richtig arbeiten.

# Nierengesundheit

Die Nieren gehören nicht zum Magen-Darm-Trakt, aber sie befinden sich an einer ähnlichen Stelle im Körper und spielen eine ähnliche Rolle wie die Leber, da sie Giftstoffe und Stoffwechselprodukte aus dem Blut entfernen und über den Urin ausscheiden. Neben dieser Filterfunktion sind sie an erstaunlich vielen weiteren körperlichen Vorgängen beteiligt. Sie tragen zur Regulierung des Blutvolumens, der Knochengesundheit, des pH-Werts sowie vielen weiteren Prozessen bei. Kurzum, wenn die Nieren nicht gut arbeiten, arbeitet der ganze Körper nicht gut.

## Nierensteine

Die Nieren haben die zweifelhafte Ehre, an einem der schmerzlichsten Probleme beteiligt zu sein, die ein Mensch wohl haben kann: den Abgang eines Nierensteins. (Fragen Sie eine Freundin, die sowohl ein Kind geboren als auch den Abgang eines Nierensteins erlebt hat. Ich wette, sie wird sagen, dass der Nierenstein schlimmer war.)

Bevor der Stein seine schmerzhafte Reise von der Niere in die Toilette antreten kann, muss er erst einmal entstehen. Dieser Prozess wird Urolithiasis genannt. An dieser Stelle wird auch die Insulinresistenz zum Thema, denn sie bedingt zwei kleine physiologische Veränderungen, die ideale Voraussetzungen für die Nierensteinbildung schaffen.

Ein hoher Insulinspiegel erhöht erstens auch den Kalziumspiegel im Blut. Zu viel Kalzium kann verschiedene Probleme verursachen und unter anderem das Herz beeinträchtigen; darüber hinaus bildet es die Grundlage für die häufigste Art von Nierensteinen. Weil zu viel Kalzium im Blut krank macht, filtern die Nieren ununterbrochen einen Teil davon heraus und scheiden den Überschuss mit dem Urin aus. Steigt der Kalziumspiegel im Blut, filtern die Nieren natürlich auch mehr davon heraus als üblich, und irgendwann ist der frisch produzierte Harn mit Kalzium übersättigt. An diesem Punkt bilden sich allmählich Kalziumkristalle in den Nieren, aus denen Steine entstehen.

Es ist interessant zu sehen, auf welche Weise ein zu hoher Insulinspiegel zu einem zu hohen Kalziumspiegel führt. Insulin erhöht den Parathormonspiegel,[224] und das Parathormon kann wiederum eine Insulinresistenz erzeugen.[225] Zu den wichtigsten Aufgaben dieses Hormons gehört es, den Kalziumspiegel im Blut zu erhöhen, indem es die Kalziumaufnahme aus der Nahrung im Darm sowie die Kalziumresorption aus den Knochen verbessert.

Die zweite Verbindung zwischen Insulinresistenz und Nierensteinen sind ihre Auswirkungen auf den Säure- oder Basengehalt, also den pH-Wert des Harns. Da die Nieren an der Regulierung des körperlichen pH-Werts beteiligt sind, ist der Harn saurer als der Rest des Körpers. Wir haben nur eine vage Vorstellung von den Zusammenhängen zwischen der Insulinresistenz und den Veränderungen des Urin-pH-Werts. Es könnte daran liegen, dass die Nieren bei Insulinresistenz nicht mehr so viele Moleküle produzieren, um die Säure im Harn auszugleichen. Wenn sich der pH-Wert des Harns verändert, können im Harn immer geringere Mengen verschiedener Moleküle (Kalzium, Urat und so weiter) gelöst werden. Die Folge davon ist, dass sich allmählich Steine bilden.

### Nierenversagen

Ein Nierenversagen ist der tödliche Verlust der meisten Nierenfunktionen, einschließlich der Filterleistung. Die häufigste Ursache ist ein Typ-2-Diabetes. Wenn wir uns ins Gedächtnis rufen, dass ein Typ-2-Diabetes einer Insulinresistenz entspricht, überrascht es nicht weiter, dass die Insulinresistenz das Risiko eines Nierenversagens um 50 Prozent erhöht.[226] Je größer die Insulinresistenz, desto höher auch das Risiko. Die Gefahr, dass die Nieren versagen, ist bei stark insulinresistenten Menschen viermal so groß wie bei Menschen mit leichter Insulinresistenz.[227] Bitte beachten Sie, dass dies bereits geschieht, wenn der Glukosespiegel noch normal ist!

Auf welche Weise eine Insulinresistenz zu Nierenversagen führt, ist noch nicht genau bekannt. Obwohl einiges darauf hinweist, dass die Nieren aufgrund bestimmter Komplikationen der Insulinresistenz wie Bluthochdruck und Hyperlipoproteinämie versagen, könnte es auch einfach am vielen Insulin liegen. Insulin kann den Filterapparat unserer Nieren größer und dicker machen,[228] sodass es für die Moleküle immer schwieriger wird, aus dem Blut in den Urin überzugehen.

Ich kann nicht genug betonen, wie wichtig dieser Zusammenhang ist. Da die Wahrscheinlichkeit zu sterben bei Menschen mit Nierenversagen bis zu dreimal so hoch ist wie bei Menschen mit gesunden Nieren, sollten Risikofaktoren wie eine Insulinresistenz so früh wie möglich diagnostiziert werden. Wenn wir uns bei der Risikobewertung ausschließlich auf den »üblichen Verdächtigen« (das heißt ausreichend hohe Blutglukosewerte für eine offizielle Typ-2-Diabetes-Diagnose) verlassen, könnte es vielleicht zu spät sein. Wir müssen den Insulinspiegel messen, der bereits Jahre vor einem Anstieg der Blutglukose auf Insulinresistenz hinweisen kann.

Verdauungstrakt und Harnwege sind an grundlegenden, überlebenswichtigen Prozessen beteiligt: dem Transport von Nährstoffen in und durch den Körper sowie der Beseitigung der Abfälle, die bei ihrer Verdauung und Verstoffwechselung anfallen. Wenn sich ihre Funktion aufgrund einer Insulinresistenz allmählich verändert, werden Verdauungs- und Ausscheidungsvorgänge beeinträchtigt. Dies verändert nicht nur, wie wir unsere Nahrung verdauen und aufnehmen, sondern sogar, wie die Nieren Abfallstoffe herausfiltern und den pH-Wert des Körpers regulieren. Ist die Nahrung erst einmal verdaut und im Blut angekommen, kann der Körper dieses Material weiterverwenden oder speichern – was abhängig von der verzehrten Nahrung erhebliche Konsequenzen für den Stoffwechsel haben kann.

KAPITEL 8

# Metabolisches Syndrom und Fettleibigkeit

Früher war das metabolische Syndrom eher unbekannt, aber offenbar rückt es gerade verstärkt ins Bewusstsein der Menschen. Es wird häufiger in der medizinischen Fachliteratur diskutiert, und sogar die populären Medien beschäftigen sich damit. Jeder dritte US-Amerikaner ist davon betroffen, und beinahe 90 Prozent der erwachsenen US-Bürger zeigen mindestens eines der Merkmale. Genau genommen handelt es sich beim metabolischen Syndrom um eine ganze Gruppe von Erkrankungen. Der Weltgesundheitsorganisation (WHO) dienen zwei Hauptmerkmale zur Definition: Der Patient muss erstens zwei der folgenden Kriterien erfüllen und entweder Bluthochdruck, eine Fettstoffwechselstörung, Stammfettsucht oder geringe Mengen Eiweiß im Urin haben; und er muss zweitens insulinresistent sein.

Ganz genau: Insulinresistenz + zwei der anderen Symptome = metabolisches Syndrom. (Die Insulinresistenz ist sogar ein so entscheidender Bestandteil des metabolischen Syndroms, dass es früher als Insulinresistenz-Syndrom bezeichnet wurde.)

Die Fettleibigkeit muss man im Grunde nicht vorstellen. Sie ist der Bösewicht, den jeder hasst (wenn auch zuweilen zu Unrecht). Sie hat so sehr zugenommen, dass inzwischen weniger Menschen hungern als übergewichtig sind.[229] In gewisser Weise ist die Fettleibigkeit, also zu große Mengen an Körperfett, ein perfektes Abbild von Insulinresistenz und Hyperinsulinämie. Eine der vielen Aufgaben des Insulins ist es, das Wachstum der Fettzellen zu begünstigen und zu verhindern, dass sie ihr Fett zur Nutzung durch den Körper freigeben; stattdessen regt Insulin die Fettzellen zum Wachstum an. Wie wir sehen werden, gehen Fettleibigkeit und Insulinresistenz zwar oft Hand in Hand, doch ihre Beziehung ist überraschend kompliziert.

> **»Nicht genügend Insulin«**
>
> Im Zusammenhang mit Typ-2-Diabetes kann man häufig hören: »Der Patient hat nicht genügend Insulin.« Diese unglückliche Formulierung ist extrem irreführend. Einige Typ-2-Diabetiker können wegen funktionsgestörter Betazellen in der Bauchspeicheldrüse zwar tatsächlich einen gefährlich niedrigen Insulinspiegel haben, doch bei der überwiegenden Mehrheit funktionieren die Betazellen einwandfrei. Die Zellen schaffen es nur nicht, ausreichend Insulin zu produzieren, um die beträchtliche systemische Insulinresistenz zu überwinden. Dennoch bestimmt das Paradigma vom »unzureichenden Insulin« die Behandlung eines Typ-2-Diabetes mit Insulin, was – wie Sie noch sehen werden – die Patienten dicker, kränker und noch insulinresistenter macht.
>
> Wenn man bei Prädiabetes und Hyperinsulinämie oder Typ-2-Diabetes noch mehr Insulin verabreicht, ist das, als würde man eine krankhafte Schilddrüsenüberfunktion infolge von zu viel Schilddrüsenhormonen mit noch mehr Schilddrüsenhormonen behandeln. Es ist, mit anderen Worten, kompletter Unsinn. Statt zu behaupten, dass »nicht genügend Insulin« vorhanden sei, wäre es treffender und eine Grundlage für bessere Ansätze als die Insulintherapie, zu sagen: »Das Insulin wirkt nicht mehr so gut. Lasst uns nach anderen Behandlungsmöglichkeiten suchen.«

## Fettleibigkeit und Insulinresistenz: Die Sache ist kompliziert

Wie jede andere aufregende Beziehung ist auch der Zusammenhang zwischen Insulinresistenz und Fettleibigkeit kompliziert. Es ist die Frage nach der Henne, dem Ei und danach, was zuerst da war.

Seit etwa hundert Jahren beobachten wir, dass Fettleibigkeit und Insulinresistenz oft gemeinsam auftreten (eine Untertreibung). Es besteht kein Zweifel am Zusammenhang zwischen einem zu hohen Körperfettanteil und Insulinresistenz. Die meisten übergewichtigen oder fettleibigen Personen (um die 70 Prozent) sind insulinresistent, und weil Insulinresistenz und Fettleibigkeit so häufig im Doppelpack auftreten, versuchen viele Wissenschaftler, den Grund dafür zu finden. Ein *Kausalzusammenhang* zwischen Fettleibigkeit und Insulinresistenz wird allerdings erst seit rund dreißig Jahren untersucht. Viele der Wissenschaftler kamen zu dem Schluss, dass Fettleibigkeit Insulinresistenz verursacht, was auch der aktuell herrschenden Meinung entspricht. In diesem Forschungsbereich ist oft der Begriff der »adipositasbedingten Insulinresistenz« zu hören. Eine Internetsuche in Suchmaschinen für biomedizinische Forschungsarbeiten liefert Tausende von Treffern dazu. In vielen der aufgelisteten Studien heißt es, dass ein Gewichtsverlust die Insulinsensitivität erhöhen würde.

Aber wie bereits angedeutet, ist es nicht so einfach. Aus den Daten der *gleichen Studien* könnte man ebenso gut darauf schließen, dass der Gewichtsverlust *aufgrund* der erhöhten Insulinsensitivität zustande gekommen ist – nicht umgekehrt. Tatsächlich wird in einigen der Studien die Möglichkeit eingeräumt, dass die Insulinresistenz der Gewichtszunahme (oder die Insulinsensitivität dem Gewichtsverlust) der Probanden vorausgegangen sein könnte.[230] In einem Fall nahmen die Wissenschaftler verschiedene Messungen bei einer Gruppe von Kindern vor, die sie knapp zehn Jahre später noch einmal untersuchten. Selbst wenn sie gleich viel wogen oder gleich viel gewachsen waren, hatten die Kinder mit dem höchsten Insulinspiegel häufig auch am meisten zugenommen. In einer ähnlichen Studie war die Wahrscheinlichkeit, dass die Kinder mit dem höchsten Insulinspiegel als Erwachsene fettleibig wurden, um das 36-Fache höher, obwohl alle zu Beginn der Studie ähnlich viel gewogen hatten.[231]

Bei den Erwachsenen werden die Daten undurchsichtig, aber eine interessante Studie wirft etwas Licht darauf. Wissenschaftler in Boston begleiteten Erwachsene über mehrere Jahre und stellten dabei fest, dass die Menschen langsamer zunahmen, wenn ihr Insulinspiegel niedriger war, und stärker zunahmen, wenn ihr Insulinspiegel höher war.[232] Wenn Erwachsene immer weiter zunehmen und bei der Gewichtszunahme an ihre Grenzen stoßen, verliert das Insulin seine prophetische Kraft.[233] Die Grenze der Gewichtszunahme ist die sogenannte persönliche Fettschwelle, eine Art Kalter Krieg zwischen Fettgewebe und Insulinresistenz (wir werden in Kapitel 11 darauf zurückkommen und uns ausführlicher damit beschäftigen).

Trotz solider Beweise dafür, dass ein hoher Insulinspiegel der Fettleibigkeit vorausgeht und deshalb ursächlich dafür sein könnte, ist diese Sicht der Dinge nicht unumstritten. (Wenn Sie mehr darüber erfahren möchten, empfehle ich die Bücher *Good Calories, Bad Calories* von Gary Taubes, *Die Schlankformel* von Jason Fung, *Nimmersatt?* von Dr. David Ludwig oder *The Hungry Brain* von Dr. Stephan Guyenet.) Aber viel beliebter ist eine andere Theorie, die sowohl bei Angehörigen der Gesundheitsberufe als auch der Öffentlichkeit breite Zustimmung genießt – und die wir schon seit vielen Jahrzehnten am Hals haben.

## Was macht uns dick?

Die Geschichte von der Erforschung und der Behandlung der Fettleibigkeit ist ebenso faszinierend wie glücklos. Früher war allgemein anerkannt, dass die Fettleibigkeit zumindest teilweise ein hormonelles Problem ist. Im Jahr 1923 schrieb der bekannte Wiener Internist

Dr. Wilhelm Falta: »Zum Mästen gehört also ein funktionstüchtiges Pankreas.«[234] (Ich darf anfügen, dass er damit »die Hormone der Bauchspeicheldrüse« meinte.) Doch Mitte des 20. Jahrhunderts fand ein dramatisches Umdenken statt, und man einigte sich auf das aktuell herrschende Dogma »Kalorien rein/Kalorien raus«, wonach Fettleibigkeit schlicht die Folge davon ist, dass mehr Kalorien aufgenommen als verbraucht werden. Man könnte die Theorie auch so zusammenfassen: Wenn wir mehr essen, als wir verbrennen, wird Fett aufgebaut, das wir nur loswerden können, wenn wir weniger essen, als wir verbrennen.

Dies ergibt einen gewissen Sinn, wenn man bedenkt, dass wir Köperfett als biologischen Kalorienspeicher definieren – einen Ort, an dem Kalorien für den späteren Gebrauch gespeichert werden. Wirft man weniger Holz (Brennstoff) ins Feuer, wird auch weniger verbrannt. Leider ignoriert diese Theorie die komplexen Vorgänge im Körper, die seinen Umgang mit Brennstoffen steuern. Der Körper ist etwas komplizierter als ein Lagerfeuer.

Letzten Endes bestimmten Hormone, wie der Körper mit dem verzehrten und gespeicherten Brennstoff umgeht und ob er Muskelmasse aufbaut, die Knochen stärkt, mehr Fett erzeugt, den Brennstoff in Wärmeenergie umwandelt und so weiter. Wir kennen Tausende von Hormonen, und ständig entdecken wir weitere. Die meisten haben nichts damit zu tun, wie wir Kalorien nutzen, aber viele sind daran beteiligt, und kein Signal regt das Wachstum der Fettzellen so sehr an wie das Insulin.

### Leptinresistenz

Früher hielt man das nach dem griechischen Wort *leptos*, »dünn«, benannte Leptin für eine hervorragende Lösung für die Fettepidemie. Auf das *winzig kleine* Grüppchen von Menschen, die selbst kein Leptin produzieren können, trifft das auch zu. Der überwiegenden Mehrheit der Menschen, die mit ihrem Gewicht kämpfen, hilft es allerdings nicht.

Denn bei den meisten Fettleibigen ist der Leptinspiegel nicht zu niedrig, sondern *erhöht*. Das Leptin kann ihren Appetit und ihre Stoffwechselvorgänge nur nicht mehr so wirksam steuern wie früher. Ein Schlüsselprozess ist seine insulinhemmende Wirkung: Ursprünglich soll Leptin die Ausschüttung von Insulin verhindern, was den Menschen beim Schlankbleiben hilft.[235] Wenn zu lange zu viel Leptin im Umlauf ist, wird der Körper leptinresistent. Dem Leptin gelingt es immer weniger, die Insulinausschüttung zu verhindern,[236] und die Fettdepots füllen sich.

Bedauerlicherweise ist dies ein Teufelskreis. Wenn die Leptinresistenz auf einen chronisch erhöhten Leptinspiegel zurückzuführen ist, was lässt das Leptin dann ursprünglich ansteigen? Das Insulin natürlich; es regt die Leptinproduktion im Fettgewebe an, und zu viel Insulin führt zu zu viel Leptin.

Die beiden Diabetes-mellitus-Typen sind das deutlichste Beispiel dafür, wie Insulin den Körperfettanteil beeinflusst. (Zur Erinnerung: Bei Typ 1 ist zu wenig, bei Typ 2 zu viel Insulin die Ursache.)

Ein Typ-1-Diabetiker kann kein Gramm zunehmen – es sei denn, er spritzt Insulin. Manche Typ-1-Diabetiker sind sich dessen so schrecklich bewusst und so wild entschlossen, dünn zu bleiben, dass sie ihr Insulin vorsätzlich zu niedrig dosieren, um nicht zuzunehmen – unabhängig davon, was oder wie viel sie essen.[237] Diese Essstörung wird Diabulimie genannt. Ein Typ-1-Diabetes macht sich oft im zweiten Lebensjahrzehnt bemerkbar, wenn sich die betroffenen Jugendlichen des Körperbilds besonders bewusst sind. Die Betreffenden können zwar so dünn sein wie sie möchten, leiden aber bedauerlicherweise unter massiver Hyperglykämie. Ihr Blutglukosespiegel kann bis zu zehnmal höher sein als normal. In diesem Buch geht es hauptsächlich um die negativen Aspekte eines zu hohen Insulinspiegels, aber auch ein zu hoher Glukosespiegel verursacht Probleme. Viele Menschen mit chronischer Diabulimie erkranken an Nierenversagen, erblinden und müssen Gliedmaßen amputiert bekommen. Darüber hinaus kommt es, ganz unabhängig vom Glukosespiegel, zu gefährlichen Veränderungen des pH-Werts des Bluts und einer potenziell tödlichen Azidose, wenn zu wenig oder gar kein Insulin vorhanden ist.

Typ-1-Diabetiker ohne Insulin bleiben schlank, und Typ-2-Diabetiker, denen Insulin zur Kontrolle des Blutglukosespiegels verordnet wird, nehmen zu.[238] Bei diesen Patienten besteht das Ziel darin, eine Dosierung zu finden, die den Fettaufbau möglichst wenig begünstigt. Wenn Typ-2-Diabetiker merken, dass sie zunehmen, wollen sie das Problem manchmal dadurch beheben, dass sie weniger essen. Aber da ihr Körper durch die Insulinspritzen immer insulinresistenter wird, werden sie mehr und mehr Insulin zur Kontrolle ihres Blutglukosespiegels brauchen. In diesem Fall werden sie den insulinbedingten Fettaufbau nicht einmal dadurch verhindern können, dass sie sich beim Essen zurückhalten.[239]

Fazit: Beim Körperfett ist das Hormon Insulin der kritische Faktor. Ist der Insulinspiegel hoch, steigt der Körperfettanteil; ist der Insulinspiegel niedrig, schmilzt auch das Körperfett. Das Insulin kann den Körperfettanteil sogar so erfolgreich beeinflussen, dass ein steigender Insulinspiegel das Körperfett selbst bei gleichbleibender Kalorienzufuhr vermehrt.[240] Zur Verdeutlichung: Person A verzehrt eine 2500-Kalorien-Diät, die den Insulinspiegel niedrig hält. Sie wird deshalb schlanker sein als Person B mit einer 2500-Kalorien-Diät, die ein Absinken des Insulinspiegels verhindert. (Im zweiten Teil des Buches werden wir ausführlicher über die richtige Ernährung sprechen.) Kurz gesagt sorgt Insulin dafür, dass Nährstoffe als Fett gespeichert werden.

Wie wir gleich sehen werden, gilt selbstverständlich nach wie vor, dass Fettleibigkeit zu Insulinresistenz führt. Wir müssen aber auch verstehen, dass diese Entwicklung in beide Richtungen verläuft. Bei diesem alternativen Paradigma handelt es sich nicht um Wortklauberei. Es steht vielmehr für einen grundlegenden Wandel in der Art und Weise, wie wir die Beziehung zwischen Fettleibigkeit und Insulinresistenz betrachten. Dieses Paradigma kann unsere Sicht auf die Ursprünge der Insulinresistenz verändern und unser Verständnis für die Möglichkeiten ihrer Bekämpfung verbessern.

An diesem Punkt sind wir nun angelangt. Nachdem wir die Insulinresistenz als Bösewicht in Stellung gebracht haben, wird es nun Zeit für ihre Entstehungsgeschichte. Wie konnte ein so freundlicher und normaler Vorgang wie die Insulinsignalgebung derart aus dem Ruder laufen?

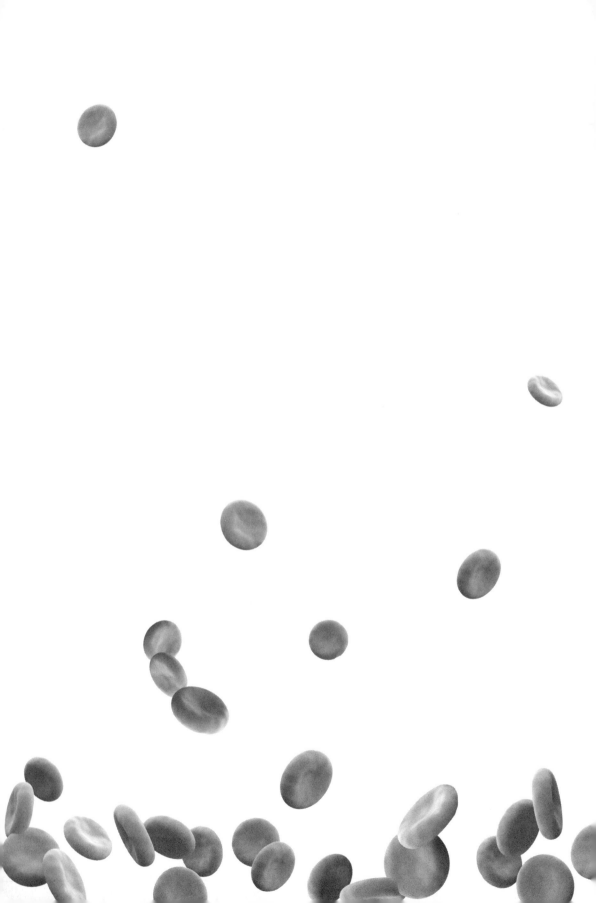

# TEIL 2

# Die Ursachen

Was macht uns insulinresistent?

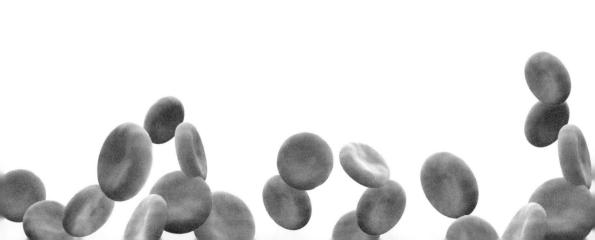

KAPITEL 9

# Wie Alter und Erbanlagen den Insulinspiegel beeinflussen

Wir wissen nun, dass die Insulinresistenz die Wurzel vieler chronischer Erkrankungen ist, die leider immer häufiger werden. Deshalb müssen wir uns fragen: Wie konnte es soweit kommen? Was verursacht eine Insulinresistenz? Und vor allem: Können wir diese Entwicklung aufhalten?

Da Insulinresistenz inzwischen so häufig ist, bemüht sich die Forschung sehr darum, ihre Entstehung zu verstehen. Einige Erkenntnisse sind unerwartet, etwa, welche Rolle die Gene wirklich spielen (Achtung, Spoiler! Sie sind nicht so wichtig, wie Sie denken), andere sind die Wiederentdeckung von Lektionen der Vergangenheit, etwa die Bedeutung einer gesunden Lebensweise. Während wir einige Ursachen nicht beeinflussen können, unterliegen andere zum Glück unserer direkten Kontrolle. Und alle sind es wert, dass wir uns damit beschäftigen.

Beginnen wir die Diskussion mit den weniger angenehmen Aspekten – also den Dingen, die wir nicht ändern können! Jeder Mensch altert, und jeder erbt wohl oder übel die Gene seiner Eltern. Ich möchte Sie mit diesem Kapitel nicht entmutigen, sondern vielmehr auf die Faktoren aufmerksam machen, die wir nicht beeinflussen können, damit Sie (wie ich hoffe) umso entschlossener an die Veränderungen herangehen, die *sehr wohl* möglich sind und wirklich zählen.

# Erbanlagen

Ach, die Gene! Ein weiterer Grund, um von den Eltern enttäuscht zu sein.

Falls Ihre Mutter und Ihr Vater insulinresistent sind, werden Sie zweifellos ebenfalls Ihre Schwierigkeiten mit Insulinresistenz haben. In einer Studie zur Insulinresistenz bei jungen Teenagern waren Kinder mit mindestens einem insulinresistenten Elternteil selbst stärker insulinresistent, und ihr Nüchterninsulin lag etwa 20 Prozent höher als bei Kindern, deren Eltern nicht insulinresistent waren.[241] Andere Studien nähern sich der Rolle der familiären Veranlagung auf eine sehr schlüssige Weise – mit der Untersuchung einiger Zwillinge. Wie zu erwarten, ist bei genetisch identischen Individuen die Wahrscheinlichkeit sehr groß, dass sie ähnliche Gesundheitsprobleme entwickeln, unter anderem eine Insulinresistenz, selbst dann, wenn sie in verschiedenen Familien aufgewachsen sind.[242]

Entscheidend ist, dass Insulinresistenz nur äußerst selten von Genmutationen verursacht wird. Der Anteil dieser Fälle macht ungefähr 5 Prozent der Typ-2-Diabetiker aus (und ist bei Prädiabetes/Insulinresistenz noch geringer).[243] Bei allen anderen Personen mit »Wald und Wiesen«-Insulinresistenz, also in der überwiegenden Mehrzahl der Fälle, sind die Gene weniger wichtig als das, was sie damit anstellen. Es ist der alte Kampf zwischen Genen und Umfeld, Anlagen und Umwelt. Man könnte auch sagen: Gene zu haben, die unsere Wahrscheinlichkeit für eine Insulinresistenz erhöhen, ist das eine; diese Gene mit einer falschen Lebensweise zu konfrontieren, ist das andere. Wie wir sehen werden, sind unsere täglichen Entscheidungen mindestens ebenso wichtig wie unser Erbgut.

## Ethnische Herkunft

Interessanterweise ist bei manchen Ethnien, die über charakteristische genetische Merkmale verfügen, die Wahrscheinlichkeit einer Insulinresistenz oft größer. Im Rahmen einer beachtenswerten Studie wurde (unter anderem) die Insulinsensitivität von vier großen ethnischen Gruppen der Vereinigten Staaten verglichen: von Amerikanern spanischer, asiatischer, afrikanischer und kaukasischer Abstammung (die sich wohl treffender als »nordeuropäisch« definieren ließe).[244] Obwohl Körpergewicht und Taille-Hüft-Verhältnis in allen Gruppen ähnlich waren, war die Insulinresistenz bei den Hispanoamerikanern am stärksten ausgeprägt. Gefolgt wurden sie von der asiatisch-amerikanischen Gruppe, was besonders erstaunlich ist, da sie das (wenn auch nicht in statistisch signifikantem Maße) geringste Körpergewicht und Taille-Hüft-Verhältnis hatte. Die Afroamerikaner kamen bei der Insulinresistenz auf den dritten Platz, und die Kaukasier waren am wenigsten insulinresistent. Bei den meisten Gruppen herrschte eine erwartungsgemäß starke Korrelation zwischen Körpergewicht, Taille-Hüft-Verhältnis und Insulinresistenz. Nur die asiatische Gruppe spielt offenbar nach anderen Regeln: Sie war trotz der geringsten Taille-Hüft-Verhältnisse und BMIs überraschend insulinresistent. (In Kapitel 11 werden wir mehr über das Taille-Hüft-Verhältnis erfahren; siehe dort: Kasten, Seite 114, »Das Taille-Hüft-Verhältnis«)

Allerdings untersuche die Studie keine weiteren erwähnenswerten ethnischen Gruppen wie die Pima, einen nordamerikanischen Indianerstamm, der hauptsächlich im Süden des US-Bundesstaates Arizona lebt. Unter ihnen ist die Insulinresistenz weiter verbreitet als in jeder anderen US-amerikanischen Bevölkerungsgruppe. Das Problem ist sogar so groß, dass bereits bei vierjährigen Kindern Typ-2-Diabetes diagnostiziert wird.[245]

Die erstaunlich häufige Beobachtung einer Insulinresistenz bei den Pima und anderen amerikanischen Ureinwohnern brachte in den 1980er-Jahren die inzwischen berühmte Theorie vom »sparsamen Genotyp« hervor.[246] Der wissenschaftliche Ausdruck »Genotyp« bezeichnet schlicht »die Gene, die wir haben«. Die Theorie wurde vorgestellt, weil man verstehen wollte, warum manche Menschen wie die amerikanischen Ureinwohner ein derart ausgeprägtes kollektives Risiko für Insulinresistenz und Typ-2-Diabetes haben. Sie basiert auf der Vorstellung, dass die Menschen aufgrund wiederholter Zyklen von Überfluss und Hunger – Zeiten, in denen sie kaum etwas zu essen hatten, unterbrochen von kurzen Phasen der Fülle – die Fähigkeit entwickelten, Nahrungsenergie effizient als Fett zu speichern. Dadurch stünde ihnen auch in den Zeiten, in denen es nicht genügend Nahrung gibt, Energie zur Verfügung. Der mit der Insulinresistenz einhergehende hohe Insulinspiegel gibt dem Körper das Speichersignal.

Aber diese Theorie ist längst nicht bewiesen, und sie wird regelmäßig infrage gestellt. Betrachten Sie im Gegensatz dazu Gruppen mit hoher Insulinresistenz, die aufgrund ihrer geografischen Lage wohl niemals Zyklen aus Überfluss und Hunger erlebt haben dürften. Das perfekte Beispiel sind die Bewohner der pazifischen Inseln, die zum Teil die weltweit höchsten Insulinresistenzraten haben, obwohl sie in einem Klima und an Orten leben, an denen es das ganze Jahr über Obst, Gemüse und Fisch im Überfluss gibt.[247] Das Phänomen der Pazifikinsulaner veranlasste Forscher zu der Überlegung, dass die Insulinresistenz innerhalb bestimmter Bevölkerungsgruppen weniger mit speicherfreudigen Genen als mit der Anpassung an bestimmte Nahrungsmittel zu tun haben könnte.

Diese alternative Theorie gründet sich auf sehr konkrete Fakten, wonach die Insulinresistenz bei Menschen zunimmt, die noch nicht so lange mit der westlichen Ernährung in Berührung sind. Personen europäischer Abstammung sind im Verhältnis etwas seltener insulinresistent, aber auch bei ihnen hat die Insulinresistenz im Laufe der Zeit zugenommen. Diese Theorie würde also andeuten, dass Menschen mit europäischen Vorfahren zwar mehr Zeit hatten, sich an Nahrungsmittel anzupassen, die den Insulinspiegel nach oben treiben und Diabetes verursachen können; dass die Konsequenzen bei Bevölkerungsgruppen, die diese Lebensmittel erst seit Kurzem (seit etwa hundert Jahren) verzehren, dramatischer ausfallen. Ein Vergleich der verschiedenen Populationen zeigt: Bei denjenigen, die ausgewandert sind und sich nun nach westlichem Vorbild ernähren, ist der Anteil der Insulinresistenten unweigerlich höher als bei ihren Landsleuten in ihren Ursprungsländern, die an einer traditionelleren Lebens- und Ernährungsweise festhalten.

Die Verknüpfungen zwischen Genen und Insulinresistenz bilden ein kompliziertes Netz. Der Einfluss des Alters ist leichter zu verstehen, aber deshalb nicht weniger frustrierend. Es wäre müßig zu versuchen, jung zu bleiben. Trotzdem kann uns das Wissen um die Zusammenhänge zwischen Alter und Insulinresistenz einen Vorteil im Kampf dagegen verschaffen, wenn wir älter werden.

## Alter

Altwerden ist nichts für schwache Nerven. Wie wir aus Kapitel 6 wissen, ist das Altern ein hochkomplizierter Prozess, der unzählige mehr oder weniger spürbare körperliche und geistige Veränderungen mit sich bringt: Das Haar wird schütter oder grau, die Haut dünner und faltig, und man verlegt gern mal die Schlüssel ...

Zu diesen unschönen Veränderungen gehören auch Umstellungsprozesse des Stoffwechsels, unter anderem Veränderungen der Insulinsensitivität. Wie wir bereits wissen, kann dies sogar die Ursache einiger Alterssymptome sein. Wie bei der Gewichtszunahme verläuft die Entwicklung in beide Richtungen: Je älter wir werden, desto insulinresistenter werden wir im Allgemeinen auch.[248] Eine Reihe von Alterungsprozessen und gängigen Leiden wie der altersbedingte Muskelverlust (Sarkopenie) und die hormonellen Veränderungen können zur Entstehung einer Insulinresistenz beitragen. Aber anders als viele andere Veränderungen dürfte die Insulinresistenz nicht zwangsläufig zum Altern dazugehören, sondern eine Entwicklung sein, die wir bekämpfen können.

### Altersbedingte hormonelle Veränderungen bei der Frau: Wie die Wechseljahre die Insulinresistenz verstärken

Die Wechseljahre sind eine unvermeidliche Konstellation von Veränderungen und kennzeichnen das Ende der fruchtbaren Jahre einer Frau. Sie sind auch ein faszinierendes Beispiel für die enge Verbindung zwischen Stoffwechsel und Fortpflanzung; wenn sich der eine Bereich verändert, zieht der andere für gewöhnlich nach.

Die Veränderung der Hormonproduktion in den Eierstöcken, die in erster Linie von einem Östrogenverlust geprägt ist, bringt einige körperliche Veränderungen mit sich. Die Östrogene sind eine kleine Gruppe von Hormonen, die in verschiedenen Bereichen wie der Fortpflanzung dazu beitragen, die normale Funktion des weiblichen Körpers zu erhalten. Sie haben aber auch großen Einfluss auf die Stoffwechselfunktion.

> **Hitzewallungen: Als wäre die Schwitzerei nicht schlimm genug**
>
> Bei einer Studie mit über 3000 Frauen mittleren Alters zeigte sich, dass die Wahrscheinlichkeit einer Insulinresistenz bei den Probandinnen mit Hitzewallungen signifikant erhöht war.[249] Der Zusammenhang zwischen Hitzewallungen und Insulinresistenz blieb unabhängig von Östrogenspiegel und Körpermasse bestehen.

Östrogen unterstützt bei Männern wie Frauen die Insulinsensitivität. Dies zeigt sich sehr deutlich bei Menschen, deren Körper aufgrund eines Mangels an Aromatase – des Enzyms, das Androgene in Östrogene verwandelt – nicht in der Lage sind, Östrogen zu produzieren. Die Unfähigkeit, Östrogene zu bilden, hat neben anderen Konsequenzen auch Insulinresistenz zur Folge.[250]

Selbstverständlich verursachen die Wechseljahre keine derart dramatischen Veränderungen im Östrogenhaushalt. Trotzdem sinkt der Östrogenspiegel so weit, dass die Frau insulinresistenter wird, als sie es anderenfalls wäre.[251] Wird mittels Hormontherapie ein künstlich hoher Östrogenspiegel gewahrt, trägt dies zumindest teilweise dazu bei, die Insulinsensitivität in den Wechseljahren zu erhalten[252] (doch wie wir sehen werden, ist dies nicht die einzige Möglichkeit).

## Altersbedingte hormonelle Veränderungen beim Mann: Wie Testosteron die Insulinresistenz verändert

Das Absinken des Testosteronspiegels, wenn Männer älter werden, wird gelegentlich als eine Art Andropause oder als die Wechseljahre des Mannes betrachtet. Wie bei den Frauen, deren Körper sich durch den sinkenden Östrogenspiegel verändern, führt dieser Testosteronverlust zu Veränderungen des männlichen Körpers. Dazu gehört auch eine verstärkte Insulinresistenz.[253] Eine Behandlung mit Testosteron kann die negativen Auswirkungen lindern und die Insulinsensitivität verbessern.[254]

In letzter Zeit wird immer mehr Männern ein »niedriger Testosteronspiegel« bescheinigt. Diese Diagnose ist inzwischen nicht nur unglaublich häufig, sondern es werden immer jüngere Männer diagnostiziert, die nach der Standarddefinition des männlichen Alterungsprozesses keineswegs »alt« sind (ich muss einfach glauben, dass man mit über Vierzig noch nicht *so* alt ist …). Aber vor allem ist es ein neues Phänomen und im Wesentlichen die Folge unserer veränderten Ernährung und Lebensweise. (Wir werden uns noch ansehen, welche Rolle die Lebensführung bei der Entstehung eines »niedrigen Testosteronspiegels« spielt, der weniger mit dem Altern an sich als vielmehr damit zu tun hat, *wie* ein Mann altert.)

Es ist ebenso zwecklos, gegen die eigenen Gene oder das Alter anzukämpfen, wie gegen das Wetter. Doch das heißt nicht, dass wir uns keinen Plan zurechtlegen können (der in Kürze folgt). Sie wissen nun, dass zumindest einige der Auswirkungen des Älterwerdens auf die Insulinresistenz mit Veränderungen der Sexualhormone zusammenhängen. Dieser altersbedingte Wandel hat einen großen Einfluss, aber auch das Verhältnis zwischen dem Insulin – selbst ein Hormon – und einigen anderen Hormonen ist kompliziert. Machen Sie sich bereit für einen kurzen Blick auf diese dramatischen Beziehungen.

KAPITEL 10

# Wie Hormone Insulinresistenz verursachen

Es ist eine grundlegende physiologische Tatsache, dass Hormone einander beeinflussen. Natürlich gibt es auch nichthormonelle Einflussfaktoren wie Stress oder Schlafmangel, aber wenn sich der Spiegel eines Hormons im Körper verändert, zerrt es auch andere Hormone mit auf die Tanzfläche. Weil Insulin eine zentrale Rolle bei der Regulierung der körperlichen Stoffwechselfunktionen spielt, überrascht es nicht, dass es ein beliebter »Tanzpartner« ist. Alle scheinen um seine Aufmerksamkeit zu buhlen – sogar das Insulin selbst.

## Zu viel Insulin macht insulinresistent

Von den verschiedenen Faktoren, die eine Insulinresistenz verursachen können, ist der wichtigste das Insulin selbst. Es dürfte Sie inzwischen kaum noch erstaunen, aber ich möchte es trotzdem noch einmal wiederholen: Zu viel Insulin macht insulinresistent. Genauer gesagt kann jede Erhöhung des Nüchterninsulinspiegels um 1 Mikroeinheit (µU), also eine ziemlich geringfügige Veränderung, die Insulinresistenz um etwa 20 Prozent steigern.[255] Dieser Kausalzusammenhang mag merkwürdig erscheinen, aber er veranschaulicht ein grundlegendes Funktionsprinzip des Körpers: Wird ein Prozess zu oft angestoßen, dämpft der Körper oft seine Reaktion auf den übermäßigen Reiz, um die Aktivierung zu verringern. (Ganz ähnlich verhält es sich mit Bakterien, die resistent gegen Antibiotika werden, oder mit Koffeinsüchtigen, die im Laufe der Zeit immer mehr Koffein benötigen.) Wird eine Zelle, zum Beispiel eine Muskel- oder Leberzelle, mit Insulin überschwemmt, kann sie die Insulinproduktion der Bauchspeicheldrüse zwar nicht direkt drosseln; aber sie kann *selbst* etwas ändern, um die Wirkung des Insulins abzuschwächen. Sie wird resistent dagegen. Wenn dies in unzähligen Zellen in Geweben überall im Körper passiert, wird der ganze Körper insulinresistent.

Eines der überzeugendsten Beispiele dafür ist ein insulinproduzierender Tumor der Bauchspeicheldrüse. Beim sogenannten Insulinom pumpen die Betazellen ununterbrochen Insulin ins Blut und ignorieren die Signale (wie das Absinken des Blutglukosespiegels), die normalerweise die Insulinproduktion dämpfen würden. Patienten mit besonders hoher Insulinproduktion infolge eines Insulinoms entwickeln eine starke, Patienten mit einem niedrigeren Insulinspiegel eine leichte Insulinresistenz. Aber am Ende werden sie alle insulinresistent.[256]

Der vielleicht seltenste Fall, in dem Insulin insulinresistent macht, ist die hypothalamische Adipositas. Dieses furchtbare Leiden trifft Menschen, bei denen der Bereich des ventromedialen Hypothalamus (VMH) bei einem Unfall beschädigt wurde. Diese Hirnregion steuert die Bauchspeicheldrüse unmittelbar über den Vagusnerv. Nimmt der VMH durch einen Tumor, eine Gehirnoperation oder eine Verletzung Schaden, verliert er die Kontrolle über den Vagusnerv, der daraufhin ununterbrochen die Ausschüttung von Insulin stimuliert. Dieser künstliche Anstieg des Insulinspiegels verursacht nicht nur eine umfangreiche Gewichtszunahme, sondern auch eine umfassende Insulinresistenz.[257]

In einem eher wissenschaftlichen Umfeld erzeugten Forscher eine Hyperinsulinämie, indem sie gesunden, insulinsensitiven Männern über einen längeren Zeitraum hinweg Insulininfusionen verabreichten.[258] Die Insulindosis bewegte sich zwar auf dem Niveau, das wir auch normalerweise an einem Tag erreichen, doch die Dauerinfusion machte die Männer schon nach wenigen Stunden insulinresistent. Auf den ersten Blick mag dieses Szenario ein wenig unrealistisch erscheinen. Schließlich sitzt normalerweise niemand im Sessel, während er eine Insulininfusion bekommt. Andererseits bildet dieser Versuch im Labor eine Situation nach, die uns aus einem anderen Zusammenhang vertraut vorkommen dürfte – nämlich, wenn jemand im Sessel sitzt und immer wieder zu Snacks greift, die Insulinspitzen verursachen.

Außerdem besteht die gängige (aber fehlgeleitete) Behandlung bei Typ-2-Diabetes darin, den Patienten Insulin zu spritzen. Verabreicht man Typ-2-Diabetikern Insulin, entsteht ein künstlich hoher Insulinspiegel (höher als alles, was die Bauchspeicheldrüse allein produzieren könnte). Dies reicht aus, um die Blutglukose – vorübergehend – in den Griff zu bekommen. Doch da Insulin eine Insulinresistenz verursacht, machen die Spritzen die Menschen insulinresistenter, sodass die Dosis im Laufe der Zeit immer weiter erhöht werden muss und ein Teufelskreis beginnt.[259] Interessanterweise kann dies auch bei Typ-1-Diabetes passieren, der mit Insulin behandelt werden *muss*. Wenn ihre Ernährung diese Patienten zwingt, zur Kontrolle der Blutglukose hohe Dosen Insulin zu spritzen, werden sie insulinresistent. In diesem Zusammenhang kann man gelegentlich die Bezeichnung »Doppeldiabetes« hören.[260]

### Sind Ihre Betazellen wirklich kaputt?

Vielen Typ-2-Diabetikern wird zu verstehen gegeben, ihr Glukosespiegel habe ein gefährlich hohes Niveau erreicht, weil ihre Bauchspeicheldrüse nicht genügend Insulin produziert. Das stimmt zwar zum Teil, ist aber auch irreführend. In Wirklichkeit haben die meisten Typ-2-Diabetiker und erst recht die Prädiabetiker (also die insulinresistenten Patienten) einen hohen Insulinspiegel.[261] Das Problem ist demnach nicht, dass ihre Betazellen absterben, sondern dass sie nicht ausreichend Insulin produzieren, um den Blutglukosespiegel in den Griff zu bekommen.

Wenn man entnommene Betazellen unter isolierten Laborbedingungen züchtet, können sie als interessantes Modell dienen und Aufschluss darüber geben, was bei Insulinresistenz passiert. Werden sie über einen langen Zeitraum hinweg einer hohen Glukosekonzentration ausgesetzt, schalten sie allmählich ab. Und wie kann man sie reaktivieren? Ganz einfach, indem man den Glukosespiegel senkt.[262]

Natürlich ist der menschliche Organismus viel komplexer als einfache Betazellen, aber wie es scheint, verhält es sich bei menschlichen Patienten kaum anders. Eine britische Studie ergab, dass es bei Typ-2-Diabetikern mit reduzierter Funktion der Betazellen einfach dadurch zu einer »Normalisierung der ... Betazellenfunktion« kam, dass ihre Kohlenhydrat- und damit ihre Glukosezufuhr acht Wochen lang eingeschränkt wurde.[263] Eine weitere Studie fand sogar heraus, welche Proteine es den Betazellen von insulinresistenten Personen (also von Typ-2-Diabetikern) im Speziellen erlauben, sich wieder zu erholen.[264]

Es wäre jedoch möglich, dass nicht alle Betazellen ihre Funktionsfähigkeit wiedererlangen. Im Rahmen einer weiteren Studie mit Typ-2-Diabetikern, die sich kohlenhydratarm ernährten, kam es bei ungefähr der Hälfte zur erwarteten Erholung. Die anderen benötigten nach wie vor Medikamente, wenn auch weniger als zuvor.[265]

Alle diese Verbesserungen haben eines gemeinsam: Die Betazellen der Bauchspeicheldrüse dürfen einmal Pause machen. Dank der Kontrolle der Kohlenhydrate kommen die Betazellen in den Genuss einer geringeren Glukosezufuhr und müssen nicht mehr so hart arbeiten.[266]

Falls Sie Typ-2-Diabetiker sind und Insulin verwenden, wäre es möglich (aber unwahrscheinlich), dass Ihre Betazellen ein für alle Mal geliefert sind. Aber vielleicht warten sie ja auch nur auf ihre wohlverdiente Ruhepause, ehe sie sich wieder an die Arbeit machen. Sie werden es erst wissen, wenn Sie es versuchen.

Unabhängig davon, was den Insulinspiegel steigen lässt, steht am Ende die Insulinresistenz. Die Beweislage ist klar: Zu viel Insulin macht Teile des Körpers einschließlich des Muskel- und Fettgewebes insulinresistent, wie wir in Kapitel 11 noch genauer sehen werden.

Entscheidend ist, dass ein hoher Insulinspiegel nicht nur die Folge eines offensichtlichen Gesundheitsproblems, sondern in den meisten Fällen schlicht der Lebensführung ist. Wie wir in den nächsten Kapiteln sehen werden, bietet unser derzeitiger Lebensstil optimale Voraussetzungen für eine Hyperinsulinämie.

Aber eines nach dem anderen – es gibt noch weitere Hormone, die Insulinresistenz verursachen können. Denn das Insulin tanzt nicht allein. Es stehen noch weitere Hormone für einen Tanz mit der Königin des Hormonballs Schlange. Sehen wir uns an, zu welcher Melodie sie tanzen!

## Die Stresshormone Epinephrin und Cortisol

Die Stressantwort ist eine interessante Mischung aus neuronalen und endokrinen (hormonellen) Ereignissen. Auf zwei davon werden wir besonders eingehen: Epinephrin und Cortisol, die beide in den Nebennieren gebildet werden.

Mit Einsetzen der Stressreaktion erhöht Epinephrin die Herzfrequenz und den Blutdruck. Wird jedoch zu lange zu viel davon ausgeschüttet, kann eine Insulinresistenz entstehen. Im Rahmen einer Studie der Yale University wurde mehrfach die Insulinsensitivität gesunder Männer gemessen – mit und ohne Epinephrininfusion. Bei der Epinephrininfusion war die Insulinempfindlichkeit nach nur zwei Stunden bereits um über 40 Prozent gesunken.[267]

Bei Stress werden verschiedene Hormone ausgeschüttet. Cortisol gilt als das prototypische Stresshormon, und die Folgen von Langzeitbelastungen sind oft das Ergebnis seiner Wirkung auf den Körper. Cortisol bewirkt, dass wir genügend Energie zur Verfügung haben, um eine unserer Ansicht nach belastende Situation durchzustehen. Damit wir diese Energie auch bekommen, wird es den Blutglukosespiegel unbedingt erhöhen und veranlasst die Leber, alles in Glukose zu verwandeln, was sie finden kann – sogar Aminosäuren (aus Muskelprotein) und Glycerin (aus Fett).

Während Cortisol zum Ziel hat, den Glukosespiegel anzuheben, versucht Insulin, ihn zu senken. Es handelt sich um gegenregulierende Hormone. Doch diesen Kampf gewinnt das Cortisol: Es macht den Körper erstaunlich insulinresistent, was im Laufe der Zeit einen steten Anstieg des Insulinspiegels mit sich bringt.[268] Eines der dramatischeren Beispiele zu diesem Szenario ist das Cushing-Syndrom – eine Reihe von Problemen, die dadurch entstehen, dass die Nebennieren zu viel Cortisol produzieren. Beim Cushing-Syndrom, das die Folge einer Hormonstörung oder einer anderen Auffälligkeit sein kann, entwickeln wunderbar insulinsensitive Menschen erwartungsgemäß eine heftige Insulinresistenz, wenn ihr Cortisolspiegel allmählich steigt.[269]

> **Cortisol und das schlechte Fett**
>
> Im Allgemeinen wird Fett in zwei Bereichen des Körpers gespeichert: unter der Haut (das sogenannte Unterhautfettgewebe) und um die inneren Organe herum (das sogenannte Viszeralfett oder Bauchfett). Cortisol führt nachweislich auf direktem Wege in die Insulinresistenz, es regt aber auch das Wachstum von Viszeralfett stärker an als von Unterhautfettgewebe und erzeugt so eine ungesunde Stoffwechsellage.[270]

Es hat durchaus seinen Sinn, dass die beiden wichtigsten Stresshormone insulinresistent machen. Stellen Sie sich vor, Sie müssten aus einer gefährlichen Situation fliehen. In einem solchen Fall wäre die Wirkung von Cortisol und Epinephrin von großem Vorteil. Gemeinsam würden sie sofort den Blutglukose- und Blutfettspiegel erhöhen, um Ihre Muskeln mit leicht verfügbarem Brennstoff für die Flucht zu versorgen. Wäre der Insulinspiegel unter diesen Umständen hoch, würde die Glukose in Gewebe abgeschoben, in denen sie nicht gebraucht wird, vor allem ins Fettgewebe. Die Stresshormone machen den Körper insulinresistent und gewährleisten so, dass Gewebe wie die Muskulatur, die Energie benötigen, sie auch bekommen (was über insulinunabhängige Mechanismen bei der Kontraktion geschieht). Leider wirkt Cortisol immer gleich – unabhängig davon, was wir als belastend empfinden und ob es sich dabei um ein drängendes Problem wie die Flucht vor einem Raubtier handelt oder um eine scheinbar harmlose Angelegenheit, weil wir zum Beispiel mit einem geliebten Menschen streiten oder bis spät in die Nacht hinein lernen. Während die Stressantwort den Körper in einer wirklich gefährlichen Situation mit Brennstoff versorgen soll, machen ihre Stoffwechselfolgen in den genannten modernen Belastungssituationen alles nur noch schlimmer – denn das verfügbare Fett und die Glukose werden nirgends gebraucht.

Aber ein Hormon muss nicht unbedingt etwas mit Stress zu tun haben, um die Wirkung des Insulins zu bekämpfen. Und manchmal unterstützt ein anderes Hormon das Insulin sogar bei der Arbeit – ein Hormon, mit dem das Insulin gerne »tanzt«.

## Schilddrüsenhormone

Die Schilddrüsenhormone erfüllen verschiedene Aufgaben im Körper, und alle Zellen reagieren darauf. Sie verändern die Herz-Kreislauf-Funktion, regulieren das Nervensystem und sind für eine gesunde Fortpflanzung unverzichtbar. Die meisten Menschen sehen die Auswirkungen der Schilddrüse ausschließlich im Zusammenhang mit der Stoffwechselfunktion als Ursache einer Gewichtszunahme. Zwar trifft es zu, dass die Schilddrüsenhormone wie eine Art Drosselventil im Stoffwechsel funktionieren und die Stoffwechselrate dadurch verändern können, dass sie Einfluss darauf nehmen, wie fleißig eine Zelle arbeitet. Es ist allerdings sehr unwahrscheinlich, dass dies die moderne Fettleibigkeitsepidemie nennenswert beeinflusst, da Fettleibige oft normale Schilddrüsenwerte haben. Die Auswirkungen der Schilddrüse auf die Insulinsensitivität ist weniger bekannt.

> **Schilddrüsenhormonresistenz**
>
> Im Allgemeinen gilt: Je mehr Fett man hat, desto aktiver ist die Schilddrüse.[271] Dies ist eine Art »Schilddrüsenhormonresistenz«, sodass der Körper nicht mehr so gut auf die regulierenden Schilddrüsenhormone reagiert. Beim Abnehmen sinkt meist auch der Spiegel der Schilddrüsenhormone, was den Schluss nahelegt, dass der Körper nun wieder empfindlicher reagiert und die Schilddrüsenhormone besser wirken.[272]

Ein Hormonmangel (Hypothyreose oder Schilddrüsenunterfunktion) wird mit einer reduzierten Insulinsensitivität in Verbindung gebracht.[273] Werden weniger Schilddrüsenhormone produziert, verfügt die Durchschnittszelle über weniger Insulinrezeptoren, und das Insulin kann nicht mehr so gut wirken. Die Bauchspeicheldrüse stellt daraufhin mehr Insulin her, um einen gewünschten Vorgang wie etwa die Kontrolle des Blutglukosespiegels auszulösen. Aber da weniger Rezeptoren vorhanden sind, wird die Steigerung der Insulinmenge das Problem nicht lösen: Es gibt einfach nicht genügend Stellen, an denen das Insulin andocken könnte. Dies ist ein wichtiges Merkmal der Schilddrüsenunterfunktion. Wie wir aus dem ersten Teil des Buches wissen, steht die Insulinresistenz mit mehreren chronischen und potenziell tödlichen Erkrankungen in Verbindung. Da die Schilddrüsenunterfunktion eine der Ursachen einer Insulinresistenz ist, kann das Verständnis der Insulinresistenz dazu beitragen, die üblichen Komplikationen einer Hypothyreose zumindest teilweise zu lindern.

Vor allem aber verändert eine Schilddrüsenunterfunktion den Umgang der Fettzellen mit Insulin auf eine bestimmte Art und Weise. Obwohl die Fettzellen bei einer Hypothyreose weniger Glukose aufnehmen, gelingt es dem Insulin, den Fettabbau zu hemmen und so das Schrumpfen der Fettzellen zu verhindern. Der steigende Insulinspiegel bei einer Schilddrüsenunterfunktion hemmt also auch äußerst erfolgreich den Fettabbau.

Am anderen Ende des Spektrums erhöht ein Überangebot an Schilddrüsenhormonen (Hyperthyreose oder Schilddrüsenüberfunktion) die Anzahl der Insulinrezeptoren auf den Fettzellen um ungefähr 70 Prozent.[274] Dies macht alle Fettzellen um etwa 70 Prozent empfänglicher für die wachstumsfördernde Wirkung des Insulins, was die Insulinsensitivität verbessern kann (wie wir später sehen werden, ist es bei Insulinresistenz von Vorteil, wenn Fettzellen auch weiterhin Fett aufnehmen können). Der wichtige Zusammenhang zwischen Insulin und Fettleibigkeit zählt zwar nicht zu den Hauptthemen dieses Buches, ist aber wesentlich für das Verständnis der wahren Ursache für Übergewicht, bei der es um mehr geht als die reine Kalorienbilanz.

Einige Hormone harmonieren gut mit Insulin, andere weniger, doch dies ist ein Spiegel des differenzierten und empfindlichen Wechselspiels der Hormone im Körper. Während die Stresshormone die Wirkung des Insulins eher bekämpfen und Insulinresistenz fördern, ist sein Verhältnis zu den Schilddrüsenhormonen besser, aber kompliziert. Bei unserer Auseinandersetzung mit den Hormonen haben wir auch die Fettzellen erwähnt und erklärt, dass ihre Funktion hormonell gesteuert wird. Nun ist es an der Zeit, dass wir uns nicht länger um das Thema Fett drücken, sondern uns hineinstützen. Sie dürfen gespannt sein!

KAPITEL 11

# Fettleibigkeit und Insulinresistenz, zum Zweiten

Ich weiß schon, was Sie denken: »Haben wir das Thema Fettleibigkeit denn nicht schon besprochen? Wie kann die Fettleibigkeit zu den *Ursachen* der Insulinresistenz gehören, wenn sie eine *Folge* davon ist?«

Ich kann nur wiederholen: Die Sache ist kompliziert! Es besteht ein klarer Zusammenhang zwischen Insulinresistenz und Fettleibigkeit, doch was zuerst kommt, wird nach wie vor heiß diskutiert. Für beide Positionen gibt es Belege. In Kapitel 9 haben wir untersucht, auf welche Weise ein hoher Insulinspiegel zur Ansammlung von Körperfett führt. Nun müssen wir uns die Beweise für die Gegenposition ansehen (welche eine breitere Akzeptanz genießt): inwiefern Fettleibigkeit Insulinresistenz verursacht.

## Eine Frage der Lage

Mit dem Körperfett verhält es sich wie mit Immobilien: Auf die Lage kommt es an. Wir begreifen heute mehr denn je, dass überschüssiges Fett nur dann von größerer Bedeutung ist, wenn es an der falschen Stelle sitzt. Wo wir Fett speichern, wird in erster Linie vom Geschlecht, zum Teil von den Genen (»Danke, liebe Eltern«) und zum Teil von der Ernährung bestimmt.

Normalerweise werden zwei »Hauptmuster« der Fettspeicherung oder Fettdeposition unterschieden, obwohl es natürlich Ausnahmen gibt (und manche das Pech haben, beide Muster zu zeigen). Der entscheidende Unterschied zwischen diesen beiden Typen ist der spezifische Ort der Fetteinlagerung.

Die »gynoide« Verteilung ist die Folge davon, dass Fett unter der Haut im sogenannten Unterhautfettgewebe eingelagert wird. Charakteristisch für dieses Muster sind Fettdepots an Hüften und Oberschenkeln mit weniger Fett an Oberkörper und Rumpf. Denken Sie an die Birnenform, die östrogenbedingt für Frauen typisch ist.

Im Gegensatz dazu kann beim »androiden« Muster sowohl Unterhautfettgewebe als auch Viszeralfett vorhanden sein – also Fett im Inneren des Körperstamms, das die inneren Organe (Leber, Nieren, Darm und Herz) umgibt. Hier haben wir es mit dem typisch männlichen Fettspeichermuster zu tun, das der Apfelform entspricht. Menschen mit androider Fettverteilung speichern den größten Teil des Körperfetts unmittelbar in der Körpermitte – dem »inneren Schlauch«.

> **Wenn es schwabbelt, ist es gut**
>
> Die beste Möglichkeit festzustellen, welches Fettmuster bei Ihnen überwiegt, ist diese: Versuchen Sie, Ihre Polster zu fassen zu bekommen. Ganz genau, greifen Sie die Speckröllchen (aber bitte nur die eigenen!).
>
> Wenn Sie etwas davon erwischen und schütteln können, handelt es sich um Unterhautfettdepots (= besser). Wenn Sie Ihr Fett nicht so leicht zu fassen bekommen oder Ihr Bauch fest, aber dick ist, haben Sie vermutlich mehr Viszeralfett (= nicht so gut).
>
> Sie sollten schwabbeliges Körperfett also nicht vorschnell verurteilen. Auch wenn uns das Aussehen oder die Röllchen nicht gefallen, ist es besser als die Alternative.

Wir wissen seit Langem, dass Frauen bessere Chancen auf ein längeres und gesünderes Leben haben als Männer. Das liegt zum Teil daran, dass ihre Fettdepots von Natur aus andere Auswirkungen auf die Insulinresistenz und damit das Risiko für verschiedene chronische Erkrankungen haben. Letzten Endes kommt es bei diesen Fettverteilungsmustern darauf an, wie wahrscheinlich überschüssiges Viszeralfett ist. Studie um Studie zeigt, dass es schädlich ist, wenn Fett im Inneren des Körpers gespeichert wird. Wir wissen auch, dass sich im Körperinneren gespeichertes Fett anders als in der Peripherie gespeichertes Fett verhält. Da bei Männern die Wahrscheinlichkeit größer ist, dass sie das Fett im Körperinneren speichern, dürfte dies wiederum der Grund dafür sein, dass überschüssiges Körperfett Männern mehr gesundheitliche Probleme bereitet als Frauen, wie in einer Reihe von Experimenten mit Nagetieren nachgewiesen wurde. Pflanzt man einem schlanken Tier das Viszeralfett eines adipösen Artgenossen ein, wird der Empfänger umgehend insulinresistent.[275] Umgekehrt bleibt ein schlankes Tier nach der Transplantation von Unterhautfettgewebe insulinsensitiv.[276]

Interessanterweise gelten diese Regeln auch für vermeintlich schlanke Menschen. Ganz genau – manche Menschen wirken schlank und sind trotzdem insulinresistent, weil sie mehr Viszeralfett haben. Und noch etwas: Schlanke Menschen mit Insulinresistenz dürften dicker sein als insulinsensitive Menschen. Im Grunde geht es darum, ob man das Fett sehen kann. Dies ist von Bedeutung, weil es den wichtigsten Aspekt von Fettleibigkeit und Insulinresistenz in den Mittelpunkt rückt, nämlich, wo Ihr Fett sich befindet.

> **Das Taille-Hüft-Verhältnis**
>
> Sie möchten wissen, wie es bei Ihnen aussieht? Eine weitere einfache Methode zur Bestimmung des Fettverteilungsmusters besteht darin, den Umfang an der dicksten Stelle des Bauches (in der Nähe des Nabels; das Taillenmaß) mit der breitesten Stelle an Hüften und Po zu vergleichen (dem Hüftmaß). Teilen Sie das Taillen- durch das Hüftmaß. Wenn meine Taille zum Beispiel 75 Zentimeter und meine Hüfte 100 Zentimeter misst, habe ich ein Taille-Hüft-Verhältnis von 0,75. Bei Männern sollte diese Zahl unter 0,9 liegen, bei Frauen unter 0,8.

Die Geschichte ist also noch nicht vorbei. Es genügt nicht zu wissen, dass überschüssiges Körperfett das Risiko einer Insulinresistenz erhöht. Wir müssen auch den Mechanismus dahinter verstehen. Überschüssiges Körperfett, besonders Viszeralfett, begünstigt zwei pathologische Zustände: Es fördert Entzündungsprozesse und verursacht oxidativen Stress (worum es in den nächsten beiden Kapiteln gehen wird).

## Fettzellen: Auf die Größe kommt es an

Wussten Sie, dass Ihre Fettzellen nicht beliebig viel Fett aufnehmen können? Wenn sie voll sind, quillt der Überschuss wie bei einem überfließenden Becher allmählich ins Blut über und wird möglicherweise in anderen Geweben gespeichert. Wie das genau funktioniert, wird gerade eifrig erforscht. Die immer gleichen Ergebnisse lassen jedoch darauf schließen, dass die Fettzellen einfach insulinresistent werden.

Insulin sendet der Fettzelle ein starkes Signal, Fett zu speichern. Infolgedessen wird Fett sowohl direkt aus dem Blut aufgenommen als auch aus Glukose hergestellt. Außerdem verschließt Insulin die »Ausgänge«, damit kein Fett die Zellen verlassen kann, und hemmt damit den Fettabbauprozess oder die »Lipolyse«.

Es gibt einen faszinierenden und (sofern man ein Mikroskop besitzt!) auch offensichtlichen Unterschied zwischen insulinsensitiven Fettzellen, die immer mehr Fett speichern, und insulinresistenten Fettzellen, bei denen das Fett »überquillt«. Es ist eine Frage der Größe. Wenn wir zunehmen, kann das Fettgewebe auf zweierlei Arten wachsen: Die Fettzellen können sich vermehren (während die Zellen selbst klein bleiben; dies ist die sogenannte Hyperplasie) oder wachsen (wobei die Zellzahl geringer bleibt; dies ist die sogenannte Hypertrophie). Größere Fettzellen haben weniger Insulinrezeptoren im Verhältnis zur Größe als kleinere Fettzellen.[277] Deshalb ist der Insulinreiz bei größeren Fettzellen unter Umständen nicht stark genug, sodass ein gewisser Fettabbau stattfindet, obwohl das Insulin diesen Vorgang zu unterbinden versucht.

Diese Kette von Ereignissen ist der Beweis für eine persönliche Fettschwelle. Sie begrenzt die Größe der Fettzellen (und damit auch den Umfang der Fettmasse).[278] Wenn eine Fettzelle mittels Hypertrophie ihre maximale Größe erreicht (die ein Vielfaches von der einer normalen Fettzelle beträgt), will sie das weitere Wachstum verhindern. Dies erreicht sie ganz hervorragend dadurch, dass sie unempfindlich gegen das Wachstumssignal des Insulins wird. Fettzellen, die sich mittels Hyperplasie vermehren können, stoßen dagegen niemals an diese Grenze und bleiben insulinsensitiv. Wenn wir uns diese Vorstellung im Detail ansehen, offenbart sich ein interessantes Szenario. Stellen wir uns zwei Menschen vor: einen mit Fettzellenhypertrophie und einen mit Fettzellenhyperplasie. Der erstere, bei dem die Fettzellen immer größer werden, wird irgendwann nicht weiter zunehmen, wenn die vollen Fettzellen insulinresistent werden und das weitere Wachstum verweigern. Er könnte (gemessen an den üblichen Standards) nur mäßig übergewichtig, aber stark insulinresistent sein. Der Zweite, bei dem sich die Fettzellen vermehren, wird dagegen immer weiter zunehmen und wahrscheinlich stark übergewichtig werden, aber dennoch in hohem Maße insulinsensitiv bleiben.

Die moderne Medizin kann diesen Prozess für ihre Zwecke nutzen. Ein faszinierendes Beispiel zeigt, wie viel Einfluss die Größe der Fettzellen auf die Insulinsensitivität und einen gesunden Stoffwechsel hat: Gelegentlich bekommen insulinresistente Patienten Medikamente verschrieben (die in Kapitel 16 ausführlicher besprochenen »Thiazolidinedione« oder »Glitazone«), die ihre Fettzellen zur Hyperplasie zwingen. Daraufhin spielt sich folgende spannende Entwicklung ab: Die Patienten nehmen allmählich zu und werden gleichzeitig insulinempfindlicher.[279] Die Medikamente tragen dazu bei, dass die Fettzellen sich weiter vermehren und Fett speichern. Dies unterstützt die Insulin-, schadet aber leider der Gewichtskontrolle.

Vor allem quillt aus einer über die Maßen gewachsenen insulinresistenten Fettzelle nicht nur Fett, weil sie »zu groß« geworden ist; sie entzündet sich auch und gibt entzündungsfördernde Proteine ins Blut ab.[280] Am Ende ist der Körper einer toxischen Mischung aus zu viel Fett und zu starken Entzündungsprozessen ausgesetzt, und beides begünstigt eine Insulinresistenz.

### Die »Fettformel«

Wie insulinresistent Ihr Fettgewebe ist, können Sie anhand einiger Blutwerte bestimmen. Bitten Sie Ihren Arzt nach Möglichkeit bei der nächsten Blutuntersuchung, Ihren Insulinspiegel (in Mikroeinheiten pro Milliliter oder µU/ml) sowie die freien Fettsäuren (in Millimol pro Liter oder mmol/l) zu bestimmen. Damit haben Sie alles, was Sie brauchen. Normalerweise hindert Insulin die Fettzellen daran, Fett abzugeben, was in Form von freien Fettsäuren geschieht. Werden die Fettzellen insulinresistent, kann viel Insulin im Blut sein. Aber da es nicht sonderlich gut wirkt, wäre auch der Anteil an Fettsäuren hoch. In einer jüngsten Veröffentlichung wird ein »Fettformel«-Wert von 9,3 (Insulin × freie Fettsäuren) als optimale Grenze genannt.[281] Liegt Ihr Wert niedriger, können Sie sich damit trösten, dass Ihre Fettzellen gut zurechtkommen.

Was aber könnte Fettzellen dazu veranlassen, weiter zu wachsen, statt sich zu vermehren? Was macht sie »böse«? Soweit wir wissen, gibt es dafür einige Gründe. Paradoxerweise können zwei verschiedene Fettverbindungen die Fähigkeit der Fettzelle untergraben, Fett auf gesunde Weise zu speichern, und sie dazu zwingen, sich nicht weiter zu vermehren, sondern größer zu werden.

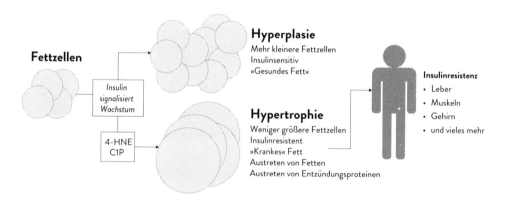

Bevor wir uns ansehen, was diese Fettmoleküle machen, dürfte eine kurze Lektion in Biochemie hilfreich sein. »Fettsäure« ist der Fachbegriff für ein einzelnes Fettmolekül. Jedes Molekül besteht aus einer Kette von Kohlenstoffatomen, an die Wasserstoffatome gebunden sind. Die Anzahl der Wasserstoffatome kann von Molekül zu Molekül variieren und verrät, ob es sich um eine gesättigte (maximale Anzahl von Wasserstoffatomen) oder ungesättigte Fettsäure (weniger als die maximale Anzahl von Wasserstoffatomen) handelt.

Das erste und wohl gefährlichste Fettmolekül, das Fettzellen zur Hypertrophie verleitet, heißt 4-Hydroxynonenal (4-HNE).[282] 4-HNE ist ein kleines Monster und geht aus der unseligen Verbindung einer mehrfach ungesättigten Fettsäure (etwa einer Omega-6-Fettsäure) mit reaktiven Sauerstoffmolekülen (oder oxidativem Stress) hervor. Die Omega-6-Fettsäuren sind wegen ihrer besonderen Struktur, also den vielen ungesättigten Verbindungen, sowie deren Lage besonders oxidierfreudig.[283] Vor allem die Linolsäure – die Omega-6-Säure, der unser Interesse gilt – macht einen großen Anteil an unserer Ernährung aus. Sie wird im Rahmen der typisch westlichen Kost am häufigsten verzehrt und ist im Grunde das wichtigste Fett in verarbeiteten und abgepackten Nahrungsmitteln. Kein Wunder, dass es inzwischen einen erheblichen Anteil an dem in unseren Fettzellen gespeicherten Fett ausmacht, das zu etwa einem Viertel daraus besteht[284] (in den letzten fünfzig Jahren ist dieser Anteil um beinahe 150 Prozent gestiegen). Vor diesem Hintergrund lässt sich die Entwicklung leicht nachvollziehen: Reaktive Sauerstoffmoleküle treffen auf die bevorzugt gespeicherte Linolsäure. Dabei entsteht 4-HNE und sammelt sich an. Es hindert die Fettzelle an der Teilung und zwingt sie, größer zu werden, statt sich zu vermehren.

Das zweite dicke Problem, welches das Wachstum der Fettzellen stört und sie zur Hypertrophie zwingt, ist Ceramid-1-Phosphat (C1P). Während 4-HNE die Folge von oxidativem Stress ist, ist C1P eher eine Folge von Entzündungsprozessen. Eine Zelle kann C1P über eine Reihe von Schritten aus anderen harmlosen Fetten bilden, doch der Prozess wird stets über Entzündungssignale eingeleitet. Aber unabhängig davon gilt: Sobald sich eine gewisse Menge C1P angesammelt hat, legt es die gleichen Schalter um wie 4-HNE. Die Fettzellen können sich nur noch eingeschränkt vermehren, was ihre Insulinresistenz verstärkt.[285]

Doch damit ist die Sache nicht erledigt. Wie bereits erwähnt, wissen wir unabhängig vom Mechanismus, dass es aus Sicht des Stoffwechsels besser ist, mehr kleinere als weniger größerer Fettzellen zu haben.[286] Aus verschiedenen Gründen wie einer schlechten Insulinantwort und schlechter Durchblutung[287] treten allmählich nicht nur Fett, sondern auch sogenannte Zytokine aus den Fettzellen aus – Proteine, die Entzündungsprozesse begünstigen (mehr dazu im nächsten Kapitel). Während immer mehr von diesen schädlichen Substanzen ins Blut übertreten, leiden nachgelagerte Gewebe einschließlich der Leber und der Muskeln darunter. Aus dieser Perspektive, die das Fett in den Mittelpunkt stellt, beginnt der Kampf in den Fettzellen, um sich schnell auf Leber und Muskulatur (und noch weitere Organsysteme) auszubreiten.

## Ektopisches Fett

Fett sollte in Fettzellen gespeichert werden; so will es der Bauplan des Körpers. Wir sind zwar durchaus in der Lage, auch anderswo Fett in begrenztem Umfang zu speichern, doch im Idealfall sollte sich das auf ein Minimum beschränken. Wenn wir zu viel Fett in Geweben speichern, die nicht dafür vorgesehen sind (das sogenannte ektopische Fett), kommt es zu Problemen, unter anderem Insulinresistenz. Wie es scheint, sind einige Gewebe wie Leber, Bauchspeicheldrüse und Muskeln für diesen Prozess besonders entscheidend. Sind sie erst einmal insulinresistent, bekommt auch der restliche Körper dies zu spüren.

Alle diese Gewebe spiegeln die Entwicklung wider, die wir auch bei der kranken Fettzelle sehen: Sie speichern die falsche Sorte Fett. Allem Anschein nach sind Triglyzeride auch außerhalb von Fettzellen harmlos. Das Problem beginnt mit der Umwandlung des Fetts in Ceramide. Diese »schlechten Fette« beeinträchtigen die Insulinfunktion einer Zelle – ob in der Leber, der Bauchspeicheldrüse oder der Muskulatur.[288]

## Verfettung der Leber

Sie wissen inzwischen, dass einige Faktoren die Leber fett machen können, unter anderem zu viel Fruktose oder Alkohol oder Insulin, was die Leber dazu veranlasst, Kohlenhydrate in Fett umzuwandeln. Sobald die Leber verfettet, wird sie insulinresistent – unabhängig von der Ursache. Sie beginnt, Glukose freizusetzen, selbst wenn sie es nicht sollte. Im Allgemeinen fordert ein hoher Insulinspiegel die Leber auf, Glukose aufzunehmen und in Form von Glykogen zu speichern. Gleichzeitig wird die Aufspaltung von Glykogen zu Blutglukose verhindert. Eine insulinresistente Leber lässt zu, dass auch dann Glykogen aufgespalten wird, wenn dies eigentlich nicht passieren sollte, was den Blutglukosespiegel dauerhaft erhöht. Es entbrennt ein Kampf mit dem Insulin, das weiterhin versucht, die Glukose aus dem Blut zu fischen (und unter anderem in der Leber unterzubringen), während die Leber die Glukose postwendend ins Blut zurückbefördert. Dieser ständige Kampf verschärft die Insulinresistenz des ganzen Körpers, da er für einen so gut wie ständig erhöhten Insulinspiegel sorgt.

## Verfettung der Bauchspeicheldrüse

Da die Bauchspeicheldrüse für die Insulinproduktion zuständig ist, ist verständlich, dass sie in dieser Liste auftaucht. Aber anders als bei der Leber sind die Daten, die für die Relevanz einer Verfettung der Bauchspeicheldrüse sprechen, eher reizvoll als schlüssig.[289] Eine fette Bauchspeicheldrüse könnte lediglich ein weiteres Symptom einer Insulinresistenz und eines zu hohen Körperfettanteils sein; sie könnte aber auch von Bedeutung sein. So zeigte zum Beispiel eine chinesische Studie, dass bei Personen mit verfetteter Bauchspeicheldrüse die Wahrscheinlichkeit, dass sie eine nachgewiesene Insulinresistenz hatten, um beinahe 60 Prozent höher war. Im Rahmen einer weiteren Studie wurden Typ-2-Diabetiker über zwei Jahre lang beobachtet. Dabei stellte sich heraus, dass die Betazellen der Bauchspeicheldrüse ihre normale Funktion etwa dann wieder aufnahmen, wenn das Bauchspeicheldrüsenfett beträchtlich geschrumpft war. Nichts von alledem ist ein abschließender Beweis; aber es könnte wertvolle Einsichten geben.[290]

## Verfettung der Muskulatur

Insulinresistente Muskeln machen es beinahe unmöglich, Glukose aus dem Blut zu entfernen. Die Muskulatur ist meist das Körpergewebe mit der größten Masse und der größte Glukoseverbraucher. Sie ist der Hauptabnehmer für Blutglukose und verlässt sich stark darauf, dass Insulin die Türen aufsperrt und die Glukose in die Muskelzellen geleitet. Wie es scheint, reagieren Muskeln, die lediglich harmlose Triglyzeride speichern, ganz wunderbar auf Insulin.[291] Es hängt eben alles davon ab, welcher Art die gespeicherten Fette sind. Wird Fett in der Muskulatur in Ceramide verwandelt, gehen diese sogleich auf mehrere Proteine los, die normalerweise versuchen würden, auf das Insulin zu reagieren. Auf diese Weise wird die Insulinsignalgebung unterbunden, solange Ceramide im Umlauf sind.

Ein sehr wichtiger Aspekt der Insulinresistenz ist, dass Muskeln von ganz allein insulinresistent werden können. Es müssen nicht zuerst die Fettzellen insulinresistent werden. Mehrere Studien – unter anderem in meinem eigenen Labor – haben dies bestätigt: Bleibt der Insulinspiegel über einen längeren Zeitraum hinweg erhöht, reagieren die Muskelzellen allmählich nicht mehr darauf.[292]

### Lipodystrophie: Des Guten zu wenig

Wir leben in einer Kultur, die Körperfett verabscheut, und kämpfen mit allen Mitteln dagegen an. Daher dürften die meisten Menschen jemanden beneiden, der aufgrund einer Genmutation kein Unterhautfettgewebe bilden kann. Dieses Leiden wird Lipodystrophie genannt. Der Mangel an Fettgewebe entspricht aber keineswegs einer generellen Unfähigkeit, Fett zu speichern. Personen mit Lipodystrophie sind tatsächlich so dünn, wie man (bei fehlendem Unterhautfettgewebe) erwarten würde. Da der Körper trotzdem entschlossen ist, Fett zu speichern, landet es in anderen Geweben, unter anderem der Muskulatur und der Leber. Während diese Gewebe sich mit dem eben erwähnten ektopischen Fett füllen, werden sie insulinresistent und erzeugen eine schwere körperliche Insulinresistenz.[293]

Statt unsere Fettdepots zu verfluchen, sollten wir deshalb lieber dankbar dafür sein. Mag sein, dass ihr Anblick uns nicht gefällt, aber sie sind gesünder als die Alternative.

Es ist schwierig, Insulinresistenz und Körperfett auseinanderzudividieren – es gibt die unterschiedlichsten Zusammenhänge. Trotz der widersprüchlichen Beweislage in der Frage, wo das Problem beginnt, entwickeln und begünstigen wachsende Fettzellen meist eine allgemeine Insulinresistenz des ganzen Körpers. Doch das bedeutet nicht, dass dieses übermäßige Wachstum der Fettzellen offensichtlich wäre! Vergessen Sie nicht, dass »Fettleibigkeit« nicht zwingend erforderlich ist; zuweilen wachsen die Fettzellen nur relativ geringfügig oder an Stellen, die weniger offensichtlich oder einfach nicht als Fettspeicher vorgesehen sind.

In diesem Kapitel galt mein Hauptaugenmerk dem Umstand, dass nicht alle Fette schlecht für die Insulinsignalgebung sind, selbst wenn sie nicht korrekt gespeichert werden. Ob ein Fett gut oder schlecht ist, ist eine Frage des Umwandlungsprozesses – die richtigen (oder falschen) biochemischen Umstände lassen das gute Fett entgleisen. Sehen wir uns diese Umstände nun einmal an.

KAPITEL 12

# Entzündungsprozesse und oxidativer Stress

Das populäre Verständnis von Entzündungsprozessen und oxidativem Stress hat diese beiden Vorgänge in Verruf gebracht. In Wirklichkeit handelt es sich um zwei wichtige Komponenten unseres Immunsystems. Sie unterstützen den Körper nicht nur bei der Infektabwehr, sondern auch bei Erholung und Heilung, wenn er Schaden genommen hat. In beiden Fällen können die wichtigsten Immunzellen Entzündungsereignisse und oxidativen Stress nach Bedarf einsetzen, um uns vor Eindringlingen (wie Bakterien) zu schützen und die Selbstheilung des Gewebes zu unterstützen.

Aber obwohl diese beiden Prozesse notwendig und oft auch nützlich sind, können sie unter bestimmten Umständen die Grenze zwischen gut und schlecht überschreiten und eine Kette von Ereignissen in Gang setzen, die eine Insulinresistenz zur Folge haben. Werfen wir einen Blick darauf.

## Entzündungsprozesse

Die Wissenschaftler entdeckten erstmals, dass Entzündungsvorgänge zu den Ursachen der Insulinresistenz gehören, als sie die unangenehmen Begleitsymptome von Infektionen untersuchten. Patienten mit langwierigen Infekten (die naturgemäß mit einem Anstieg des immunbedingten Entzündungsgeschehens einhergehen) werden insulinresistent.[294] Besonders offensichtlich ist dies bei Patienten, die unter Infektionskrankheiten wie infektiöser Mononukleose (oder Pfeiffer'sches Drüsenfieber) leiden.[295] Eine Parodontose, also eine Entzündung des Zahnfleischs, kann ebenfalls insulinresistent machen.[296] Entzündungsprozesse und Insulinresistenz sind auch bei Autoimmunerkrankungen ein Thema, bei denen das Immunsystem den eigenen Körper attackiert. Die rheumatoide Arthritis beispielsweise ist eine entzündliche Gelenkerkrankung, bei der der Körper die eigenen Gelenke angreift. In diesem Fall ist die Verbindung zur Insulinresistenz so deutlich, dass die Patienten mit den heftigsten Entzündungen am insulinresistentesten sind.[297] Dieser Effekt lässt sich auch bei anderen entzündlichen Autoimmunerkrankungen wie Lupus erythematodes und Morbus Crohn beobachten.[298] Sogar die toxischsten und tödlichsten Entzündungskrankheiten wie die Sepsis verursachen Insulinresistenz.[299]

## Fettleibigkeit, zum Dritten

Fettleibigkeit ist zwar lange nicht so ernst wie eine Sepsis, zählt aber ebenfalls zu den Entzündungskrankheiten. Wenn die Fettzellen eines Menschen zu groß werden, steigt die Anzahl der Immunproteine im Blut so stark an, dass die Fettleibigkeit in vielen Fällen als chronischer Entzündungszustand gilt.[300] Obwohl Entzündungsprozesse bei Adipositas nicht so offensichtlich sind wie bei klaren Entzündungskrankheiten, etwa der rheumatoiden Arthritis, machen sich die Folgen bemerkbar – auch mit Insulinresistenz. Anfang der 1990er-Jahre wurden Artikel veröffentlicht, in denen genau beschrieben wurde, auf welche Weise das Fettgewebe Entzündungsprozesse fördert und letztlich Insulinresistenz verursacht.[301]

Fettgewebe ist in der Lage, Proteine und Hormone herzustellen, unter anderem entzündungsfördernde Proteine namens Zytokine[302] (mit denen wir uns erstmals im vorigen Kapitel beschäftigt haben). Wenn das Fettgewebe Zytokine ausschüttet – was eher bei zu großen als bei zu vielen Fettzellen geschieht –, kurbeln sie Entzündungsprozesse in Zellen im ganzen Körper an, vor allem in der Leber und in den Muskeln. Nach Aktivierung der Entzündungswege werden harmlose Fette in gefährliche Ceramide umgewandelt, welche die Insulinsignalweiterleitung in den Zellen aktiv stören.[303] Wenn sie sich in einem Gewebe ansammeln, wird es insulinresistent.[304]

Wie erwähnt, ist das Viszeralfett gefährlicher als das Unterhautfett. Es ist verständlich, dass sich allzu große Fettansammlungen um die inneren Organe als problematisch erweisen können, da das Fett allmählich die Organfunktion behindern kann. Ein Kilogramm Viszeralfett ist deshalb stärker entzündungsfördernd als ein Kilogramm Unterhautfett.[305] Um Fett aus den Fettzellen zu entfernen und seine Menge zu reduzieren, wird das Viszeralfettgewebe möglicherweise von Makrophagen bevölkert. Das sind die prototypischen weißen Blutkörperchen, deren Hauptaufgabe es ist, zelluläres Chaos zu beseitigen. Wenn das Viszeralfett des Einzelnen (aus Gründen der Ernährung und der Gene) weiterwächst, verlieren die Makrophagen allerdings irgendwann den Kampf, füllen sich ebenfalls mit Fett und werden zu »Schaumzellen« (Kapitel 2, Seite 35/36). Schaumzellen sondern Entzündungsproteine ab, um weitere Makrophagen zur Hilfe zu rufen. Aber auch sie verwandeln sich im Laufe der Zeit in Schaumzellen, und das Problem weitet sich aus.

### Asthma

Etwas weiter unten werden wir zeigen, welche Rolle Umweltgifte bei der Insulinresistenz spielen (Kapitel 13). Wenn jemand giftige Substanzen wie Zigarettenrauch einatmet, tragen Entzündungsprozesse erheblich zur Entstehung einer Insulinresistenz bei.[306] Sowohl Aktiv- als auch Passivrauchen verstärkt Entzündungsprozesse im ganzen Körper. Jeder, der diese Giftstoffe einatmet, reagiert mit gewissen Entzündungsprozessen – auch gesunde Menschen.[307] Aber manche sind besonders empfindlich. Bei den Betreffenden können sich Atemwegsprobleme wie Asthma und ähnliche Komplikationen einstellen. Interessant ist, dass empfindlichere Personen auch eher insulinresistent sind. Sowohl bei Kindern[308] als auch bei Erwachsenen[309] besteht ein starker Zusammenhang zwischen Asthma und Insulinresistenz, die vermutlich die Folge der chronisch überschießenden Entzündungsreaktion aufgrund des wiederholten Kontakts mit den eingeatmeten Giftstoffen ist.[310]

Die Entzündungsprozesse versuchen nur, ihre Arbeit zu machen, verursachen dabei aber beiläufig eine Insulinresistenz. Faktoren, die von den Entzündungsprozessen ganz unabhängig sind, befördern dann die Insulinresistenz; dies sind insbesondere die Ernährung und in manchen Fällen auch Vorschädigungen wie Autoimmunerkrankungen. Wenn Entzündungsprozesse insulinresistent machen, geschieht dies mithilfe von Botenstoffen wie den Ceramiden. Die Entzündung ist mit dem Anführer einer Bande zu vergleichen, und Moleküle wie die Ceramide sind seine Handlanger. Der oxidative Stress führt eine weitere, wenn auch kleinere Bande an.

## Oxidativer Stress

»Oxidativer Stress« ist ein weit gefasster Begriff und bezeichnet den Schaden, den zerstörerische Moleküle einer Zelle zufügen. Diese gefährlichen Moleküle entstehen meist in den Mitochondrien, also den Zellelementen, die mithilfe von Sauerstoff Glukose und Fette spalten, um Energie zu erzeugen. Dieser Prozess läuft ununterbrochen ab. Dabei wird unter anderem Sauerstoff in Wasser verwandelt (das »Oxidations- oder Stoffwechselwasser« heißt, weil es bei Stoffwechselreaktionen in der Zelle entsteht; es ist übrigens auch der Grund, weshalb ein Kamel nur so selten Wasser trinken muss). Die Sache ist kompliziert, aber vereinfacht könnte man sagen: Wenn man ein Sauerstoffmolekül um ein Wasserstoffatom und ein Elektron ergänzt, entsteht Wasser. Problematisch wird es, wenn der Sauerstoff nur das Elektron ohne den Wasserstoff abbekommt. Denn damit beginnt eine Reihe von Schritten, bei denen die problematischen reaktiven Sauerstoffspezies (auch freie Radikale genannt) entstehen.

Oxidativer Stress verändert die Funktionsweise einiger Zellproteine – unter anderem solcher, die das Insulin für seine Arbeit benötigt. Eine wichtige Theorie besagt, dass verschiedene Proteine betroffen sind, die an der normalen Reaktion einer Zelle auf das Insulin beteiligt sind. Sie funktionieren nicht mehr richtig, und die Zelle kann nicht mehr so gut auf das Insulin reagieren.[311]

Die Gleichung vom oxidativen Stress hat zwei Seiten: Es gibt Faktoren, die schädliche reaktive Moleküle *produzieren*, und Faktoren, die sie *beseitigen*. Sport zum Beispiel ist Stress und beschleunigt die Produktion von reaktiven Sauerstoffspezies in der arbeitenden Muskulatur; er stärkt aber andererseits auch unsere Fähigkeit, sie zu beseitigen. Entscheidend ist, dass der verbesserte Schutz gegenüber reaktiven Sauerstoffspezies länger anhält als ihre akute, sportbedingte Produktion. Daher trägt Sport letzten Endes zum Abbau von oxidativem Stress bei.

Die Beweislage dafür, dass oxidativer Stress den Menschen insulinresistent macht, ist überraschend vage. Insulinresistente Menschen haben meist mehr Marker für oxidativen Stress als ihre insulinempfindlichen Zeitgenossen.[312] Das ist nicht verwunderlich, wenn man bedenkt, dass ein höherer Anteil an Glukose und freien Fettsäuren im Blut (wie bei der Insulinresistenz) den oxidativen Stress verstärkt.[313] Während mehrere Studien andeuten, dass eine Behandlung mit Antioxidanzien die Insulinsensitivität verbessert,[314] finden andere nur wenig oder gar keinen Nutzen darin.[315] Ein Problem könnte sein, dass oxidativer Stress nicht die Ursache der Insulinresistenz ist (obwohl es durchaus möglich wäre!), sondern lediglich eine Begleiterscheinung.

Dem Himmel sei Dank für Entzündungsprozesse und oxidativen Stress, denn ohne diese beiden mächtigen Waffen im Kampf gegen Infektionen und vieles mehr wäre unser Immunsystem machtlos. Aufgrund unseres Lebensstils und zahlreicher ungesunder Gewohnheiten richten sich diese Waffen aber allzu oft gegen uns selbst, was zu chronischen Stoffwechselstörungen und letztlich zu Insulinresistenz führt. Es wird Zeit, dass wir uns die einzelnen (mehr oder weniger wichtigen) Faktoren der Lebensführung ansehen, um festzustellen, wie sie die Insulinresistenz beeinflussen.

KAPITEL 13

# Der Lebensstil

Inzwischen sollte klar sein: Unsere Umgebung und die Entscheidung, wie wir damit umgehen möchten (ob wir die Kontrolle über unsere Entscheidungen haben oder nicht), beeinflusst sowohl die Ursachen der Insulinresistenz als auch ihre Auswirkungen auf die Gesundheit. Wie erwähnt können Nahrungsmittel, körperliche Aktivität, Medikamente und Substanzen in unserer Umgebung hormonelle Veränderungen, Entzündungsprozesse, Fettleibigkeit und noch viel mehr verursachen. Es wird Zeit für einen gründlichen Blick auf diese Faktoren. Obwohl sie ein breites Spektrum von Themen abdecken, können wir sie meiner Ansicht nach gut unter dem Begriff »Lebensstil« zusammenfassen und den allgemeinen Fokus dabei auf Dinge legen, die wir uns *einverleiben* und die wir *tun*.

## Was wir einatmen

Wir atmen unentwegt, etwa 20 000-mal am Tag. Deshalb kann das, was wir einatmen, tiefgreifende Folgen für unsere Gesundheit haben. Ist die Luft sauber, werden wir gesünder; ist sie es nicht, leiden wir. Der unglaubliche Industrialisierungsprozess der letzten 150 Jahre sorgt dafür, dass wir nie dagewesene Substanzen einatmen. Wie wir sehen werden, kann dies zum Anstieg der Insulinresistenz beitragen.

### Luftverschmutzung

Der Dunst, der über einer Stadt oder gar einer ganzen Region schwebt, ist eine Mischung aus mehreren biologisch aktiven Schadstoffen – also Molekülen, die bekanntermaßen der

Gesundheit schaden. Der Löwenanteil entfällt auf die Kraftstoffverbrennung und stammt sowohl aus bekannten und nachweislich schädlichen Quellen wie unseren Kraftfahrzeugen und Kraftwerken als auch aus vermeintlich harmlosen Quellen wie den Öfen und Warmwasserbereitern in unseren Häusern.

Aus epidemiologischen Studien und Interventionsstudien wissen wir seit Jahren um den Zusammenhang zwischen Luftverschmutzung und Insulinresistenz sowie Typ-2-Diabetes.[316] Doch in letzter Zeit wird genauer untersucht, welche Bestandteile der verschmutzten Luft krank machen.

Die vermutlich am häufigsten untersuchte und deshalb auch am stärksten mit der Luftverschmutzung in Verbindung gebrachte Substanz ist Feinstaub mit einer Partikelgröße von bis zu 2,5 Mikrometern (logischerweise $PM_{2,5}$ genannt). Diese Teilchen gehören wegen ihrer erstaunlich geringen Größe zu den tödlichsten Schadstoffen in der Luft. Sie sind so klein, dass sie tief in die Lunge eindringen und sogar ins Blut übergehen können.[317] Weil $PM_{2,5}$ eine bekannte Gefahr für die Atemwege darstellt, informieren so gut wie alle Ballungsräume im Internet täglich (oder gar stündlich) über die Feinstaubbelastung. Aber sowohl $PM_{2,5}$, die kleinste Stufe der gemessenen Luftverschmutzung, als auch die größeren Partikel wie $PM_{10}$, die nicht ins Blut gelangen, können den ganzen Körper beeinflussen, indem sie Entzündungsprozesse anstoßen.

Wenn diese toxischen Moleküle in die Lunge gelangen, nehmen Immunzellen wie die Makrophagen dies wahr und aktivieren die entzündungsfördernden Zytokine. Einmal im Blut, kreisen die Zytokine durch den Körper, treten mit allen Geweben wie Leber und Muskeln in Beziehung und können sie insulinresistent machen.

## Zigarettenrauch

Zigarettenrauch schädigt zahlreiche Organe und erhöht das Risiko für viele schwere chronische Erkrankungen, vor allem des Herz-Kreislauf-Systems und des Atmungsapparats. Obwohl die Zahl der Raucher in den USA stetig sinkt, ist Zigarettenrauch die Hauptursache für vermeidbare Todesfälle. Zigarettenrauch gehört nach wie vor zu den Schadstoffen, die verhältnismäßig häufig eingeatmet werden. Etwa die Hälfte der US-Bevölkerung ist ihm regelmäßig ausgesetzt,[318] und rund 20 Prozent der Kleinkinder leben mit einem Raucher im Haushalt.[319] Weltweit sieht es noch grimmiger aus: Eine Milliarde Menschen rauchen, und unzählige weitere atmen den Rauch ein. Darüber hinaus steigen außerhalb der USA die Zahlen, und in den vergangenen zwanzig Jahren sind ungefähr 200 Millionen neue Raucher dazugekommen. Das ist eine erhebliche gesundheitliche Belastung.

Beim Rauchen liegt das Hauptaugenmerk zu Recht auf den offenkundigen Folgen für Herz und Lunge, aber Zigarettenrauch setzt auch die Insulinsensitivität des gesamten Körpers stark herab. Vor über zwanzig Jahren stellte Dr. Gerald Reaven als Erster einen

Zusammenhang zwischen Rauchen und Insulinresistenz fest,[320] und seither werden seine Forschungsergebnisse von Studien vielfach bestätigt.[321]

Eine dieser unterstützenden Studien ist allein deshalb erwähnenswert, weil sie so außergewöhnlich ist. Alle Untersuchungen zum Thema Zigarettenrauchen und Insulinresistenz sind entweder Tierstudien oder prospektive Studien (bei denen man an einer aktuellen Auswahl von Probanden die weitere Entwicklung beobachtet) sowie retrospektive Studien mit Menschen (bei denen man eine bestehende Population auf besondere Trends hin analysiert). Jeder weiß, dass man nicht einfach eine Gruppe von Nichtrauchern nehmen kann, die dann im Rahmen einer Studie rauchen müssen. Das wäre zutiefst unethisch. Andererseits lässt sich ohne eine solche Studie nicht *definitiv* sagen, dass Rauchen beim Menschen Insulinresistenz *verursacht*. Trotz der ethischen Fragen, die ihre Studie aufwirft, konnte eine Gruppe von Wissenschaftlern in Bulgarien genau das nachweisen. Sie nahmen sieben gesunde Nichtraucher, die dann an drei Tagen hintereinander in einer Stunde jeweils vier Zigaretten rauchen mussten.[322] Tatsächlich war bei den Probanden bereits nach der ersten Zigarette eine Insulinresistenz nachweisbar. (Wir können nur hoffen, dass sie nicht abhängig geworden sind.)

Vor allem aber trifft die Insulinresistenz nicht nur die Rauchenden selbst. Das Passivrauchen oder der »Nebenstromrauch« erhöht auch die Insulinresistenz weiterer Menschen. Untersuchungen in meinem eigenen Labor ergaben, dass selbst beim Passivrauchen Ceramide entstehen – also die schlechten Fette, die wohl eine der Hauptursachen dafür sind, dass Rauchen insulinresistent macht.[323]

Indien und China haben die zweifelhafte Ehre, dass dort die gesundheitliche Belastung infolge der massiven Luftverschmutzung unter anderem mit $PM_{2,5}$ und Zigarettenrauch international am größten ist. Sie haben regelmäßig die schlechteste Luft der Welt. Diese Länder erleben gerade ein starkes wirtschaftliches und industrielles Wachstum. Das ist gut, aber dieses Wachstum vollzieht sich weitgehend ohne Vorschriften zur Begrenzung der Umweltverschmutzung. Interessanterweise gehören China und Indien auch zu den Ländern, in denen die meisten Menschen insulinresistent werden und an Typ-2-Diabetes erkranken.

### »Thirdhand Smoke«

Sie kennen die Begriffe Aktivrauchen (wenn man selbst eine Zigarette raucht) und Passivrauchen (wenn man die Luft in der Nähe eines Rauchenden einatmet). In beiden Fällen atmet man die Dämpfe einer brennenden Zigarette ein. Doch diese Dämpfe und die darin enthaltenen Chemikalien verschwinden nicht einfach, wenn der Rauch sich verzogen hat. Sie bleiben zum Beispiel an Wänden, Kleidern,

> Polstermöbeln und sogar den Haaren haften (hier sind wir Glatzköpfe im Vorteil!). Diese hartnäckigen Chemikalien werden als »thirdhand smoke« oder Rauchrückstände bezeichnet und können dem Stoffwechsel nachhaltig schaden.[324] Rauchrückstände sind von tragischer Relevanz für Kleinkinder, die über den Teppich krabbeln, nach den Haaren und der Kleidung von Erwachsenen greifen und damit spielen.

Von den gesundheitsschädlichen Chemikalien, die man beim Zigarettenrauchen inhaliert, macht das Nikotin – also der Bestandteil, der am stärksten süchtig macht – zumindest einen Teil des Problems aus. Weiter oben haben wir über die Rolle der »kranken Fettzellen« gesprochen. Wenn die Fettzellen insulinresistent werden, trifft dieses Schicksal oft auch den restlichen Körper. Die Fettzellen gehören zu den Stellen, an denen das Nikotin direkt ansetzt, um Insulinresistenz zu erzeugen.[325] Offenbar reagieren aber auch andere Gewebe wie die Muskeln auf die gleiche Weise.[326]

Heute gibt es verschiedene Möglichkeiten des Nikotinkonsums, unter anderem Nikotinkaugummi und elektrische Zigaretten (»E-Zigaretten« oder »Vaping/Dampfen«), und sie alle verstärken die Insulinresistenz. In einer Studie wurden Zigarettenraucher von der Zigarette ent- und an Nikotinkaugummi gewöhnt. Bei der Kaugummigruppe verstärkte sich die Insulinresistenz sogar noch, während Probanden, die keinen Kaugummi kauten, eine allgemeine Besserung zeigten.[327] Die Datenlage ist zwar noch etwas dünn, aber das Dampfen könnte ähnliche Probleme verursachen.[328]

Für das vorsätzliche oder versehentliche Einatmen von verschmutzter Luft gibt es eine einfache, aber keineswegs leichte Lösung: Hören Sie auf, sie einzuatmen! Hier geht es um alles oder nichts – und nichts ist besser. Bei der Ernährung gestaltet sich die Sache ein wenig schwieriger. Wir müssen nicht rauchen, aber wir müssen etwas essen.

## Was wir essen

Ein weiterer Weg, über den wir häufig mit Schadstoffen in Kontakt kommen, führt durch den Mund. Selbst der gewissenhafteste Esser nimmt auch schädliche Moleküle auf, und einige von ihnen machen bekanntermaßen insulinresistent.

In Kapitel 15 werden wir die Rolle der Ernährung gründlicher beleuchten. Aber bevor wir dazu kommen, möchte ich einige spezielle Bestandteile und Substanzen erwähnen, die wir mit der Nahrung aufnehmen und die besonders stark mit einer Insulinresistenz verbunden sind.

## Mononatriumglutamat

Mononatriumglutamat (MSG) oder einfach »Glutamat« ist wegen seiner geschmacksverstärkenden Eigenschaften immer noch weit verbreitet, obwohl seine gesundheitsschädliche Wirkung bestens bekannt ist. Aus diesem Grund bewerben Restaurants und Hersteller ihre Produkte gern als »glutamatfrei«. Erstaunlicherweise war die Verabreichung von Glutamat eine der ersten Strategien, um Fettleibigkeit bei Labortieren hervorzurufen![329] Es erübrigt sich zu sagen, dass Glutamat den Insulinspiegel erhöht. Wenn man Personen oral eine Dosis Glutamat verabreicht (und sie in kurzer Zeit große Mengen davon aufnehmen), zeigen sie im Anschluss daran eine gesteigerte Insulinantwort auf eine Glukosegabe.[330] Pro Gramm Glutamat – eine Tagesdosis, die in Asien oft erreicht wird – erhöht sich das Insulinresistenzrisiko um 14 Prozent.[331] (Glutamat ist auch in natürlichen Lebensmitteln wie bestimmten Obst- und Gemüsesorten in Spuren erhalten, die jedoch zu vernachlässigen sind.)

## Petrochemische Produkte

Petrochemikalien sind Chemikalien, die aus Erdöl hergestellt werden. Ihre Zahl ist riesengroß, und sie stecken in unzähligen Gebrauchsprodukten, die alles andere als selten benutzt werden. So gut wie jeder verwendet sie täglich. Petrochemische Produkte finden sich in unserer Kleidung, unseren Cremes, ja sogar unseren Nahrungsmitteln oder Getränken. Die meisten dürften inert sein, also nicht mit anderen Stoffen reagieren, aber zumindest ein paar davon beeinflussen unsere Gesundheit und offenbar sogar unsere Insulinsensitivität.[332]

Die Petrochemikalie, die vor allen anderen als eine der Ursachen der Insulinresistenz erforscht wird, ist Bisphenol A (BPA). BPA ist überall. Es findet sich in weichen Wasserflaschen und -krügen aus Kunststoff, Babyfläschchen, Plastikspielzeug und der Innenbeschichtung von Konservendosen. In den Vereinigten Staaten haben ungefähr 95 Prozent der Bevölkerung nachweisbare BPA-Mengen im Blut.[333] Bei Tieren führt der Kontakt mit BPA unmittelbar dazu, dass sie insulinresistenter werden und der Insulinspiegel im Blut steigt. Beim Menschen findet sich durchweg eine deutliche Korrelation: Diejenigen, die höhere BPA-Konzentrationen im Blut und im Urin haben, sind auch mit größerer Wahrscheinlichkeit insulinresistent.

Auf welche Weise BPA Insulinresistenz verursacht, ist noch nicht vollständig geklärt. Es könnte allerdings daran liegen, dass es ähnlich wie Östrogen wirken kann,[334] was bei einer chronischen BPA-Belastung insulinresistent machen kann.[335]

## Pestizide

Als Pestizide definiert man eine große Klasse von Chemikalien zum Abwehren und Töten von Insekten. Sie kommen erstaunlich häufig zum Einsatz, und entsprechend häufig kommen wir auch damit in Kontakt: Weltweit werden jedes Jahr riesige Mengen Pestizide ausgebracht (in den USA werden weniger Pestizide verwendet als in den meisten anderen Ländern, jedoch weitaus mehr, als die strikteren EU-Richtlinien erlauben); und wie die Produkte der Petrochemie sind sie überall zu finden. Früher waren Chlorkohlenwasserstoffe (wie DDT) am häufigsten. Sie sind in den letzten Jahrzehnten seltener geworden, aber ihre Folgen sind immer noch spürbar. Wie sich gezeigt hat, ist der Kontakt mit Chlorkohlenwasserstoffen ein klarer Indikator für eine Insulinresistenz. Im Rahmen einer Studie wurden Probanden von Mitte der 1980er- bis Mitte der 2000er-Jahre beobachtet. Wie sich herausstellte, entwickelten die Personen mit den meisten Chlorkohlenwasserstoffen im Blut am ehesten eine Insulinresistenz.[336] Diese Ergebnisse wurden seither auch von Studien mit kürzerer Laufzeit bestätigt.[337]

Bisphenol A und Chlorkohlenwasserstoffe halten sich ähnlich lange. Der menschliche Körper speichert diese Giftstoffe erstaunlich hartnäckig – es ist eine unendliche Geschichte. Wenn wir diesen schädlichen Fremdmolekülen ausgesetzt sind, werden sie oft im Fettgewebe gespeichert. Wer mehr Fett mit sich herumträgt, kann auch mehr von diesen Giftstoffen speichern. Außerdem sammeln diese Giftstoffe sich eher im Viszeralfett an, das bis zu zehnmal mehr davon aufnehmen kann als das Unterhautfettgewebe.[338]

## Zucker und künstliche Süßstoffe

Dass Zucker den Insulinspiegel beeinflusst, ist inzwischen bekannt. Wir verzehren immer mehr gesüßte Produkte mit Zusatz von Zucker und Glukose-Fruktose-Sirup, was mit einer wenig überraschenden Zunahme der Fälle von Insulinresistenz zusammenfällt.

Fruktose ist inzwischen erschreckend weit verbreitet. Sie ist in erstaunlich vielen industriell verarbeiteten und abgepackten Produkten (ungefähr 70 Prozent) entweder in Form von reiner Fruktose, Saccharose (die aus Glukose und Fruktose besteht) oder Glukose-Fruktose-Sirup enthalten. Reine Fruktose findet sich auch in immer mehr »Gesundheitsprodukten« vom Sportgetränk bis zum Proteinpulver. Viele Verbraucher halten sie für »natürlich« und deshalb für gesünder als Zucker oder andere Süßungsmittel. Ein interessanter Trend bei der Fruktose (in ihren verschiedenen Formen) ist, wie häufig sie nach wie vor verwendet und wie wenig dabei an die Konsequenzen gedacht wird.

Es hat sich gezeigt, dass Fruktose ungeachtet ihres Ursprungs, also ob es sich um reine Fruktose (zum Beispiel kristallinen Fruchtzucker) oder eine Mischung (zum Beispiel Saccharose) handelt, eine Insulinresistenz verstärkt.[339] Der Mechanismus ist noch nicht ganz klar. Es könnte daran liegen, dass sie die Speicherung von Körperfett beeinflusst (wie wir im Zusammenhang mit der Lebergesundheit gesehen haben – Kapitel 7, Seite 83), oder daran, dass sie Entzündungsprozesse fördert.[340]

Wir haben weiter oben über oxidativen Stress gesprochen. Zucker, der je zur Hälfte aus Glukose und Fruktose besteht, kann den oxidativen Stress sehr leicht verstärken.[341] Diese Mischung aus einfachen Kohlenhydraten treibt den Glukose- und den Insulinspiegel im Blut in die Höhe, und je höher sie klettern, desto größer wird der oxidative Stress.[342]

Künstliche Süßstoffe sind eine große Klasse von kalorienfreien Verbindungen – also Stoffen, die wie Zucker schmecken, aber nur wenige bis gar keine Kalorien und auch keine Nährstoffe enthalten. Es gibt zwar nicht viele Erkenntnisse über die Auswirkungen spezieller Süßstoffe auf eine Insulinresistenz, aber genügend Erwähnenswertes.

Wissenschaftler sind zu dem Schluss gelangt, dass künstliche Süßstoffe das *Risiko* einer Insulinresistenz erhöhen. Wer jeden Tag eine künstlich gesüßte (»Light-«)Limonade trinkt, hat einer Studie zufolge eine um 36 Prozent höhere Wahrscheinlichkeit, am metabolischen Syndrom zu erkranken, und ein um sagenhafte 67 Prozent höheres Risiko für Typ-2-Diabetes.[343] Da es sich um korrelative Studien handelt, lassen sich daraus keine echten Schlüsse über den Zusammenhang zwischen Süßstoffen und Insulinresistenz ziehen. Aber die starke Korrelation lässt auf einen Kausalzusammenhang schließen. Einige Theorien können vielleicht eine Erklärung dafür geben, zum Beispiel, dass künstliche Süßstoffe Lust auf »echte« Nahrungsmittel machen,[344] uns zu dem Gedanken verleiten, wir könnten später mehr essen (»Die Limo hat ja keine Kalorien, da kann ich später ein paar Pommes essen«).[345] Außerdem könnten Süßstoffe – meine Lieblingstheorie – eine kleine Insulinspitze erzeugen,[346] obwohl sie keine nennenswerten Kalorien enthalten.

Lassen Sie uns diesen letzten Punkt etwas genauer betrachten. Das erwähnte Phänomen der reflexartigen, frühen Phase der Insulinausschüttung heißt »cephalic phase insulin response (CPIR)«, ist eine natürliche Reaktion auf süße Nahrung und soll dazu beitragen, den Körper auf eine Ladung Kohlenhydrate vorzubereiten. Das ist auch richtig so! Denn in der Natur würde alles, was süß schmeckt, Kohlenhydrate enthalten. Dieser kleine Insulinausstoß dient lediglich der Vorbereitung des Körpers, indem ein wenig Insulin in Erwartung eines Kohlenhydratschubs ausgeschüttet wird, der später einen noch stärkeren Insulinausstoß nach sich ziehen wird. Eine faszinierende Studie untersuchte, dass verschiedene Süßstoffe die Insulinausschüttung nach dem Essen verändern. Jeder Studienteilnehmer trank eines von verschiedenen gesüßten Getränken zu einer Mahlzeit.[347] Am stärksten wirkten sich die mit Saccharose (Zucker) gesüßten Getränke auf die Insulinausschüttung aus, aber interessanterweise kam es beim Verzehr von Aspartam mit einer Mahlzeit zu einer beinahe identischen Reaktion (obwohl andere Belege dies infrage stellen[348]). Stevia, Erythrit und Mönchsfruchtextrakt hatten dagegen keine Auswirkungen.

Bedenken Sie, dass in dieser Studie Süßstoffe untersucht wurden, die *im Rahmen einer Mahlzeit* verzehrt wurden. Werden sie allein verzehrt, passiert offenbar nichts.[349]

> **Ohne Nährwert für uns – aber gut für unsere Bakterien?**
>
> Es deutet einiges darauf hin, dass Süßstoffe die Darmbakterien beeinflussen könnten (und zwar nicht unbedingt negativ).[350] Diese möglichen Veränderungen könnten erklären, weshalb einige Süßstoffe den Glukose- und Insulinspiegel bei manchen Menschen beeinflussen und bei anderen nicht.[351] Ich wiederhole, dass wir es hier mit Theorien zu tun haben. Sollte die These von den Darmbakterien tatsächlich stimmen, könnten die Süßstoffe frustrierenderweise bei jedem anders wirken.

## Lipopolysaccharide

Bevor wir zum Ende dieses Abschnitts kommen, möchte ich einen letzten Bewerber um den Titel des wohl gefährlichsten Toxins vorstellen. Lipopolysaccharidmoleküle sind ein fester Bestandteil bestimmter Bakterien und lösen bekanntermaßen spezifische Immunereignisse im Körper aus.

Das Besondere an Lipopolysacchariden ist, dass sie überall sind: in unserer Nahrung, unserem Wasser und manchmal sogar in unserer Atemluft.[352] Sie fallen also sowohl in die Kategorie der eingeatmeten als auch der mit der Nahrung aufgenommenen Giftstoffe. Ihre Erforschung ist eng mit den boomenden Forschungen der letzten zehn Jahre verbunden, die sich mit der Rolle der Darmbakterien bei Stoffwechselproblemen wie Insulinresistenz beschäftigen.

Die Lipopolysaccharide lösen ähnlich wie die oben genannten Toxine eine Entzündungsreaktion aus, bei der entzündungsfördernde Proteine sich mit dem Blut durch den ganzen Körper bewegen (der Zusammenhang zwischen Entzündungsprozessen und Insulinresistenz ist ja bereits bekannt). Aber auch die Lipopolysaccharide selbst sind im Blut nachweisbar – bei übergewichtigen und insulinresistenten Personen sogar in größeren Mengen.[353] Trotzdem weiß man bislang nicht genau, wie sie über den Darm oder die Lunge ins Blut gelangen. Es gibt Hinweise darauf, dass Lipopolysaccharide leichter über dem Darm aufgenommen werden, wenn wir bestimmte Nährstoffe wie Fett[354] oder Fruktose verzehren.[355] Diese Schlussfolgerungen sind allerdings nur begrenzt von Nutzen, da die entsprechenden Forschungen hauptsächlich mit Nagetieren stattfinden, die ganz anders auf Nahrungsmittel und Lipopolysaccharide reagieren als der Mensch.

> **LDL-Cholesterin: Unser Schutz vor Lipopolysacchariden**
>
> Cholesterin und seine Transportformen (HDL, LDL und VLDL) werden häufig schlechtgeredet – als müsse man sich davor fürchten. Dabei erfüllen diese Lipoproteine, allen voran das LDL, auch eine wichtige Aufgabe bei der »Neutralisierung« von Lipopolysacchariden und transportieren im Besonderen das sogenannte Lipopolysaccharid-bindende Protein. Es bindet das Lipopolysaccharid physisch an sich und befördert es in die Leber. Von dort wird es in den Darm und schließlich aus dem Körper transportiert.[356] Dies könnte sogar der Grund dafür sein, dass bei Menschen mit niedrigerem LDL-Spiegel die Wahrscheinlichkeit massiver Infektionen erhöht ist.[357]

## Zu wenig Salz

Nein, das ist kein Tippfehler: Ein zu geringer Salzkonsum kann Stoffwechselprobleme verursachen. Weil Ärzte befürchten, Salz könne den Blutdruck erhöhen (doch das hängt von jedem Einzelnen ab; siehe Infobox »Empfindlich auf Salz?« in Kapitel 2, Seite 30), geben sie seit Jahrzehnten den Rat, weniger davon zu essen. Dahinter steht die Überlegung, dass es besser sei, zu wenig als zu viel Salz abzubekommen. Leider stimmt das einfach nicht.

Bei einer Studie schränkten die Forscher eine Woche lang den Salzkonsum von 27 Männern mit normalem oder erhöhtem Blutdruck ein.[358] Die erste schlechte Nachricht: Ihr Blutdruck ging nicht nach unten. Noch schlimmer war, dass sie insulinresistent wurden. Kein Wunder, dass sich die Autoren veranlasst sahen, auf die »potenziell nachteilige Wirkung einer salzreduzierten Ernährung« hinzuweisen. Eine weitere Studie erhärtete die Beobachtung, dass zu wenig Salz insulinresistent macht: 152 gesunde Männer und Frauen ernährten sich salzarm und salzreich im wöchentlichen Wechsel. Am Ende jeder Woche wurden ihr Insulinspiegel und ihre Insulinresistenz gemessen.[359] Wie bei der vorherigen Studie verstärkte sich die Insulinresistenz der Studienteilnehmerinnen und -teilnehmer signifikant, wenn sie weniger Salz zu sich nahmen.

Die Erklärung für diese Reaktion auf das Salz liefern die Hormone. Geht der Salzkonsum zurück, setzen die Nieren einen Prozess in Gang, um so viel Salz wie möglich aus dem Urin ins Blut zurückzubefördern. Wie Sie sich erinnern, geschieht dies mithilfe von Aldosteron (zur Auffrischung schlagen Sie in Kapitel 2 nach). Doch während Aldosteron Salz aus dem Urin zurückgewinnt, arbeitet es gleichzeitig gegen das Insulin und verursacht Insulinresistenz.[360]

### Hungern

»Weniger essen« lautet eine konventionelle Standardempfehlung, wenn es um die Kontrolle von Glukose und Insulin bei Übergewichtigen und Typ-2-Diabetikern geht.

Dieser vage Ratschlag beruht zum Teil auf empirischen Beweisen, kann aber leider auch falsch verstanden oder offen missbraucht werden. Der Grat zwischen Fasten und Hungern ist schmal. Wenn man zu lange zu wenig isst, kann das schädlich sein, wie es bei Essstörungen wie Magersucht oder Bulimie der Fall ist. Darüber hinaus hat eine chronische Unterernährung der Mütter erstaunliche und unerwartete Folgen für die von ihnen geborenen Kinder (Kapitel 4, Seite 51).

Ein wichtiger Unterschied zwischen Fasten – sogar mehrtägigen Fastenkuren – und Hungern ist der Zustand des Muskelgewebes. Wird so lange gefastet, bis es zu nachweislichen Muskelverlusten kommt, ist die Grenze offiziell überschritten: Aus Fasten ist Hungern geworden. Das passiert nicht so einfach. Wenn wir nicht genügend Muskeln haben, um den Körper zu bewegen, sind wir zu nicht viel zu gebrauchen. Der Körper schützt die Muskeln, bis das Fett knapp wird, und weil der Körperfettanteil der Menschen variiert, lässt sich schwer sagen, nach wie vielen Tagen wir diese Grenze überschreiten.

Dennoch kann richtiges Fasten eine erfolgreiche Strategie zur Kontrolle des Insulinspiegels sein. In Kapitel 15 werden wir uns dem Intervallfasten zu therapeutischen Zwecken widmen.

## Was wir tun

Abgesehen von unserer Nahrung oder unserer Atemluft ist das, was wir tagtäglich tun, von großer Bedeutung für einen gesunden Stoffwechsel und die Insulinsensitivität. Selbstverständlich unterscheiden sich diese Dinge sehr stark – denn jeder Mensch führt ein anderes Leben und hat andere Alltagsaufgaben. Aber einige Dinge sind uns allen gemeinsam und spielen eine wichtige Rolle beim Erhalt einer gesunden Insulinfunktion.

### Schlaf

Wenn wir schlafen, wird unsere Reaktionsbereitschaft gegenüber der Umgebung heruntergefahren, damit der Körper sich erholen kann. Jeder weiß, dass wir ausreichend schlafen müssen, um gesund zu bleiben (eine Warnung an alle jungen Eltern: Der folgende Absatz wird Ihnen nicht gefallen …). Doch wie definieren wir »ausreichend« Schlaf?

Die generelle Aussage lautet, dass alle Menschen um die acht Stunden erholsamen Schlaf pro Nacht benötigen, doch das ist nicht zwingend der Fall. Es gibt neue Hinweise darauf, dass etliche frühere Kulturen Frühaufsteher – oder Nachteulen waren. Allem Anschein nach schliefen unsere Vorfahren im Durchschnitt zwischen fünf und sieben Stunden pro Nacht, also weniger als die heute empfohlenen acht Stunden. Es könnte sein, dass manche Menschen einfach weniger Schlaf brauchen. Einige von uns verfügen über eine Variante eines Gens (DEC2), die es ihnen erlaubt, auch mit erheblich weniger Schlaf bestens klarzukommen.[361]

Wir können darüber streiten, wie lange man nachts im Idealfall schlafen sollte. Doch es gibt einen glasklaren, wissenschaftlich gestützten Konsens, dass es nicht gut für die Gesundheit ist, wenn man nicht genügend schläft – was immer das für den Einzelnen heißen mag. Eine von vielen möglichen negativen Folgen einer Anhäufung von Schlafdefizit sind erhebliche Veränderungen im Hormonsystem, das heißt, unsere Hormone verändern sich. Im Besonderen kann schon eine Woche mit weniger Schlaf die Insulinresistenz des Körpers um ungefähr 30 Prozent im Vergleich zu einer Woche mit normaler Schlafdauer erhöhen.[362] Eine ganz neue Studie deutet an, dass die Auswirkungen sogar noch größer sein könnten. Zwei Tage mit weniger Schlaf (etwa der Hälfte der normalen Dauer) reichten aus, um ansonsten gesunde Männer insulinresistent zu machen.[363]

### Düstere Aussichten bei zu viel Licht

Bei Schlaflosigkeit kommt es vielleicht weniger darauf an, dass diese Menschen nachts länger wach sind, als darauf, was sie in dieser Zeit tun. Genauer gesagt könnte in der Frage, ob jemand bei Schlafmangel insulinresistent wird oder nicht, entscheidend sein, ob er von hellem Licht wie etwa dem Schein eines kleinen Bildschirms bestrahlt wird. Wenn wir nachts Licht abbekommen, verändert dies unseren Melatonin- und vor allem unseren Cortisolspiegel. Bei Schlafmangel *ohne* Lichtexposition sind die Auswirkungen weniger stark, was darauf schließen lässt, dass es die Insulinresistenz lindern könnte, wenn man das Licht auslässt.[364]

Wenn Schlafmangel insulinresistent machen kann, wer hätte da gedacht, dass zu viele Nickerchen ein ähnliches Problem verursachen können? Wie beim Nachtschlaf ist es eine Frage der Dauer, und beim Nickerchen liegt die magische Zahl bei etwa 30 Minuten. Mittagsschläfer, die mehr als etwa eine Stunde täglich schlafen, haben im Vergleich zu Nichtschläfern ein größeres Risiko, insulinresistent zu werden. Bei denjenigen, die tagsüber nur maximal 30 Minuten schlafen, ist die Wahrscheinlichkeit geringer.[365]

## Bewegungsmangel

Die Lebensweisheit »Wer rastet, der rostet« lässt sich auch auf den Zusammenhang zwischen Insulinsensitivität und körperlicher Bewegung übertragen. Je weniger wir den Körper bewegen, desto insulinresistenter wird er. Dieses Phänomen zeigt sich sogar so häufig und so stark, dass viele einen Bewegungsmangel für einen der Hauptgründe halten, weshalb sich die Insulinresistenz mit zunehmendem Alter meist verstärkt.[366] Ein paar Tage ohne Bewegung verursachen sogar bei gesunden Menschen eine nachweisbare Insulinresistenz,[367] und bei Senioren ist das Problem noch ausgeprägter.[368] Die Auswirkungen sind keineswegs geringfügig: Eine einzige bewegungsarme Woche kann die Insulinresistenz versiebenfachen![369] Ein paar Wochen ohne Bewegung haben langfristige Auswirkungen auf die Insulinresistenz. Sogar wenn der Betreffende sich wieder bewegt, bleibt er noch wochenlang etwa doppelt so insulinresistent wie jemand, der durchgehend körperlich aktiv war.

Eine Insulinresistenz infolge von Nichtgebrauch ist in erster Linie eine muskuläre Angelegenheit: Weil wir die Muskeln nicht bewegen, lässt ihre Insulinempfindlichkeit nach. Interessant ist die unglaubliche Präzision, mit der sich die Insulinresistenz einstellt – je nachdem, welche Muskeln bewegungslos bleiben. Steckt zum Beispiel ein Bein in Gips (und kann deshalb nicht bewegt werden), ist es bereits nach wenigen Tagen nur noch halb so insulinsensitiv wie das aktive Bein.[370] Die molekularen Mechanismen, welche die Insulinresistenz des unbewegten Muskels erklären, sind faszinierend. Im Grunde kapert die Bewegungslosigkeit die Entzündungswege. Wie wir gesehen haben, können Entzündungen Insulinresistenz verursachen (siehe Kapitel 12), und das geschieht auch bei Nichtgebrauch der Muskulatur: Die Entzündungsaktivität im ungenutzten Muskel nimmt zu, was dann zu Insulinresistenz führt.[371]

Selbst eine scheinbar harmlose Sache wie zu häufiges und zu langes Sitzen wird mit vermehrter Insulinresistenz in Verbindung gebracht.[372] Eine hochinteressante Studie ergab: Bei Menschen, die in den beiden Stunden vor einer Mahlzeit sitzen mussten, fiel die Glukoseantwort infolge der Mahlzeit etwa 45 Prozent höher aus als bei gelegentlichen Unterbrechungen des Sitzens.[373] Die schädliche Wirkung des Sitzens lässt sich einfach dadurch lindern, dass man etwa alle 20 Minuten aufsteht – und sei es nur für zwei Minuten. Spannen Sie zum Beispiel von Zeit zu Zeit einfach die Muskeln an. Wenn man einen Muskel dreißigmal für jeweils ein paar Sekunden anspannt, reicht das aus, um das Risiko zu senken.[374]

Ich weiß, was Sie jetzt denken: Es gibt schon so viele Dinge im Leben, um die wir uns sorgen müssen, und nun gehören auch noch die Luft, die wir atmen, die Chemikalien in unserer Nahrung und vieles mehr dazu. Wir können nicht alles hundertprozentig richtig machen. Trotzdem sollten wir uns ernsthaft bemühen, unsere Gewohnheiten und unsere

Umgebung unter die Lupe zu nehmen, um herauszufinden, welche Variablen wir beeinflussen können. Wenn Sie in einer Stadt mit schauderhafter Luftqualität leben, können Sie daran nichts ändern. Aber Sie können in Erwägung ziehen, sich eine Atemschutzmaske mit Feinstaubfilter ($PM_{2,5}$) zu kaufen. Schlaf, so flüchtig er auch ist, wird besser, wenn man gute Gewohnheiten schafft – und vor allem schon lange vor dem Zubettgehen aufhört, auf Bildschirme zu starren.

Ich hoffe, dass Sie im Hinblick auf Ihr Umfeld und Ihr Verhalten einige Aspekte herausgegriffen haben, denen Sie Ihre Aufmerksamkeit schenken können. Die Summe dieser kleinen Bemühungen ist größer als ihre Einzelteile. Auch wenn jeder einzelne Faktor noch so unbedeutend erscheinen mag, wird er sich darauf auswirken, wie Ihr Körper Insulin wahrnimmt und darauf reagiert, wenn Sie das Smartphone abends etwas früher weglegen und den Luftfilter in der Wohnung häufiger tauschen. Aber Sie werden noch mehr machen wollen, nachdem Sie weitere Möglichkeiten kennengelernt haben, einer Insulinresistenz vorzubeugen und sie rückgängig zu machen – was wir im nächsten Teil dieses Buches erörtern werden.

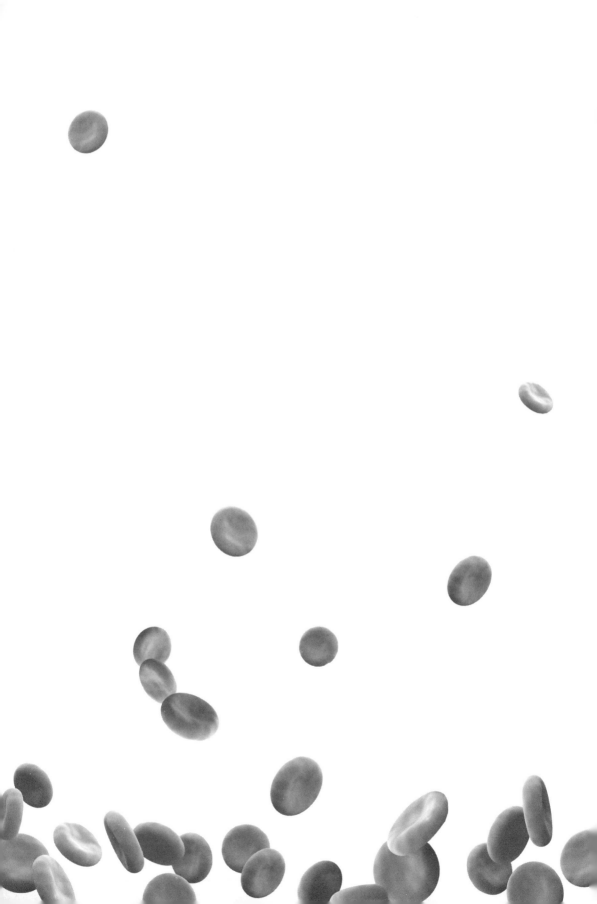

# TEIL 3

# Die Lösung

Wie können wir die Insulinresistenz bekämpfen?

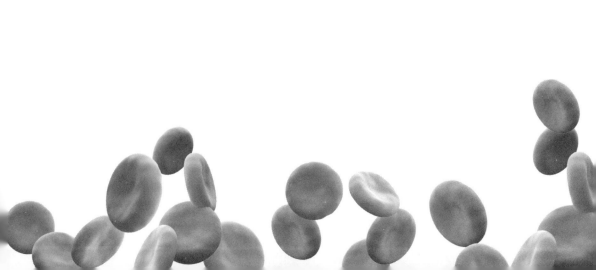

KAPITEL 14

# Bewegung: Die Bedeutung körperlicher Aktivität

Nachdem wir uns eingehend mit den Ursachen der Insulinresistenz – und den vielen Folgeproblemen und -erkrankungen – beschäftigt haben, wird es Zeit für das Happy End: Es gibt viele Möglichkeiten, einer Insulinresistenz vorzubeugen oder sie gar rückgängig zu machen. Dieser Teil des Buches möchte wissenschaftlich gestützte Erkenntnisse beleuchten, wie sich eine Insulinresistenz verbessern lässt, sowie deren Vor- und gegebenenfalls auch Nachteile aufzeigen.

Ich bin fest davon überzeugt: Wenn wir unsere Lebensweise ändern, können wir unser Insulinresistenzrisiko senken und eine bestehende Insulinresistenz sogar vollständig beseitigen. Mir ist bewusst, dass diese Sicht der Dinge sowohl entmutigen als auch beflügeln kann. Wenn man sich vornimmt, seinen Trainingsplan oder seine Ernährung umzustellen, ist das schwieriger, als eine Tablette zu nehmen, und es bringt nicht so schnell Ergebnisse wie die Adipositaschirurgie. Doch indem wir unsere Lebensgewohnheiten ändern, können wir bei den grundlegenden körperlichen Vorgängen ansetzen, die uns überhaupt erst insulinresistent machen, statt Symptome mit Medikamenten zu behandeln oder uns dramatischen und oft unumkehrbaren medizinischen Eingriffen zu unterziehen (wie wir in Kapitel 16 sehen werden).

Deshalb können unsere Lebensgewohnheiten sowohl die Ursache einer Insulinresistenz als auch das Mittel dagegen sein. Natürlich gibt es verschiedene Faktoren wie unsere Gene und die Umweltverschmutzung, auf die wir wenig bis gar keinen Einfluss haben. Aber die überwältigende Mehrheit der Menschen inklusive der Leserinnen und Leser dieses Buches kann selbst entscheiden, wie sie leben möchte – genau wie Sie! Selbst wenn andere Insulinresistenzfaktoren (wie unsere Gene) nicht zu unseren Gunsten ausfallen, ist eine Veränderung des Lebensstils das wirksamste Mittel, das wir jederzeit und sofort einsetzen können.

Die beiden Aspekte der Lebensführung, die für das Insulinresistenzrisiko eine alles entscheidende Rolle spielen, sind, wie wir uns bewegen und was wir essen – mit anderen Worten: Bewegung und Ernährung.

Bevor Sie nun stöhnen, weil diese Äußerung nicht wirklich originell ist, und die Hände aus Furcht vor der vermeintlich benötigten Disziplin und Geduld vor das Gesicht schlagen, sollten Sie wissen: Die Umstellung der Bewegungs- und Ernährungsgewohnheiten muss keineswegs eine schmerzhafte Erfahrung sein, wie Sie sie vielleicht früher schon einmal gemacht haben. Bei der Insulinresistenz (und den vielen Krankheiten, die daraus hervorgehen) könnte sich das, was Sie über Ernährung und Bewegung zu wissen glauben, als falsch erweisen … und das, was Sie vielleicht schon ausprobiert haben, weniger hilfreich sein, als Sie dachten. Darum hören Sie auf, für einen Marathon zu trainieren, den Sie wahrscheinlich niemals laufen (oder walken) werden. Und es wird Zeit, die fettfreien Produkte wegzuräumen.

## Bewegung ist wichtig

Bewegung ist äußerst hilfreich, um eine Insulinresistenz zu verbessern. Da jede Art von körperlicher Aktivität Glukose ohne die Beteiligung von Insulin aus dem Blut entfernt, kann Bewegung zur Bekämpfung der Insulinresistenz beitragen.

Hier dürfte eine kurze Wiederholung hilfreich sein. In Kapitel 1 habe ich erklärt, dass Insulin »›die Türen öffnet‹, um die verschiedenen Körperteile wie Gehirn, Herz, Muskeln und Fettgewebe mit Glukose zu versorgen«. Der Körper verlässt sich darauf, dass Insulin die Glukose aus dem Blut dorthin bugsiert und den Blutzuckerspiegel wieder normalisiert. Dieser Abräumvorgang ist sogar so unabdingbar, dass sich die wichtigsten Glukoseverbraucher, unsere Muskeln, die Glukose auch selbst holen können.

Wenn wir uns irgendwie bewegen möchten, müssen wir Muskeln kontrahieren (anspannen). Dabei können sie Glukose aus dem Blut aufnehmen – *ohne*, dass dazu Insulin benötigt wird. (Nebenbei bemerkt gibt es den Mythos, Muskeln würden ihre Energie ausschließlich aus Glukose beziehen. In Wirklichkeit sind sie bestens in der Lage, auch andere Energiequellen wie Fett oder Ketone zu nutzen – und in Kürze werden Sie verstehen, warum ich das hier erwähne.) Das heißt, dass sogar ein insulinresistenter Muskel Glukose aus dem Blut aufnehmen kann, wenn er kontrahiert. Da die Bewegung diesen insulinunabhängigen Vorgang ermöglicht, sinkt der Insulinspiegel auf natürliche Weise während und kurz nach dem Sport.[375] Bewegung allein ist bereits so hilfreich, dass der Körper auch bei gleichbleibendem Gewicht insulinsensitiver wird.[376]

Abgesehen von der Muskelkontraktion und der damit verbundenen Umgehung des Insulins, verbessert Bewegung die Insulinsensitivität offenbar auch dadurch, dass sie viele

Ursachen einer Insulinresistenz wie Stammfettsucht, oxidativen Stress, Entzündungsprozesse und mehr lindert. Im Rahmen einer Studie mussten insulinresistente Studienteilnehmer drei Monate lang Spaziergänge mittlerer Intensität absolvieren.[377] Bereits in dieser relativ kurzen Zeit verloren sie durchschnittlich 2 Prozent Körperfett, das offenbar größtenteils aus dem Viszeralfett stammte. Eine Veränderung von 2 Prozent ist nicht viel, aber sie genügte, um die Teilnehmer insulinsensitiver zu machen. Bei einer weiteren Studie war nach einem Sportprogramm von drei Monaten zwar kein Gewichtsverlust, wohl aber ein Rückgang der Marker für Entzündungen und oxidativen Stress zu verzeichnen.[378] Außerdem kann regelmäßige, auch leichte Bewegung dafür sorgen, dass wir besser schlafen und Stressmarker reduzieren.[379]

### Sport und Gewichtsverlust

Bei all dem, was man über Sport und das Körpergewicht hört, wären nahezu einhellige Angaben aus der Forschung zu erwarten, dass man mit Sport ordentlich Gewicht verlieren kann.

Interessanterweise zeigen die über Jahrzehnte hinweg erhobenen Daten klar: Sport allein bewirkt keinen erfolgreichen Gewichtsverlust.[380] Doch das ist *kein* Grund, darauf zu verzichten. Obwohl das Abnehmen vielleicht nicht zu den Vorteilen des Sports gehört, bietet er viele weitere Vorteile wie stärkere Muskeln und Knochen sowie eine bessere Herz- und Lungenfunktion.

Ein weiterer interessanter Aspekt von sportlichen Maßnahmen zur Verbesserung der Insulinresistenz ist, dass sie bei allen Altersgruppen und Geschlechtern funktionieren.[381] Wie eine Studie mit Männern zwischen 50 und 65 Jahren zeigte, steigerten nur 16 Wochen regelmäßige sportliche Betätigung ihre Kraft um beinahe 50 Prozent und ihre Insulinsensitivität um mehr als 20 Prozent. Und das, obwohl sie ihre Ernährung nicht veränderten. Sie begannen lediglich, sich zu bewegen.

## Ausdauer- versus Krafttraining

Laufen (oder Radfahren oder Schwimmen) oder Gewichte stemmen – das ist hier die Frage.
Wenn Sie die Zeit haben, können Sie natürlich sowohl Ausdauer- als auch Krafttraining machen. Ihre Erfolge wären dann größer, als wenn Sie nur eines von beidem machen würden. Aber letzten Endes werden die meisten von uns ihre begrenzte Zeit nur dort investieren, wo es am meisten bringt.

Die überwältigende Mehrheit der Studien untersucht das Thema Sport und Insulinresistenz ausschließlich anhand von Ausdauertraining. Aber viele Untersuchungen bestätigen auch, dass schon zweimal Krafttraining pro Woche genügt, um die Insulinsensitivität zu steigern.[382] All dies bekräftigt die Bedeutung einer regelmäßigen sportlichen Betätigung im Kampf gegen die Insulinresistenz.

Studien haben die insulinsensibilisierende Wirkung von Ausdauer- und Krafttraining verglichen und dabei festgestellt, dass das Krafttraining im Direktvergleich besser abschneiden dürfte.[383] Eine Studie begleitete rund 32 000 Menschen beinahe 20 Jahre lang. Dabei zeigte sich: Teilnehmer, die 2,5 Stunden Ausdauer- oder Krafttraining pro Woche absolvierten, erzielten ähnliche Verbesserungen; machten sie dagegen nicht so lange Sport, war das Krafttraining überlegen[384] (wenn Sie also pro Woche nur eine Stunde für Sport erübrigen können, bringt das Krafttraining mehr). Dies dürfte daran liegen, wie sich die unterschiedlichen Bewegungsarten auf die Muskelmasse auswirken.[385] Kraftsport baut Muskelmasse auf, Ausdauersport nicht.[386] Wie Sie sich erinnern werden, ist die Muskulatur bei den meisten Menschen das größte Körperorgan. Die Muskeln sind auch der wichtigste Adressat der insulinvermittelten Glukoseaufnahme. Bei Muskelzuwachs vergrößert sich der Anteil des Gewebes, das Glukose aus dem Blut aufnehmen kann, sodass der Insulinspiegel sinkt.

### Das Körpergewicht erzählt nicht die ganze Geschichte

Einige Studien zeigen, dass Ausdauertraining das Körpergewicht stärker senkt als Krafttraining. Dabei kommt es natürlich sehr darauf an, wie lange die Probanden trainieren, und da gibt es große Unterschiede zwischen den Studien. Das größere Problem bei Schlussfolgerungen dieser Art ist jedoch, dass das Gewicht des Körpers nur wenig über seine Zusammensetzung aussagt. Muskeln wiegen mehr als Fett. Da Krafttraining die Muskelmasse stärker erhöht als Ausdauertraining, hat dies natürlich Auswirkungen auf das Gewicht.

Zusammenfassend lässt sich sagen: Der beste Sport ist der, den Sie auch machen. Es hat durchaus seinen Wert, wenn Sie sich der Herausforderung stellen und etwas ausprobieren, das Ihnen neu (oder gar unangenehm) ist. Falls Sie eine derart große Abneigung gegen eine Form der sportlichen Betätigung haben, dass Sie dieser Abneigung nachgeben und schließlich gar nichts mehr machen, bleiben Sie besser bei dem, was Sie auch wirklich tun – aber strengen Sie sich mehr an.

## Intensität

Abgesehen von einer regelmäßigen sportlichen Betätigung ist die nächstwichtige Variable in puncto Sport und Insulinresistenz die Intensität. Oft wird ein wenig nachlässig trainiert. Ob Ausdauer- oder Kraftsport, viele von uns absolvieren ihr Training rein mechanisch. Dabei sollte Sport eine ziemlich anstrengende Angelegenheit sein. Einigen von uns mag es unangenehm sein, so viel Mühe und Konzentration darauf zu verwenden, aber Sie sollten wissen, dass es sich wirklich lohnt. Wer intensiver trainieren kann, erzielt auch eine stärkere Verbesserung der Insulinsensitivität (und viele weitere Vorteile).[387] Falls eine derartige Intensität zu abschreckend ist, vergessen Sie nicht: Es kommt zunächst einmal darauf an, überhaupt etwas zu machen – ganz gleich, in welcher Intensität.

> **Augen auf bei der Getränkewahl**
>
> Falls Sie trainieren, um Ihre Insulinsensitivität zu erhöhen und auf diese Weise die Stoffwechselgesundheit zu verbessern, sollten Sie Sportgetränke nach dem Workout lieber stehen lassen – sie machen alles nur noch schlimmer. Sport ist eine gute Möglichkeit, die Insulinempfindlichkeit zu erhöhen. Doch wenn Sie nach dem Training Glukose nachladen, was viele für unerlässlich halten, geht ein Teil der insulinsensibilisierenden Wirkung verloren.[388] Verzichten Sie nach dem Training am besten so lange auf zuckerhaltige Getränke und Nahrungsmittel, wie es Ihnen möglich und dabei angenehm ist.

Im Ausdauersport kann man durchaus auf Trainingseinheiten mit niedriger Intensität setzen. Das gilt besonders, wenn Sie gerade mit der Ernährungsumstellung begonnen haben. Falls Sie neuerdings mehr Fett und weniger Kohlenhydrate zu sich nehmen (mehr dazu in den folgenden Kapiteln), geben Sie Ihrem Körper Zeit, sich auf den alternativen Brennstoff einzustellen, wenn Sie es sportlich etwas langsamer angehen lassen. Bei der weniger intensiven sportlichen Betätigung bezieht der Körper im Verhältnis mehr Energie aus Fett.[389] Wenn man dann zunehmend fitter wird, ist der Körper in der Lage, auch bei immer höheren Intensitäten Fett statt Glukose zu verbrennen.

Während sich Ihr Körper daran gewöhnt, Fett als Brennstoff für das Training heranzuziehen, können Sie die Intensität steigern, indem Sie schneller gehen als üblich, einen flotten Spaziergang mit ein paar Sprints unterbrechen, dynamisch joggen oder die Laufeinheit mit regelmäßigen Sprints spicken. Dieses Grundprinzip lässt sich auf alle anderen Ausdauersportarten wie Radfahren oder Schwimmen übertragen. Wenn man wenig Zeit hat, kann eine größere Trainingsintensität bei kürzerer Dauer (ungefähr 20 Minuten) die

Insulinresistenz mindestens ebenso wirkungsvoll lindern wie eine längere Trainingseinheit von geringerer Intensität.[390] Diese Art des Trainings wird als High Intensity Intervall Training (HIIT, dt. »hochintensives Intervalltraining«) bezeichnet und ist so effektiv, dass seine Popularität sprunghaft angestiegen ist. Vermutlich werden Sie selbst oder jemand, den Sie kennen, bereits auf diese Weise trainieren.

Im Kraftsport zeichnet sich ein intensiveres Training dadurch aus, dass Sie bei jedem Satz bis zum Muskelversagen gehen oder sich zumindest an diese Grenze herantasten, indem Sie entweder das Gewicht oder die Wiederholungszahl erhöhen. Bei dieser Form des Trainings bedarf es nicht nur einer gewissen Zeit, um sich an die anspruchsvollere Routine zu gewöhnen, sondern auch einer großen Entschlossenheit. Wenn man trainiert, bis keine weitere Wiederholung möglich ist, ist das körperlich ebenso anstrengend wie mental. Ich wiederhole, dass man nicht von heute auf morgen damit anfangen kann. Um sich nicht zu verletzen, sollte man die Intensität nach und nach steigern, bis es irgendwann zwischen der fünften und der fünfzehnten Wiederholung zum Muskelversagen kommt. Dabei kommt es weniger auf die Anzahl der Wiederholungen als darauf an, dass Sie bis an diese Grenze gehen.

Nach der Lektüre dieses Kapitels gelangen Sie vielleicht zu dem Schluss, dass das Mantra lautet: »Trainiere oft, trainiere hart.« Besser wäre die Erkenntnis: »Just do it« – tun Sie, was Sie können, und fangen Sie einfach dort an, wo Sie gerade stehen. Wenn Sie ehrlich zu sich sind (oder darauf vertrauen können, dass ein anderer ehrlich zu Ihnen ist), werden Sie in regelmäßigen Abständen entweder die Trainingshäufigkeit oder die Trainingsintensität steigern, um die insulinsensibilisierende Wirkung Ihrer Bemühungen zu maximieren. Ganz gleich, wofür Sie sich entscheiden, und so wirksam die sportliche Betätigung im Kampf gegen Insulinresistenz auch sein kann: Am besten wirkt sie in Kombination mit einer Umstellung dessen, was Sie essen und wann Sie essen.

### Cool down!

Wäre es möglich, dass unsere angenehm thermoneutrale Umgebung zum Niedergang unseres Stoffwechsels beiträgt? Die vielleicht überraschendste (und unangenehmste) Maßnahme, um den Insulinspiegel zu verbessern und im Griff zu behalten, ist eine häufige Kälteexposition.

Bevor wir uns auf die Indizien stürzen, die darauf hinweisen, dass die Kälteexposition insulinempfindlicher macht, muss ich Sie mit einer Art von Fettgewebe bekannt machen, das Sie vielleicht noch nicht kennen: dem braunen Fett. Der Großteil unseres Körperfetts ist »weißes Fettgewebe«. Es hat eine weißliche Farbe, die sich zum Teil daraus ergibt, dass diese Fettzellen keine Mitochondrien enthalten (Mitochondrien sind rotbraun). Es gibt aber auch einzelne kleinere Fettdepots im Körper, deren Fettzellen nicht nur viel kleiner, sondern auch von einem sehr kräftigen Braun sind. Sie sind randvoll mit Mitochondrien. Die Mitochondrien sind wichtige »Energiezentren« und versorgen die Zelle durch den Abbau von Glukose und Fetten mit Energie. Die Mitochondrien im braunen Fettgewebe verhalten sich allerdings etwas anders als die meisten anderen Mitochondrien. Im Grunde hängt die Verbrennung von Nährstoffen (also Kohlenhydraten oder Fetten) in den Mitochondrien vom Energiebedarf der Zelle ab. Der Energiebedarf steuert die Energieproduktion der Zelle oder ist daran *gekoppelt*. Eine sinnvolle Sache. Doch die Mitochondrien im braunen Fettgewebe sind mit sogenannten *Entkopplungsproteinen* angereichert. Wie der Name schon sagt, geben diese Proteine den Mitochondrien die Möglichkeit, Nährstoffe nicht nur zur Deckung des zellulären Energiebedarfs zu verbrennen, sondern einfach Wärme zu produzieren. Weißes Fettgewebe ist bestrebt, Fett zu speichern, braunes will es verbrennen. Wird das braune Fettgewebe aktiviert, hat es einen ähnlichen Energieumsatz wie die Muskeln und verbraucht ebenso viel Glukose wie Muskelzellen.[391]

An diesem Punkt kommt die Kälte ins Spiel. Wenn die Haut abkühlt, wird das braune Fettgewebe aktiviert.

Die »magische Temperatur« auf der Haut sind offenbar 18 Grad Celsius. Da wird bei Männern und Frauen das braune Fettgewebe aktiv und beginnt, Glukose zu verbrennen, um den Körper warm zu halten.[392] Das Besondere an diesem Wert ist, dass sich der Körper bei den meisten etwas mehr, aber nicht übertrieben anstrengen muss, um warm zu bleiben. Die Muskeln zittern nicht, weil das braune Fettgewebe aktiv werden und ausreichend Wärme erzeugen kann. (Dieser Vorgang erklärt, warum Babys nicht zittern – sie haben viel braunes Fettgewebe, das sie warmhält.) Sinkt die Temperatur unter diesen Wert, beginnt der Körper zu zittern. Dies ist eine dramatischere (und wirkungsvollere) Methode der Wärmeerzeugung, um die Körperkerntemperatur zu halten.

Der Brennstoff für beide Vorgänge (das Kältezittern und die zitterfreie Thermogenese) ist die Glukose. Sie wird beide Male schneller verbrannt als üblich. Dies hat natürlich den Vorteil, dass der Glukoseverbrauch den Insulinspiegel senkt. Bei Kälte geht die Insulinausschüttung sehr schnell zurück, was zum Teil daran liegt, dass die zitternden Muskeln und das aktivierte braune Fettgewebe mehr Glukose verbrennen.[393]

Bei Kälte kommt es zu einer weiteren hochinteressanten Veränderung im Fettgewebe, die sich ebenfalls auf die Insulinsensitivität auswirkt. Das Fettgewebe kann

Hormone produzieren, sogenannte Adipokine, die unzählige Stoffwechselprozesse beeinflussen. Eines dieser hilfreichen Hormone, die vom braunen Fettgewebe ausgeschüttet werden und die Insulinempfindlichkeit erhöhen, ist das Adiponektin. Interessanterweise lässt eine Kälteexposition (von zwei Stunden) den Adiponektinspiegel steigen.[394]

KAPITEL 15

# Vernünftige Ernährung: Was wir über unsere Nahrungsmittel wissen

Im Kampf gegen die Insulinresistenz sind wir nun beim einflussreichsten Teil der Lösung angelangt – bei dem, was wir essen. Es ist der Bereich, in dem wir am meisten ausrichten können, aber auch der Bereich, der sich am schwersten ändern lässt. In den letzten Jahrzehnten wurde sehr viel zu diesem Thema geschrieben, sodass die Untersuchung der positiven Auswirkungen einer Ernährungsumstellung auf die Insulinsensitivität einer genauen und bedachten Analyse der veröffentlichten Forschungsergebnisse bedurfte. Diese Analyse führte unausweichlich zu der Schlussfolgerung, dass wir in puncto Ernährung falsch liegen.

Die epidemische Ausbreitung von Fettleibigkeit und Insulinresistenz ist zum Teil die Folge davon, dass sich die wissenschaftliche Forschung nach der Politik richtete. Gary Taubes *(Good Calories, Bad Calories)* und Nina Teicholz *(The Big Fat Surprise)* dokumentierten sorgfältig, dass man in den 1950er- und 1960er-Jahren einen politischen Konsens auf der Grundlage von begrenzten (und äußerst umstrittenen) Daten schuf, die eine Korrelation zwischen Nahrungsfetten, besonders gesättigten Fetten, und Herzkrankheiten nahelegten. In erstaunlich kurzer Zeit wurde aus dieser Korrelation eine Kausalität und aus einer vorsichtigen Theorie ein Ernährungsdogma. Schon bald hatten wir alle gelernt, Nahrungsfette als die Hauptursache von Herzkrankheiten, Gewichtszunahme und Diabetes zu verteufeln, obwohl dieser Schritt in Wissenschaftskreisen damals vielfach kritisiert wurde.

Stark vereinfacht geht es bei der intellektuellen Schlacht zwischen politischer Agenda und wissenschaftlichem Fortschritt um die Frage, ob es bei der Entscheidung über die ideale gesundheitsfördernde Ernährung auf die Menge oder die Art der Kalorien ankommt.

Die Befürworter der Kalorienmenge argumentieren, das Ganze sei reine Mathematik: Wer weniger Kalorien aufnimmt, als er verbraucht, wird schlank und insulinsensitiv; wer mehr Kalorien aufnimmt, als er verbraucht, wird dick und insulinresistent. Dem halten viele entgegen, dass die Art der Kalorien wichtiger sei als ihre Menge: Die aufgenommenen Nährstoffe würden die Hormone des Körpers beeinflussen, besonders das Insulin, dessen Reaktion zu Insulinresistenz, Fetteinlagerungen und letztlich auch Krankheiten führen würde.

Je nach Denkrichtung lautet die Lösung bei Insulinresistenz somit entweder Einschränkung der Kalorien, was so gut wie immer eine fettarme Ernährung bedeutet, oder Einschränkung bestimmter Kohlenhydrate, um den Insulinspiegel niedrig zu halten. Wie ich schon sagte, ist der menschliche Körper etwas komplizierter als ein normaler Ofen, und bei der Ernährung geht es um mehr als das Verhältnis zwischen den aufgenommenen und den verbrannten Kalorien. Sehen wir uns die Forschungen zu den unterschiedlichen Ansätzen einmal an.

## Einschränkung der Kalorien

Um zu verhindern, dass wir zunehmen, oder um das Gewicht zu reduzieren, arbeiten wir am häufigsten mit Kalorienreduktion. Die gleiche Methode kommt zum Einsatz, um eine Insulinresistenz zu beheben. Bei einer Reduktion der Kalorienzufuhr nimmt man zwar ab (wenn auch nur kurzfristig), aber die Auswirkungen auf die Insulinresistenz sind weniger überzeugend.

Diese paradoxen Ergebnisse lassen sich durch die Art des Gewichtsverlusts erklären. Eine der Schwierigkeiten bei der Kalorienreduktion ist, dass wir nicht kontrollieren können, wo der Körper Gewicht abbaut. Wir wollen natürlich den Körperfettanteil senken. Doch in diesem (hoffentlich) leichten Hungerzustand, der diplomatisch als Kalorienreduktion bezeichnet wird, baut der Körper auch fettfreie Masse einschließlich Muskeln und Knochen ab.[395] Das Problem liegt auf der Hand: Je weniger fettfreie Körpermasse, vor allem Muskeln jemand hat, desto weniger insulinsensitives Gewebe ist vorhanden, um bei der Entfernung der Glukose aus dem Blut mitzuhelfen und den Insulinspiegel wieder auf das Ausgangsniveau zu senken. Eine Einschränkung der Kalorienzufuhr kann also tatsächlich insulinresistent machen.

**Magersucht und Insulinresistenz**

Die Magersucht (*Anorexia nervosa*) ist eine Krankheit, bei der die Betroffenen mittels massiver Kalorienreduktion einen ungesund niedrigen Körperfettanteil anstreben. Geht man von der Gleichung aus »überschüssiges Fett = Insulinresistenz«, sollten Magersüchtige äußerst insulinsensitiv sein. Leider ist dies nicht der Fall. Magersuchtpatienten zeigen regelmäßig eine geringere Glukosetoleranz und eine stärkere Insulinresistenz als gesunde schlanke Menschen.[396] In diesem Szenario ist aus dem »Fasten« das »Hungern« geworden.

Eine beachtliche Studie untersuchte die Folgen einer sehr strikten Kalorienreduktion bei Fettleibigen ohne Vorgeschichte oder Hinweis auf Insulinresistenz.[397] Die sieben Teilnehmer reduzierten die Kalorienaufnahme selbstständig auf ungefähr 800 Kilokalorien am Tag und verloren innerhalb von 4 bis 20 Wochen dadurch zwischen 8 und 35 Kilogramm Gewicht. (Nein, bei 800 Kilokalorien bekommt man nicht viel zu essen!) Anders, als es der Zusammenhang zwischen Körpergewicht und Insulinresistenz erwarten ließe, entwickelte mehr als die Hälfte der Studienteilnehmer aufgrund dieses Gewichtsverlusts eine Insulinresistenz, die sogar bis zum Typ-2-Diabetes ging! Bei starker Kalorienreduktion kann der Körper bereits innerhalb weniger Tage nachweislich insulinresistent werden.

Drastisch kalorienreduzierte Diäten sorgen für Stress im Körper, wie die deutlichen hormonellen Veränderungen zeigen – am auffälligsten ist ein signifikanter Anstieg des prototypischen Stresshormons Cortisol.[398] Wie Sie sich erinnern, besteht eine seiner wichtigsten hormonellen Aufgaben (im Rahmen der Kampf-oder-Flucht-Reaktion mit dem Adrenalin) darin, dem Insulin entgegenzuwirken und den Blutglukosespiegel anzuheben. Cortisol macht die Muskeln (und andere Gewebe) tatsächlich insulinresistent. Darüber hinaus sackt der Spiegel der Schilddrüsenhormone ab, was die Stoffwechselrate senkt und das Problem verschlimmert. Da die Schilddrüsenhormone dafür sorgen, dass die normale Insulinsignalgebung erhalten bleibt, drängt ihr Rückgang den Körper weiter in die Insulinresistenz.[399]

Trotz dieser beängstigenden Erkenntnisse hinsichtlich einer drastischen und länger anhaltenden Kalorienreduktion kann eine *leichte* Einschränkung der Kalorienaufnahme auch bei fettarmer Ernährung die Insulinsensitivität klar verbessern.[400] Allerdings sind die Erfolge zuweilen nicht sonderlich dramatisch. Ein Beispiel: Die Analyse der Auswirkungen einer 14-wöchigen fettarmen und vorwiegend pflanzlichen Kost auf übergewichtige Frauen mittleren Alters ergab bei der Insulinsensitivität keinen Unterschied zu den Teilnehmerinnen der Kontrollgruppe.[401]

> **Essen Sie die Kohlenhydrate zuletzt**
>
> Falls Sie eine große Vorliebe für bestimmte Kohlenhydrate wie Reis oder Pasta haben und wissen, dass Sie ohne sie nicht leben können, lautet die gute Nachricht, dass Sie deren Auswirkungen auf den Insulinspiegel mit einem einfachen Trick dämpfen können: Essen Sie sie am Ende der Mahlzeit. Eine Studie verglich die primären Stärke-, Protein- und Gemüseanteile einer Mahlzeit miteinander. Dabei stellte sich heraus, dass die Auswirkungen auf Blutglukose- und Insulinspiegel erheblich geringer waren, wenn der Stärkeanteil nach dem Protein und dem Gemüse verzehrt wurde.[402]

## Ballaststoffe

Eine fett- und kalorienarme Ernährung ist fast immer auch ballaststoffreich (wenn man es richtig macht und das Augenmerk auf echte Lebensmittel, nicht auf Diät-Fertigprodukte legt). Den Ballaststoffen kommt ein ganz besonderer Platz in den heiligen Hallen des Ernährungspantheons zu. Sie werden fast durchweg als wesentlicher Bestandteil einer modernen und gesunden Ernährung akzeptiert. Trotz der vielen berichteten Vorteile gibt es bei der Rolle der Ballaststoffe im Hinblick auf die Insulinsensitivität Spielraum für Interpretation; es gibt allgemein Hinweise darauf, dass sie insulinsensitiver machen. Mehrere epidemiologische Studien (also Studien, die ihre Daten in Umfragen erheben) zeigen eine Korrelation zwischen dem Verzehr von Ballaststoffen und einer verbesserten Insulinsensitivität.[403] Die klinischen Studien liefern uneinheitliche Ergebnisse. Ihre Interpretation bedarf einer genaueren Prüfung im Hinblick auf die Insulinresistenz. Da nicht Umfragen, sondern klinische Studien dazu beitragen, den Zusammenhang zwischen Ursache und Wirkung festzustellen, werden wir uns ausschließlich darauf konzentrieren.

Einige Studien zeigen, bei dass die Glukose- und Insulinspiegel bei Probanden, die eine ballaststoffreiche Mahlzeit essen, niedriger sind als bei denjenigen, die eine ballaststoffarme Mahlzeit verzehren – aber auch diese Ergebnisse variieren je nach Personengruppe. So kamen zum Beispiel Männer mit höherem Nüchterninsulinspiegel (also insulinresistente Männer) nach einer ballaststoffreichen Mahlzeit in den Genuss eines geringeren Insulinanstiegs als nach einer ballaststoffarmen Mahlzeit. Bei Männern mit normalem Nüchterninsulinspiegel (also insulinsensitiven Männern) war dagegen kein Unterschied festzustellen. Untersucht man die Ergebnisse über einen längeren Zeitraum, wird es noch verwirrender. Während eine mehrwöchige Erhöhung der Ballaststoffzufuhr nachweislich die Insulinsensitivität einer Gruppe nicht fettleibiger Diabetiker erhöhte,[404] blieb der gesteigerte Ballaststoffverzehr für die Insulinresistenz fettleibiger Diabetiker ohne Folgen.[405] Alles in allem legen diese Studien nahe, dass Ballaststoffe bei den insulinresistenten, nicht aber den insulinsensitiven Probanden die Insulinempfindlichkeit erhöhen, und legen Beweise dafür vor, dass ihre positive Wirkung begrenzt sein könnte.

Eine entscheidende Schwäche dieser Studien ist die Art der verwendeten Ballaststoffe. So gut wie alle Ballaststoffstudien arbeiten mit Präparaten auf der Grundlage von Guar oder Guarkernmehl, das in den wenigsten kohlenhydratreichen Lebensmitteln vorkommt. Guarkernmehl ist zwar in Reform- und Naturkostläden erhältlich, aber kein Bestandteil der normalen Ernährung. Aus der Wirkung einer ballaststoffreichen Kost durch eine erhöhte Guarzufuhr sollte man deshalb nicht schließen, dass andere Ballaststoffquellen wie Gemüse und Hülsenfrüchte zu den gleichen Ergebnissen führen werden.[406] Aber auch, als man insulinresistenten Personen eine ballaststoffreiche Kost (50 Gramm/Tag) verordnete, bei der die Ballaststoffe in erster Linie aus Obst, Gemüse, Hülsenfrüchten und ausgewählten Getreiden stammten, war nach sechs Wochen eine signifikante Verbesserung ihrer Insulinsensitivität zu verzeichnen.[407]

Einen unglücklichen Aspekt gibt es bei fast allen Studien, die sich mit der Rolle der Ballaststoffe bei Insulinresistenz beschäftigen: Die Erhöhung des Ballaststoffgehalts geht auf Kosten der Fette, das heißt, die ballaststoffreiche Kost in diesen Studien ist fettarm. Wie wir gleich sehen werden, hat das Nahrungsfett keine Auswirkungen auf den Insulinspiegel. Wegen des verhältnismäßig geringen Fettanteils ballaststoffreicher Diäten bleibt deshalb die Frage offen, ob eine fett- *und* ballaststoffreiche Diät effektiver ist als eine fettarme, aber ballaststoffreiche Kost. Eine alternative Sichtweise wäre, dass Ballaststoffe immer wichtiger werden, je mehr – vor allem verarbeitete – Kohlenhydrate die Kost enthält. Zwei Veröffentlichungen streifen diesen Konflikt, beschäftigen sich allerdings ausschließlich mit der Glukoseantwort und gehen auf das Thema Insulinresistenz nicht weiter ein. Bei der einen Studie bekamen die Teilnehmer drei unterschiedliche Sorten Brot serviert: ballaststoff- und fettarm, ballaststoffreich und fettarm sowie ballaststoff- und fettreich.[408] Das ballaststoff- und fettarme Brot verursachte eine deutlich stärkere Blutglukoseantwort als die beiden anderen und sättigte am wenigsten (sodass man eventuell geneigt wäre, mehr davon zu essen). Während die beiden ballaststoffreichen Sorten unabhängig vom Fettgehalt eine ähnliche Glukoseantwort auslösten, machte das ballaststoff- und fettreiche Brot besser *satt*. Leider wurde bei dieser Studie der Insulinspiegel nicht gemessen, sodass sich keine direkten Schlussfolgerungen für die Insulinresistenz ziehen lassen. Die Teilnehmer einer zweiten Studie bekamen vier Arten von Pastagerichten zu essen: normale Pasta, Pasta mit Flohsamen (Ballaststoff), Pasta mit Fett (Öl) und Pasta mit Flohsamen und Fett.[409] Die Flohsamen allein trugen nicht dazu bei, die Auswirkungen der kohlenhydratreichen Pasta auf Insulin oder Glukose zu dämpfen. Die Zugabe von Fett dämpfte sie ein wenig, die Zugabe von Fett und Flohsamen wirkte am stärksten und sättigte auch am besten.

Am Ende ist die Wahrscheinlichkeit groß, dass die Ballaststoffe die Insulinsensitivität der meisten Menschen einfach deshalb erhöhen, weil sie den für die Insulinantwort verantwortlichen Zucker und die Stärke ersetzen. Vor allem aber sollte man sich die Ballaststoffquelle gut ansehen. Es ist erstaunlich, aber wahr, dass Zucker einer der Hauptbestandteile der meisten Ballaststoffpräparate ist.

Je nachdem, wie gut sich die Ballaststoffe in Wasser lösen, kann man sie als »löslich« (mischen sich gut mit Wasser) oder »unlöslich« (mischen sich schlecht mit Wasser) definieren. Abgesehen von ihrer Löslichkeit lassen sich die Ballaststoffe auch danach einordnen, wie gut sie die Glukose- und Insulinkontrolle unterstützen. Hier schneiden die löslichen Ballaststoffe besser ab. Die unlöslichen Ballaststoffe stammen hauptsächlich aus Getreide und Kleie und vergrößern die Stuhlmenge. Die löslichen Ballaststoffe stammen im Allgemeinen aus Obst und bestimmten Gemüsesorten (wie die Flohsamenschalen der erwähnten Pastastudie) oder speziellen Ergänzungspräparaten und haben den größten Nutzen für Glukose- und Insulinspiegel.[410]

## Intervallfasten oder zeitlich begrenzte Nahrungsaufnahme

Die zeitliche Planung der Mahlzeiten ist ein wichtiges Thema, da die meisten Menschen heute öfter essen als je zuvor. Vor nur rund dreißig Jahren nahmen die meisten Erwachsenen und Kinder drei Mahlzeiten am Tag mit knapp fünfstündigen Esspausen dazwischen zu sich. Diese Pausen sind inzwischen auf rund dreieinhalb Stunden geschrumpft, und dabei sind die Zwischenmahlzeiten noch gar nicht berücksichtigt – etwas, das vor den 1980er-Jahren nicht üblich war.[411]

Der gemeinsame Nenner vieler Diätpläne ist, wann und wie oft gegessen werden sollte. Hier gehen die Empfehlungen auseinander: Einige Ansätze verkürzen die Essphasen auf zwei bis drei Mahlzeiten am Tag mit längeren Pausen dazwischen; andere Strategien empfehlen, ein paar Tage ganz normal zu essen, um dann einen Tag lang ganz aufs Essen zu verzichten. Am anderen Ende des Spektrums befinden sich Diäten, die das »Snacken«, also den Verzehr von sechs bis acht kleinen Mahlzeiten am Tag propagieren. Sie sind der Gegenentwurf zur zeitlich begrenzten Nahrungszufuhr.

Wenn wir eine Mahlzeit zu uns nehmen (ganz besonders bestimmte Nahrungsmittel, die wir noch nennen werden), steigt der Insulinspiegel, um den Glukosespiegel zu kontrollieren. Weil ein erhöhter Insulinspiegel einer der wichtigsten Faktoren bei der Entstehung von Insulinresistenz ist, empfiehlt sich ein Ernährungsplan, der im Laufe des Tages auch Phasen vorsieht, in denen der Insulinspiegel niedrig bleibt. Sicher vermuten Sie bereits, dass häufigere Mahlzeiten keine effektive Strategie sind, um den Insulinspiegel zu kontrollieren.

Beim Blick auf die Daten zur zeitlichen Einteilung der Mahlzeiten treten zwei Faktoren hervor: wie man tagtäglich isst und wie man sich über einen längeren Zeitraum hinweg ernährt. Innerhalb der größeren zeitlichen Zusammenhänge ist bei Patienten, die etwa einmal im Monat (24 Stunden lang) fasten, eine Insulinresistenz etwa halb so wahrscheinlich wie bei denjenigen, die dies nicht tun.[412] Betrachtet man den kürzeren Ausschnitt des einzelnen Tages, lassen sich mit selteneren und größeren Mahlzeiten stärkere Verbesserungen erzielen als mit mehreren kleineren über den Tag verteilten Mahlzeiten.[413] Die vorteilhaften Auswirkungen von wenigen größeren Mahlzeiten dürften einfach die Folge davon sein, dass dazwischen längere Phasen mit normalem Glukose- und Insulinspiegel liegen. Wenn Sie häufiger essen, steigt der Insulinspiegel unabhängig von der Größe der Portionen alle paar Stunden an. Falls drei große Mahlzeiten am Tag besser sind als sechs kleine – wären dann noch seltenere Mahlzeiten am allerbesten? Gut möglich.

Beim Fasten wechseln sich normale Ernährungsphasen mit strategischen Perioden des Nahrungsverzichts ab – Kalorienzählen überflüssig. Es deutet einiges darauf hin, dass sich mit Fasten die Insulinsensitivität wirksam verbessern lässt, obwohl der Erfolg teilweise davon abhängt, wie man es anstellt. In zwei Studien zum Intervallfasten mussten die Probanden einen Tag lang normal essen, am nächsten den ganzen Tag lang fasten und diesen Ablauf über einen Zeitraum von zwei Wochen siebenmal wiederholen. Die Ergebnisse der beiden Studien waren widersprüchlich: Die eine berichtete von einer Verbesserung der Insulinsensitivität,[414] während die andere keinen Nutzen feststellte.[415] Demgegenüber zeigte eine neuere Studie zum Intervallfasten mit Typ-2-Diabetikern, die mit Insulin behandelt wurden, eine sehr erfolgreiche Verbesserung der Insulinsensitivität, wenn sie häufiger (mehrmals wöchentlich) 24 Stunden fasteten. Die Probanden benötigten kein Insulin mehr, und es wurde abgesetzt.[416] Bei einem der Teilnehmer war dies bereits nach nur fünf Tagen der Fall! Die Alternative dazu ist, die tägliche Nahrungsaufnahme auf ein bestimmtes Zeitfenster zu beschränken, sodass am Ende nur Frühstück und Mittagessen[417] oder Mittag- und Abendessen übrigbleiben.[418] Bei diesen Studien zur zeitlich begrenzten Nahrungsaufnahme sahen die Teilnehmer effektive Verbesserungen ihrer Insulinsensitivität.

Es mag sich seltsam anhören, aber viele Vorteile des Fastens sind Folgen hormoneller Veränderungen. Der Insulinspiegel sinkt beim Fasten natürlich schnell, während sein »Gegenspieler« Glukagon zulegt. Um den enormen Einfluss des Fastens wirklich zu verstehen, muss man sich mit Glukagon auskennen. Während das Insulin versucht, körperliche Energie zu sparen, will Glukagon sie nutzen. Insulin und Glukagon sind zwei Seiten der gleichen Stoffwechselmedaille. Glukagon möchte, dass der Körper seine Speicherenergie freisetzt. Es drängt die Fettzellen, Fett preiszugeben, und die Leber, Glukose auszuschütten. Da Insulin und Glukagon gegenläufige Stoffwechselprozesse aktivieren und hemmen (siehe Grafik Seite 156), bestimmt ihr Verhältnis zueinander, was geschieht. Entsprechend hilfreich ist es, das Fasten und sogar das Essen vor dem Hintergrund des Insulin-Glukagon-Quotienten zu betrachten.

| häufige Mahlzeiten kohlenhydratreiche Kost | Fasten Kohlenhydratreduktion |
|---|---|
| **Hoher Insulin-Glukagon-Quotient** | **Niedriger Insulin-Glukagon-Quotient** |
| **Insulin** | **Glukagon** |
| • Hemmt den Fettabbau (Lipolyse) | • Aktiviert den Fettabbau (Lipolyse) |
| • Verstärkt die Fetteinlagerung | • Hemmt die Fetteinlagerung |
| • Hemmt die Verwendung von Leberglykogen | • Aktiviert die Verwendung von Leberglykogen |
| • Verstärkt die Speicherung von Leberglykogen | • Hemmt die Speicherung von Leberglykogen |
| • Hemmt die Bildung von Ketonkörpern | • Aktiviert die Bildung von Ketonkörpern |
| • Hemmt die Autophagie | • Aktiviert die Autophagie |

**Was uns hungrig macht**

Wir denken, Hungergefühle hängen damit zusammen, ob wir etwas im Magen haben oder nicht. Diese Vorstellung steht hinter der Idee, Nahrung mit viel »Volumen« zu verzehren, zum Beispiel mit vielen Ballaststoffen – etwas, das den Magen füllt und sich nicht in der Gesamtzahl der verzehrten Kalorien niederschlägt. Aber Hungergefühle sind komplizierter, und es spielt mehr hinein als nur ein leerer Bauch. Sie hängen zum Teil an der (kalorischen) Energieversorgung der Zellen: Wenn die Körperzellen das Gefühl haben, nicht ausreichend Energie zur Verfügung zu haben, kann im Gehirn ein Hungergefühl ausgelöst werden, das wir dann im Bauch wahrnehmen. Wäre es anders, hätten alle, die über eine Infusion ernährt werden, das Gefühl zu verhungern. Doch das ist nicht der Fall.

Eine Forschergruppe untersuchte, ob es beim Hunger eher auf die Energie oder auf das Nahrungsvolumen ankommt. Sie fanden heraus, dass die Testpersonen bei einer reinen Glukoseinfusion Hunger hatten. Enthielt die Infusion auch ein wenig Fett, verschwand der Hunger.[419] Man könnte auch sagen: Wenn die Zellen das Gefühl hatten, mit ausreichend Energie – vor allem in Form von Fett – versorgt zu sein, verspürte der Körper trotz des leeren Magens nicht das Bedürfnis, etwas zu essen, und die Betreffenden waren zufrieden.[420] Die in einer Mahlzeit enthaltene Energie sättigt besser als das Volumen. Gut genährten Zellen ist es egal, ob Sie etwas im Magen haben.

Ein bemerkenswertes Beispiel dafür, wie weit man dabei gehen kann, ist der Fall eines Schotten mit Adipositas Grad III, also extremer Fettleibigkeit. Er begann, mit dem Fasten zu experimentieren, und weil sich sein Gesundheitszustand so schnell besserte, machte er einfach immer weiter. Am Ende tat er dies unter ärztlicher Aufsicht, damit eine ausreichende Flüssigkeitsversorgung und Mineralstoffzufuhr gewährleistet war, und fastete letztlich insgesamt 382 Tage.[421]

Das Fasten ist offenbar ein wirksames Werkzeug und muss wie alle hochwirksamen Strategien klug und bewusst eingesetzt werden. Besonders wichtig ist die Unterscheidung zwischen Fasten und Hungern. Einen konkreten Moment, in dem Fasten schädlich wird, gibt es nicht, doch wenn man zu weit geht, kann es unerwünschte Folgen haben. Dies hängt sehr stark von der Verfassung der Fastenden ab, was sie unter »Fasten« verstehen (was sie trinken, welche Nahrungsergänzungsmittel sie nehmen und so weiter) und wie die Zufuhr lebenswichtiger Mineralstoffe gewährleistet wird. Sehr wichtig ist auch, wie man das Fasten beendet. Erste Studien zu längeren *mehrtägigen* Fastenphasen deckten auf, dass es nach Beendigung des Fastens zum potenziell tödlichen »Refeeding-Syndrom« kommen kann.[422] Dazu kommt es, wenn der Elektrolyt- und Mineralstoffgehalt des Blutes etwa an Phosphor und Kalium zu stark sinkt. Diese gefährliche Veränderung stellt sich ein, wenn der Insulinspiegel mit einem Mal zu schnell zu weit nach oben schießt. Da der Körper während des Fastens kaum noch Glukose verbrennt, ist der Verzehr von zu vielen verarbeiteten Kohlenhydraten, die den Glukose- und Insulinspiegel nach oben schnellen lassen, die falsche Methode des Fastenbrechens. Wie wir nun sehen werden, hat es erhebliche Auswirkungen auf die Insulinkontrolle, wie viele Kalorien wir zu uns nehmen und wann wir essen.

## Der zirkadiane Rhythmus und das Dawn-Phänomen

Viele Körperfunktionen folgen einem inneren Rhythmus und inneren Zeitvorgaben, was weit über den Schlaf-Wach-Rhythmus hinausgeht. Im Laufe des Tages und der Nacht steigt und fällt die Konzentration von hochwirksamen Hormonen wie Cortisol und Wachstumshormon. Auch das Insulin folgt diesem Rhythmus. Selbst wenn wir nichts gegessen haben, steigt der Insulinspiegel gegen 5.30 Uhr morgens an, um etwa zwei Stunden später wieder abzufallen.[423] Dieser Anstieg des Insulinspiegels verweist auf einen Zustand leichter Insulinresistenz. Es passiert auch nicht nur dann, wenn wir zu wenig Schlaf bekommen haben, sondern jeden Tag – sogar, wenn wir die ganze Nacht geschlafen haben. Diese morgendliche Insulinresistenz heißt »Dawn-Phänomen«.

Im Rahmen einer kontrollierten Studie wurden die Schwankungen des Blutzuckerspiegels bei Menschen gemessen, die dreimal täglich (morgens, nachmittags und abends) jeweils die gleiche Menge Glukose in Form eines Getränks zu sich nahmen. Wie sich herausstellte, fiel die Insulinantwort morgens am stärksten, abends am schwächsten aus.[424] Dass der Körper morgens mehr Insulin braucht, liegt an seinen hormonellen Gegenspielern. Wie erwähnt besteht eine der Hauptaufgaben des Insulins darin, den Blutglukosespiegel zu senken, indem es die Glukose in Gewebe wie die Muskeln oder das Fett transportiert. Aber gegen Ende des Schlafzyklus werden vermehrt Hormone wie Katecholamine, Wachstumshormon und vor allem Cortisol ausgeschüttet, die den Blutzuckerspiegel erhöhen. Durch diese Vorgänge ist das Insulin gezwungen, sich mehr »anzustrengen« – das heißt, es wird eine Insulinresistenz erzeugt.

Auf die Ernährung übertragen bedeutet dies: Wenn wir morgens ein Stück Toast essen, wird mehr Insulin zur Kontrolle der Blutglukose benötigt, als wenn wir eine gleich große Scheibe Toast am Abend essen.[425] So gesehen dürfte das, was wir nach dem Aufwachen essen, wichtiger sein als das, was wir zu jeder anderen Tageszeit zu uns nehmen. Keine Mahlzeit bekommt so viel Aufmerksamkeit wie das Frühstück, und für gewöhnlich hören wir, dass man nicht darauf verzichten sollte. Angesichts der allmorgendlichen Insulinresistenz könnte man versucht sein, das Frühstück im Kampf gegen die Insulinresistenz ganz ausfallen zu lassen. Was sagt die Forschung?

In einer Studie mit 52 fettleibigen Frauen, die normalerweise entweder regelmäßig frühstückten oder das Frühstück ausfallen ließen, wurden die Teilnehmerinnen zufällig in zwei Gruppen eingeteilt, die drei Monate lang morgens essen oder verzichten mussten.[426] Beide Ernährungspläne waren kalorienreduziert und enthielten insgesamt *die gleiche Menge* an Kalorien (obwohl die Nichtfrühstückerinnen nur zweimal täglich aßen, nahmen sie ebenso viele Kalorien zu sich wie die Frühstückerinnen). Alle Frauen nahmen ab, aber die Probandinnen der Frühstücksgruppe verloren etwas mehr Gewicht. Eine ähnliche Studie verfolgte vier Monate lang die Erfolge von beinahe 300 übergewichtigen und fettleibigen Männern und Frauen beim Abnehmen. Hier konnten die Wissenschaftler keine Unterschiede beim Gewichtsverlust zwischen den Frühstückern und den Nichtfrühstückern feststellen.[427] Wie Sie sehen können, werfen diese beiden ähnlichen Studien mehr Fragen auf, als sie beantworten. Sie verraten uns nicht, ob sich das Frühstück nun positiv oder negativ auf den Körperfettanteil auswirkt. Meiner Ansicht nach kommt es ganz klar auf das Frühstück an.

Ich glaube, dass keine Mahlzeit des Tages so fest mit dem Verzehr von einigen der schlimmsten Nahrungsmittel überhaupt verbunden ist. In weiten Teilen der Welt besteht das Frühstück aus Zucker und Stärke – man denke an Saft, Müsli, Bagels, Reis oder Toast. Auf den nächsten Seiten werden wir sehen: Wenn Ihr durchschnittliches Frühstück so aussieht, können Sie das Essen auch bleiben lassen und sich stattdessen gleich Insulin spritzen.

> **Die innere Uhr der Fettzellen**
>
> Was die Insulinsensitivität angeht, hat unser Fettgewebe seinen ganz eigenen Rhythmus. Anders als der restliche Körper, der morgens etwas insulinresistenter ist, reagiert das Fettgewebe morgens *besonders empfindlich* und abends am wenigsten stark auf Insulin.[428] Weil Insulin die Fettverbrennung hemmt[429] und das Wachstum der Fettzellen begünstigt,[430] könnte eine Mahlzeit, die den Insulinspiegel in die Höhe treibt, morgens mehr Fett auf unsere Rippen packen als abends.

## Einschränkung der Kohlenhydratzufuhr

Sobald wir verstehen, dass ein zu hoher Insulinspiegel einer der wichtigsten Auslöser der Insulinresistenz ist, ist die Kette der Ereignisse, die einen Lösungsansatz offenbaren, nicht mehr zu übersehen: Reduzierter Kohlenhydratverzehr = weniger Glukose im Blut = weniger Insulin im Blut = größere Insulinsensitivität.[431] Das Absinken des Insulinspiegels bringt eine Art Neustart (Re-Sensibilisierung) mit sich.

Wenn wir die Bedeutung unserer Nahrung wirklich verstehen wollen, müssen wir die Auswirkungen der einzelnen Makronährstoffe auf den Insulinspiegel kennen. Wie Sie der Grafik entnehmen können, bewirken die Nahrungsproteine eine leichte Insulinausschüttung (etwa das Doppelte des Nüchterninsulinspiegels, doch das hängt vom Blutglukosespiegel ab). Die Kohlenhydrate dagegen können den Insulinspiegel auffallend stark nach oben treiben – auf mehr als das Zehnfache des normalen Werts, wobei Höhe und Breite der Insulinspitze mit der Art der Kohlenhydrate und der Insulinsensitivität der Betreffenden variieren. Das Nahrungsfett hat keinerlei Auswirkungen auf den Insulinspiegel.[432] Demnach sollte eine Kost, die weniger Insulintreiber (Kohlenhydrate, vor allem in stark verarbeiteter Form) und mehr Insulindämpfer (Protein und Fett, vor allem in naturbelassener Form) enthält, die Insulinsensitivität verbessern. Wie wir sehen werden, ist das auch der Fall.

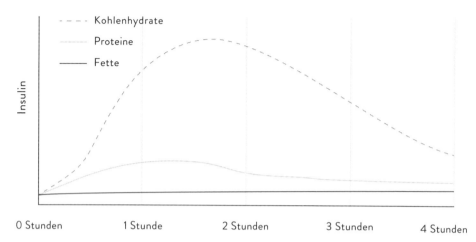

In Anlehnung an Nutall, F.Q., M.C. Gannon: *Plasma glucose and insulin response to macronutrients in nondiabetic and NIDDM subjects.* In: Diabetes Care, 1991. 14`(9): S. 824–838

Hinsichtlich einer kohlenhydratreduzierten Kost müssen wir einige wichtige Aspekte wie deren Auswirkungen auf die Insulinresistenz erörtern und einen Überblick über Ketone, Gewichtskontrolle und einiges mehr geben.

### Wie stark lassen Proteine den Insulinspiegel wirklich ansteigen? Es kommt darauf an ...

Der allgemeine Konsens bezüglich der Nahrungsproteine lautet, dass sie den Insulinspiegel deutlich ansteigen lassen. Dies hängt allerdings stark davon ab, ob eine Glukoneogenese vonnöten ist. Die Glukoneogenese ist der Vorgang, bei dem die Leber auf natürlichem Wege Glukose für den Körper herstellt, wenn nicht genügend davon über die Nahrung aufgenommen wird. Die Glukoneogenese macht den Verzehr von Kohlenhydraten überflüssig,[433] die aber dennoch ein erfreulicher Bestandteil der Ernährung sein können. Wenn jemand, der sich normalerweise kohlenhydratreich ernährt, Proteine zu sich nimmt, steigt der Insulinspiegel kräftig an. Jemand, der im Verhältnis weniger Kohlenhydrate verzehrt, wird dagegen nur wenig oder gar kein Insulin ausschütten.[434] Dieser Unterschied bei der Insulinantwort dürfte in erster Linie davon abhängen, ob eine Glukoneogenese nötig ist oder nicht. Wenn wir weniger Glukose aufnehmen, wird dies durch die Glukoneogenese ausgeglichen, sodass der Blutglukosespiegel vollkommen normal bleibt. Da Insulin die Glukoneogenese sehr stark hemmt, wäre eine Insulinspitze nach Proteinverzehr im Rahmen einer kohlenhydratarmen Kost gefährlich. Der Körper würde damit seiner eigenen natürlichen Glukosequelle beraubt.

## Kohlenhydratzufuhr und Insulinresistenz

Die Einschränkung der Kohlenhydrate war die vielleicht erste dokumentierte moderne Maßnahme zur Diabetes- und Gewichtskontrolle und zu Beginn sowie Mitte des 19. Jahrhunderts in ganz Westeuropa akzeptiert. Weshalb das Modell in Ungnade fiel und durch die aktuellen Empfehlungen ersetzt wurde, dass man bei Insulinresistenz und Typ-2-Diabetes Fett meiden und Stärke essen sollte, ist ein Rätsel. Aber innerhalb weniger Jahrzehnte (von Anfang bis Mitte des 20. Jahrhunderts) kam es zu einem dramatischen Wandel der Leitlinien: von der Empfehlung, Brot, Frühstücksflocken, Zucker und so weiter strikt zu meiden, während alle Fleisch-, Ei-, Käsesorten und Ähnliches erlaubt waren (wie in dem Buch *The Practice of Endocrinology* aus dem Jahr 1951 empfohlen wurde), zum genauen Gegenteil. Es wurde zum Verzehr von Brot und Zerealien ermutigt und vom Verzehr von Fleisch, Eiern und so weiter abgeraten (wie die American Heart Association und bis vor Kurzem auch die American Diabetes Association empfahlen). Die Menschen reagierten entsprechend, und wir essen heute verhältnismäßig weniger Fett als vor fünfzig Jahren.[435] Diese Umstellung sollte uns gesünder machen, doch der explosionsartige Anstieg der Insulinresistenz in dieser Zeit beweist, dass die Abkehr vom Fett in der modernen Ernährung zugunsten der Kohlenhydrate nicht die gewünschten Ergebnisse bringt.

Seit den 1990er-Jahren präsentiert die klinische Forschung überzeugende Beweise dafür, dass sich mit der Einschränkung der Kohlenhydratzufuhr eine Insulinresistenz verhindern oder lindern lässt. Vergleicht man Studien, bei denen die Ernährung der Probanden tatsächlich umgestellt wird (Interventions- oder klinikbasierte Studien), statt sie lediglich dazu zu befragen (umfragebasierte Studien), findet man einen überwältigenden Konsens zugunsten einer Kohlenhydratreduktion. Interventionsbasierte Studien sind hier haushoch überlegen, denn sie können Fragen wie: »Welche Diät eignet sich am besten, um Insulinresistenz zu lindern?«, *abschließend* beantworten. Eine Studie mit dieser Fragestellung beobachtete Hunderte von übergewichtigen Männern und Frauen mittleren Alters. Die Teilnehmerinnen und Teilnehmer bekamen eine von drei Kostformen zugewiesen, die sie zwei Jahre lang beibehalten mussten: eine kalorienreduzierte, fettarme Diät; eine kalorienreduzierte Diät mit mittlerem Fettgehalt; oder eine kohlenhydratarme Diät ohne Kalorienbeschränkung. Die kohlenhydratarme Diät ohne Kalorienbeschränkung brachte nicht nur die größten Gewichtsverluste, sondern trug bei den meisten Teilnehmenden auch dazu bei, den Insulinspiegel zu senken und die Insulinresistenz zu lindern.[436]

Eine weitere Studie bediente sich drei Monate lang einer ähnlichen Strategie. Übergewichtige Männer und Frauen wurden entweder einer kohlenhydratarmen oder einer fettarmen Diätgruppe zugeordnet. Keine von beiden schränkte die Kalorienaufnahme ein. Während der Insulinspiegel bei der Gruppe mit der fettarmen Diät um ungefähr 15 Prozent sank, beobachteten die Probanden in der Gruppe mit der kohlenhydratarmen Diät einen Rückgang des Insulinspiegels um 50 Prozent.[437] Überdies ging ein weiterer Indikator für die Insulinresistenz (der »HOMA-Index«, den wir in Kapitel 17 ausführlicher besprechen werden) bei der kohlenhydratarmen Ernährung mehr als dreimal so stark zurück wie bei der fettarmen Diät.

Und noch eine Studie begleitete Probanden, die sich kohlenhydratreduziert ernährten, fast vier Jahre lang.[438] Ihr Ziel war es, die Stoffwechselverbesserungen einschließlich der Insulinsensitivität bei zwei Interventionsdiäten zu vergleichen, die entweder 50 oder 20 Prozent Kohlenhydrate enthielten. Die kohlenhydratärmere Diät war nicht nur bei den gesundheitlichen Verbesserungen »signifikant überlegen«, sondern ermöglichte etwa der Hälfte der Patienten auch, Insulin (und fast alle anderen Medikamente) abzusetzen; die übrigen Teilnehmer konnten ihren täglichen Insulinbedarf beträchtlich verringern. Eine letzte erwähnenswerte Studie setzte insulinresistente Probanden drei Wochen lang entweder auf eine relativ normale (circa 60 Prozent Kohlenhydrate) oder eine leicht kohlenhydratreduzierte Diät (circa 30 Prozent Kohlenhydrate). Anschließend wurden die Gruppen drei weitere Wochen lang getauscht. Auch hier führte die Diät mit dem niedrigeren Kohlenhydratgehalt zu einer stärkeren Verbesserung der Insulinsensitivität.[439]

Ich könnte noch weitere Beispiele anführen. Es gibt sehr viele Studien mit ähnlichen Ergebnissen. Mehrere Metaanalysen (statistische Auswertungen, die die Ergebnisse zahlreicher Studien bündeln) mit Tausenden von Teilnehmern zeigen einhellig, dass eine kohlenhydratreduzierte Kost ohne Kalorienbeschränkung den Insulinspiegel mindestens ebenso stark und manchmal sogar stärker senkt als fettarme und kalorienreduzierte Diäten.[440] In der Summe sind die Beweise sogar so überzeugend, dass die American Diabetes Association ihre »Standards of Medical Care in Diabetes« (dt. etwa »Leitlinie für die medizinische Versorgung bei Diabetes«) dahingehend aktualisierte, dass sie nun auch den Einsatz von kohlenhydratarmen Diäten zur Kontrolle von Typ-2-Diabetes vorsehen.[441]

Bevor wir weitermachen, möchte ich zu bedenken geben, dass alle Belege für eine Kohlenhydratreduktion in Verbindung mit dem Insulin betrachtet und deshalb nicht als Aufforderung verstanden werden sollten, Kohlenhydrate grundsätzlich zu meiden. Nicht alle Kohlenhydrate sind gleich. Ob sie als »gut« einzustufen sind, sollte davon abhängen, wie stark das Nahrungsmittel den Insulinspiegel erhöht.

### Kohlenhydrate: Klasse oder Masse?

Ich möchte Sie dazu ermutigen, die Kohlenhydrate bezüglich ihrer Auswirkungen auf Blutglukose- und Insulinspiegel als Spektrum zu betrachten. Es kommt nicht immer auf die Menge an, sofern Ihre Wahl auf Nahrungsmittel mit »guten« Kohlenhydraten fällt. Eine nützliche Entscheidungshilfe, ob es sich nun um »gute« oder »schlechte« Kohlenhydrate handelt, ist die Ermittlung der glykämischen Last (GL). Diese Zahl zeigt in etwa an, wie stark der Blutglukosespiegel nach dem Verzehr eines kohlenhydrathaltigen Nahrungsmittels ansteigen wird. Und wie Sie inzwischen wissen, führt ein Anstieg der Glukose zu einer Insulinspitze im Blut.

Die glykämische Last ist leicht mit dem glykämischen Index (GI) zu verwechseln. Der glykämische Index zeigt einfach an, wie *schnell* Kohlenhydrate gespalten werden und die Glukose im Blut landet. Die glykämische Last ermittelt dagegen, wie *viele* Kohlenhydrate in einem Nahrungsmittel enthalten sind, die zu Glukose aufgespalten werden und im Blut landen können. Nehmen wir die Wassermelone. Mit einem glykämischen Index von 72 gilt sie als Nahrungsmittel mit »hohem GI«, doch ihre glykämische Last von 2 ist erstaunlich niedrig. Das heißt, obwohl die in der Wassermelone enthaltenen Kohlenhydrate (gemäß GI) schnell als Glukose im Blut landen, ist die tatsächliche Kohlenhydratmenge (gemäß GL) so gering, dass sie kaum ins Gewicht fällt. Um es klar zu sagen: Das Problem beim glykämischen Index ist, dass er der Glukosemenge, die potenziell mit einem Nahrungsmittel verzehrt wird, keine Rechnung trägt. Die glykämische Last tut dies dagegen sehr wohl. Deshalb ist es durchaus möglich, mit einer kohlenhydratreicheren Ernährung eine Insulinresistenz zu verhindern oder zu lindern, sofern die glykämische Last der aufgenommenen Kohlenhydrate gering ist. Zur Erinnerung: Der grundlegende Nutzen des Wissens um die glykämische Last liegt darin, dass man eine Vorstellung davon bekommt, wie sich ein Lebensmittel auf den Insulinspiegel auswirkt.

Üblicherweise gilt eine glykämische Last von 20 und darüber als »hoch«, zwischen 11 und 19 als »mittel« und von 10 und darunter als »niedrig«. Diese Einstufung ist in Ordnung, aber vergessen Sie nicht: Je niedriger, desto besser. Es ist nicht ganz einfach, die glykämische Last selbst zu berechnen, doch es gibt Internetseiten und Smartphone-Apps, die Sie zur Bestimmung der glykämischen Last der verzehrten Lebensmittel heranziehen können.[442] Zu den Nahrungsmitteln mit hoher glykämischer Last gehören mit Zucker gesüßte Getränke und Süßigkeiten, weiße Nudeln und Weißbrot, Pommes frites und Ofenkartoffeln. Vollkornnudeln, Naturreis, Süßkartoffeln und Fruchtsäfte ohne Zuckerzusatz fallen im Allgemeinen in den mittleren Bereich. Einige Nahrungsmittel mit geringer glykämischer Last sind Kidneybohnen, Kichererbsen und schwarze Bohnen, Linsen, einige Vollkornbrote sowie Cashewkerne und Erdnüsse.

Ballaststoffreiches Obst und Gemüse ist ein gutes Beispiel für Kohlenhydrate mit geringer glykämischer Last, und eine ballaststoffreiche Kost verbessert die Insulinsensitivität.[443] Wenn insulinresistente Menschen auf eine niedrige glykämische Last achten, erzielen sie bedeutend bessere gesundheitliche Erfolge als mit einer simplen fettarmen Diät.[444]

Besonders wertvoll ist es, den Schwerpunkt auf Nahrungsmittel mit geringer glykämischer Last zu legen, wenn Sie sich in erster Linie von Pflanzen und pflanzlichen Lebensmitteln ernähren (Vegetarier und Veganer sollten hier gut aufpassen). Die meisten pflanzlichen Nahrungsmittel enthalten allgemein weniger Protein und Fett und bestehen hauptsächlich aus Kohlenhydraten (die offensichtlichen Ausnahmen sind fettreiche Früchte wie Avocado, Oliven und Kokosnuss). Aber einige pflanzliche Lebensmittel sind wunderbare Ballaststofflieferanten, was dazu beitragen kann, ihre glykämische Wirkung zu dämpfen.

Viele von uns haben gehört, eine vorwiegend pflanzliche Ernährung sei grundsätzlich gesünder und könne Krankheiten wirksamer vorbeugen. Doch das ist nicht unumstritten. So oder so ist eine vorwiegend pflanzliche Kost im Hinblick auf die Insulinresistenz nicht zwangsläufig besser. Die Schlichtheit einer »Low-Carb«-Ernährung hält die Leute davon ab, abgepackte Snacks und Süßigkeiten wie Kartoffelchips zu essen, die den Insulinspiegel in die Höhe treiben. Im Rahmen einer vegetarischen oder veganen Kost könnten solche Nahrungsmittel aber insofern akzeptabel sein, als sie keine tierischen Produkte enthalten.

Ich wiederhole, dass die glykämische Last ganz allgemein als hilfreiche Richtschnur dienen kann (später mehr dazu), obwohl auch dabei einiges zu beachten ist. Kompliziert wird das Ganze dadurch, dass die Menschen nicht alle gleich auf kohlenhydrathaltige Nahrungsmittel reagieren. Die glykämische Last ist ein Schätzwert, aber Ihre persönliche glykämische Antwort kann abweichen.

## Glukoseintoleranz

Wir akzeptieren bereitwillig, dass manche Menschen bestimmte Nahrungsmittel nicht vertragen. Jeder kennt irgendjemanden, der Milchprodukte (Laktoseunverträglichkeit) oder Weizen (Glutenunverträglichkeit) meidet, weil er sich nach dem Genuss unwohl fühlt oder der Genuss unangenehme Folgen für Körper und Gesundheit hat. Ist es da so unvorstellbar, dass einige von uns vielleicht negativ auf die in der Nahrung enthaltene Glukose reagieren?

Ein recht einfaches Experiment offenbart, dass einige Menschen eine geringere Glukosetoleranz haben: Man trinkt eine Glukoselösung, und anschließend wird gemessen, wie Glukose- und Insulinspiegel reagieren. Trotz eines ähnlichen Nüchternglukosespiegels wirkt sich die verzehrte Glukose sehr unterschiedlich auf die Blutglukose aus und erreicht bei manchen Menschen mehr als doppelt so hohe Werte wie bei anderen. Besonders wichtig ist, dass der Insulinspiegel der Betreffenden in ähnlichem Maße erhöht sein kann. Dies ist eine Glukoseintoleranz: Bei manchen Menschen muss sich der Körper einfach mehr anstrengen, um die Glukose aus dem Blut in die Körperzellen zu befördern.

Wahrscheinlich vermuten Sie bereits, dass Insulin einer der Schlüsselfaktoren sein könnte, weshalb einige Menschen stärker auf Glukose reagieren – und da liegen Sie richtig. Wir wissen bereits: Wenn die Fettzellen insulinresistent sind (die, wie in Kapitel 11 beschrieben, meist zuerst betroffen sind), folgt bald darauf die Glukoseintoleranz.[445]

Man sollte erwarten, dass glukoseintolerante Personen besser auf eine Ernährung mit geringerem Glukosegehalt ansprechen, und die Beweise stützen dies. Im Jahr 2007 wurden die Ergebnisse einer Studie veröffentlicht, die genauestens verglich, welche Stoffwechselverbesserungen mit vier bekannten Diäten einhergingen – der Atkins-Diät (circa 30 Prozent Kohlenhydrate), der Ornish-Diät (circa 60 Prozent Kohlenhydrate), der LEARN-Diät (circa 50 Prozent Kohlenhydrate) und der Zone-Diät (circa 40 Prozent Kohlenhydrate). Sie wurde wegen der bunten Mischung der untersuchten Diäten unter der Bezeichnung »A-bis-Z-Studie« bekannt. Im Jahr 2013 untersuchten die gleichen Forscher in einer Folgestudie, wie stark die Insulinsensitivität die Wirkung der Diäten mit dem geringsten (Atkins) und dem höchsten Kohlenhydratgehalt (Ornish) beeinflusste. Interessanterweise nahmen alle Probanden unabhängig von ihrer Insulinsensitivität mit der Diät mit dem geringsten Kohlenhydratgehalt ab. Allerdings verloren nur die insulinsensitiven Teilnehmer (also diejenigen mit der höchsten Glukosetoleranz) mit der Diät mit dem höchsten Kohlenhydratgehalt an Gewicht, nicht aber die insulinresistenten Probanden (also die mit der geringsten Glukosetoleranz).[446]

### Bauchgefühl

Die Unterschiede bei der Zusammensetzung der Darmbakterien könnten erklären, weshalb einige Menschen problemlos Kohlenhydrate essen können und andere nicht. Sie haben richtig gelesen: Die Abermilliarden von Bakterien in Ihrem Darm, die Sie bei der Verdauung unterstützen, könnten der entscheidende Faktor sein und den Ausschlag geben, wie Ihr Glukose- und Insulinspiegel auf eine kohlenhydratreiche Mahlzeit reagiert. Wissenschaftler am Weizmann-Institut haben festgestellt, dass die Darmbakterien über die glykämische Last eines Nahrungsmittels entscheiden und dass manche Menschen eher schwach auf Dinge wie Eiscreme reagierten, während bei anderen der Blutglukosespiegel nach dem Genuss von gängigen Nahrungsmitteln wie Weizenbrot dramatisch in die Höhe schoss.[447]

## Gesättigte und mehrfach ungesättigte Fette

Eine kohlenhydratarme Kost enthält oft (aber nicht immer!) viele tierische Proteine und Fette. Viele Menschen, die tierische Fette meiden, tun dies aus Angst vor den gesättigten Fettsäuren. In diesem Zusammenhang hört man häufig: »Die gesättigten Fette verstopfen Ihre Zellen und hemmen die Wirkung des Insulins!« Wissenschaftlich ist diese Aussage in vielfacher Hinsicht problematisch.

Erstens bestehen tierische Fette niemals ausschließlich aus gesättigten Fettsäuren, sondern aus einer breiten Mischung gesättigter sowie einfach und mehrfach ungesättigter

Fettsäuren. Zweitens sind die Muskeln insulinsensitiver Sportler ebenso »fettgefüllt« wie die Muskeln fettleibiger, insulinresistenter Personen.[448]

Aber das Fett spielt tatsächlich eine Rolle – nur eben eine andere, als Sie vermuten. Am wichtigsten ist eine bestimmte Art von Fett, die sogenannten Ceramide,[449] und das ist nichts, worum Sie sich bei der Ernährung sorgen müssten; sie werden in Ihren Zellen gebildet. Wie bereits in Kapitel 12 auf Seite 122 erklärt, kurbeln Entzündungsprozesse die Ceramidproduktion an. Ist sie erst einmal im Gang, verwandelt die Zelle unschuldige gesättigte Fettsäuren in Ceramide, die dann ihre Insulinsensitivität senken. Wichtig ist, dass Menschen, die sich kohlenhydratreduziert ernähren und reichlich Fett verzehren, keinen erhöhten Ceramidspiegel im Gewebe haben.[450] Ebenso wichtig ist, dass der Anteil der gesättigten Fettsäuren im Blut bei einer fettreichen Ernährung *nicht* erhöht ist. In einer Studie war bei der kohlenhydratarmen Gruppe, die dreimal so viele gesättigte Fette zu sich nahm wie die Gruppe mit der fettarmen Diät, nicht nur ein stärkerer Abfall des Nüchterninsulins, sondern auch ein zwei- bis dreifacher Rückgang der gesättigten Fettsäuren im Blut zu verzeichnen.[451] Die Zugabe von gesättigten Fetten (wie Schmalz) zu einer Mahlzeit senkt die Blutfette sogar stärker als die Zugabe von ungesättigten Fetten (wie Olivenöl).[452]

Wenn wir gesättigte Fette meiden, besteht eine der Gefahren durch die Stoffe, durch die wir sie ersetzen. Unsere kollektive Angst vor gesättigten Fetten hat dazu geführt, dass wir uns stattdessen auf die industriell aus Samen gewonnenen mehrfach ungesättigten Öle stürzen. Interessanterweise könnte es mehr schaden als nutzen, gesättigte Fette (wie Schmalz, Butter, Talg und so weiter) durch mehrfach ungesättigte Fette (wie Sojaöl, Maisöl, Rapsöl, Färberdistelöl und so weiter) zu ersetzen.[453] Doch diese Erkenntnisse gelten nicht für alle Samen. Mehrfach ungesättigte Fettsäuren aus Leinsamen (Alpha-Linolensäure) verbessern die Insulinresistenz.[454]

Auch andere Mechanismen, die Insulinresistenz verursachen, wie oxidativer Stress und Entzündungsprozesse, lassen sich mit einer kohlenhydratärmeren Kost dämpfen.[455] Daher setzt die Kohlenhydratreduktion bei mehreren besonders einflussreichen Ursachen der Insulinresistenz an. Meidet man Kohlenhydrate, die den Insulinspiegel nach oben treiben, hat dies weitere Auswirkungen, die ebenfalls zur Besserung der Insulinsensitivität beitragen.

## Oxidativer Stress und Entzündungsprozesse

In Kapitel 12 habe ich geschildert, auf welche Weise oxidativer Stress und Entzündungsprozesse Insulinresistenz verursachen. An dieser Stelle möchte ich kurz aufzeigen, dass es sich dabei zwar um eigenständige Ursachen der Insulinresistenz handelt. Sie lassen sich aber mit den gleichen Ernährungsmaßnahmen beeinflussen, die auch den Insulinspiegel wirksam senken – nämlich einer kohlenhydratärmeren, fettreichen Kost. Der Schutz vor oxidativem Stress und Entzündungsprozessen könnte zum Teil einfach daher rühren, dass man die unzähligen Chemikalien in scheinbar harmlosen Nahrungsmitteln umgeht. Für die positive Wirkung könnten interessante Moleküle im Blut verantwortlich sein, die sogenannten Ketone (die gleich genauer vorgestellt werden). Umfangreiche Studien haben ergeben, dass Ketone eine stark antioxidative[456] und entzündunghemmende[457] Wirkung haben.

Wir wissen nun, dass eine kohlenhydratkontrollierte Kost Insulinresistenz erfolgreich lindern kann, aber wir kennen im Grunde nur die »Spitze des Beweisbergs« zur positiven gesundheitlichen Wirkung dieser Ernährungsform. Die Insulinresistenz ist so häufig an der Entstehung chronischer Krankheiten beteiligt, dass unzählige Studien in den letzten Jahrzehnten die Rolle einer kohlenhydratarmen Ernährung bei der Behandlung vieler Erkrankungen erforschen.

## Ketogene Diäten

Eine stark kohlenhydratreduzierte Ernährung wird wegen ihrer Wirkung auf den Nährstoffstoffwechsel des Körpers auch als »ketogen« bezeichnet. Diese Diäten kurbeln insbesondere die Ketogenese an – wenn die Leber aus Molekülen, die beim Fettabbau anfallen, Ketone oder Ketonkörper herstellt, die dann zur Energiegewinnung herangezogen werden können (dieser Zustand wird als Ketose bezeichnet). Jeder Mensch hat Ketone im Körper. Sie entstehen jedes Mal, wenn wir einen niedrigen Insulinspiegel haben (oder wenn, wie bei Typ-1-Diabetes, gar kein Insulin im Blut ist). Ist der Insulinspiegel niedrig, wechselt der Körper die Energiequelle und verlässt sich verstärkt auf die Verbrennung von Fett anstelle von Glukose. Dies kann nach einer Phase des Fastens (zum Beispiel 18 bis 24 Stunden) oder bei einer Einschränkung der Kohlenhydratzufuhr geschehen. Wird weiterhin Fett verbrannt, verwandelt die Leber einen Teil der Fette in Ketone. Im Grunde handelt es sich dabei um eine Art Ersatzbrennstoff für verschiedene Teile des Körpers, vor allem das Gehirn.

Früher galten die Ketone als »Stoffwechselmüll«, weil die Wissenschaftler nicht wussten, welche Rolle sie spielen. Aber die Zeiten haben sich geändert. Inzwischen wissen wir, dass Ketone ein brauchbarer Brennstoff für fast alle Zellen sind, auch für Gehirn und Muskeln. Außerdem sind sie wichtige Signalmoleküle mit großem Nutzen. Zu den bekannten positiven Wirkungen der Ketone zählt, dass sie die Anzahl der Mitochondrien in den Zellen erhöhen (in denen Fette abgebaut werden),[458] oxidativen Stress reduzieren und Entzündungsvorgänge kontrollieren.[459] Bei einigen Tieren wie Würmern und Mäusen erhöhen sie sogar die Lebenserwartung, beim Menschen liegen dafür allerdings noch keine Beweise vor.[460] Untersuchungen in meinem Labor zeigen, dass die Ketone eine gesunde Funktion der Mitochondrien der Beta- und Muskelzellen unterstützen.[461]

Die Ketone eröffnen eine interessante Option bei der Energie- resp. Kalorienbilanz des Körpers. Der Zustand der Ketose macht es möglich, dass körperliche Energie nicht gespeichert oder verbrannt, sondern *verschwendet* wird. Der Körper kann die Ketone zwar zur Energiegewinnung verwenden und tut dies auch; gleichzeitig werden Ketone über den Urin und den Atem *ausgeschieden*. Das ist das Besondere daran. Diese »kleinen Energieteilchen« ermöglichen einerseits die Verrechnung aller Kalorien und bieten andererseits eine neue Möglichkeit, sie zu »umgehen«. Wir scheiden buchstäblich Energiemoleküle (also Nährstoffe) in Form von Ketonen aus. Jedes Ketonmolekül entspricht etwa vier Kalorien.[462]

Insulin kann die Ketogenese erfolgreich unterbinden. Ist der Insulinspiegel hoch, endet die Ketogenese; ist er niedrig, kann sie stattfinden. Somit gilt jede Ernährungsform, die den Insulinspiegel durchgehend auf einem niedrigen Niveau hält, zu Recht als ketogen.

Ich halte es für notwendig, den Unterschied zwischen einer fettreichen und einer ketogenen Ernährung zu verdeutlichen. Eine fettreiche Ernährung könnte je nach Studie so aussehen, dass man einfach den Fettgehalt erhöht, ohne die Kohlenhydratzufuhr in irgendeiner Form einzuschränken. Bei einer derart vage definierten Diät könnten sich aufgrund der unveränderten Kohlenhydratmenge durchaus die gleichen Insulinspitzen einstellen – hinzu kommen die zusätzlichen Kalorien durch die Zugabe von Fett. Das ist alles andere als gesund. In der ketogenen Ernährung werden die Kohlenhydrate dagegen durch Fett ersetzt. Da das Fett in der Nahrung das Insulin so gut wie nicht beeinflusst, verändert diese Umstellung die Ernährung dahingehend, dass der Insulinspiegel niedrig bleibt und der Ketonspiegel dadurch höher ausfällt als normal.

## Ketose versus Ketoazidose

Bei Durchschnittskost ist der Ketonwert im Blut des Durchschnittsamerikaners so niedrig, dass er mit konventionellen Methoden meist nicht nachzuweisen ist. Nach dem Umstieg auf eine kohlenhydratarme Ernährung erhöht er sich um etwa das Zehnfache (auf ungefähr 1 bis 2 mmol/l). Diesen Zustand, in dem der Ketonwert höher ist als »normal«, der pH-Wert des Blutes aber unverändert bleibt, bezeichnet man als Ketose. Steigt die Zahl der Ketone zu stark an, können sie allerdings den pH-Wert beeinflussen: Wenn der Wert das Zehnfache der Ketose erreicht (ungefähr 10 bis 20 mmol/l), wird das Blut sauer.

Diese zweite Verzehnfachung markiert den Übergang von der Ketose zur Ketoazidose. Die negative Einstellung der meisten Menschen zur Ketose und zu ketogenen Diäten ist eine Folge dessen, was sie über Ketone und Typ-1-Diabetes gelernt haben. Ein Typ-1-Diabetiker kann bei unzureichender Insulinversorgung eine Ketoazidose entwickeln, was (nicht nur wegen der hohen Ketonwerte) lebensbedrohlich werden kann. Wer dagegen über eine funktionierende Bauchspeicheldrüse verfügt, produziert ausreichend Insulin, um eine Ketoazidose zu verhindern – auch beim Fasten.

|  |  Standardkost |  Ketose |  Ketoazidose |
|---|---|---|---|
| Ernährung | viele Mahlzeiten kohlenhydratreich | wenige Mahlzeiten oft kohlenhydratarm | unbehandelter Typ-1-Diabetes |
| Ketone | unbedeutend nicht nachweisbar | bedeutsam 0,3 bis ca. 6 mmol/L | bedrohlich ca. 15+ mmol/L und darüber |
| pH-Wert des Blutes | normal | normal | sauer |

## Nahrungsergänzung mit Ketonen

Die wachsende Beliebtheit der Ketone hat zur Entwicklung entsprechender Nahrungsergänzungsmittel geführt. Da exogene Ketone etwas völlig Neues sind, steckt die Erforschung ihrer Wirkung auf die Insulinkontrolle noch in den Kinderschuhen. Die ersten Hinweise aber sind positiv. Bei einem Versuch mit gesunden Männern und Frauen verabreichten Wissenschaftler den Probanden zunächst ein ketonhaltiges Getränk, gefolgt von einem oralen Glukosetoleranztest (die Betreffenden mussten eine süße Testlösung trinken).[463] Messungen des Blutglukose- und Insulinspiegels ergaben, dass die Probanden nach dem Verzehr eines ketonhaltigen Getränks in der Lage waren, die Glukose schneller aus dem Blut zu entfernen. Interessanterweise war dabei kein weiterer Anstieg des Insulinspiegels festzustellen, was darauf schließen lässt, dass Ketone die Insulinsensitivität erhöhen. Der Insulinspiegel der Probanden war in allen Gruppen ähnlich; das Insulin wirkte einfach besser.

Falls Sie sich für eine Nahrungsergänzung mit Ketonen interessieren, sollten Sie bedenken, dass trotz der Vorteile der Ketone ihre Zufuhr von außen bei Insulinresistenz keine Hilfe sein dürfte. Letzten Endes geht es um das Insulin. Im Hinblick auf die Insulinresistenz sind Ketone vor allem deshalb nützlich, weil sie in einem indirekt proportionalen Verhältnis zum Insulinspiegel stehen und deshalb ein *Indikator* dafür sind. Sie verraten uns, wie gut es uns gelingt, das Insulin in Schach zu halten. Um eine Insulinresistenz und alle ihre Begleiterscheinungen zu lindern, sollten wir weniger einen hohen Keton-, als einen niedrigen Insulinspiegel anstreben.

Nur wenige Menschen betrachten ihre Ernährung unter dem Aspekt der Insulinresistenz. Kaum einer fragt: »Wie wirkt sich das auf meinen Insulinspiegel aus?« Die überwältigende Mehrzahl der Menschen fragt sich stattdessen: »Wie wirkt sich das auf mein Körpergewicht aus?« Was wir essen, ist zweifellos von Bedeutung – sowohl die Menge als auch die Art der Nahrung. Die Zahl der Kalorien ist durchaus wichtig, aber die Art der Kalorien ist es nicht weniger. Denn je nachdem, ob die Kalorien aus Fett, Proteinen oder Kohlenhydraten stammen, teilen die Hormone dem Körper mit, wie er damit umgehen soll.

## Gewichtskontrolle

Die positiven Auswirkungen der Insulinkontrolle auf den Stoffwechsel gehen zumindest teilweise auf nachweisbare Veränderungen der Stoffwechselrate zurück. Diese Entdeckung ist nicht neu; dass Insulin die Stoffwechselrate drosseln kann, wurde erstmals von zwei der größten Wissenschaftler des vergangenen Jahrhunderts beleuchtet. Elliot P. Joslin und Francis G. Benedict sind heute für ihre Arbeit auf dem Gebiet der Endokrinologie respektive des Stoffwechsels berühmt. Sie bemerkten im Jahr 1912, dass die Stoffwechselrate bei unbehandeltem Insulinmangeldiabetes ungefähr 15 Prozent höher war als bei Probanden eines ähnlichen Körpertyps und normaler Insulinproduktion.[464] Das Gleiche lässt sich bei Typ-2-Diabetikern beobachten, die mit Insulin behandelt werden: Ihre Stoffwechselrate sinkt.[465]

Um zu verstehen, wie Insulin die Stoffwechselrate beeinflusst, müssen wir das braune Fettgewebe betrachten. Im letzten Kapitel haben wir ein Schlaglicht darauf geworfen, wie es uns bei der Fettverbrennung unterstützt. Die positive Wirkung der Kohlenhydratreduktion beschränkte sich nicht auf die Insulinkontrolle. Während Insulin das braune Fett hemmt, kurbeln Ketone es an.[466] Angesichts dieser Kombination überrascht es nicht, dass eine kohlenhydratreduzierte Kost, die den Insulinspiegel kontrolliert, einen größeren metabolischen »Spielraum« bei der Kalorienbilanz bietet als die traditionelle Kost. Dies könnte erklären, weshalb man mit einer kohlenhydratarmen Diät *ohne Kalorienbeschränkung* mehr Fett verlieren kann als mit einer klassischen *kalorienreduzierten und fettarmen Diät*[467] – selbst wenn man dabei möglicherweise erheblich mehr Kalorien aufnimmt.[468]

Das beste Beispiel ist eine Studie, bei der übergewichtige und fettleibige Probanden durch vier verschiedene Diäten rotieren mussten, die sich in der Fett- und Kohlenhydratzusammensetzung, nicht aber in der Kalorienmenge unterschieden. Die Stoffwechselrate (die über den Grundenergieumsatz gemessen wurde) war bei der fettärmsten Diät am geringsten und erhöhte sich im Laufe der vier Diäten stetig, während der Fettgehalt höher und der Kohlenhydratgehalt niedriger wurde. Als die Probanden am Ende bei der kohlenhydratarmen fettreichen Ernährung angelangt waren, hatte sich ihre Stoffwechselrate gegenüber der fettarmen, kohlenhydratreichen Ernährung um ungefähr 80 Kilokalorien am Tag erhöht.[469] In jüngster Zeit kamen gut kontrollierte Studien der National Institutes of Health und der Harvard University zu dem gleichen Ergebnis: Im Zustand der Ketose ist die Stoffwechselrate um 100 bis 300 Kilokalorien am Tag höher.[470] Die Harvard-Studie teilte die Probanden in drei Gruppen ein, die sich kohlenhydratreich (60 Prozent Kohlenhydrate, 20 Prozent Fett), mäßig kohlenhydratreich (40 Prozent Kohlenhydrate, 40 Prozent Fett) oder kohlenhydratarm (20 Prozent Kohlenhydrate, 60 Prozent Fett) ernährten. Außerdem bediente sie sich einer äußerst ausgeklügelten Technik zur Messung der Stoffwechselrate. Lassen Sie mich dies genauer erklären: Zur Messung der Stoffwechselrate bitten die Forscher die Probanden normalerweise, sich entweder in ein Gerät zu legen, das einem Raumanzug ähnelt (indirekte Kalorimetrie) oder Zeit in einem klaustrophobisch engen Raum zu verbringen (direkte Kalorimetrie). Beide Methoden haben offensichtliche Nachteile, da Menschen ihre Bewegung im echten Leben nicht auf diese Weise einschränken. Die Harvard-Studie unter der Leitung von Dr. David Ludwig verwendete die Technik des »doppelt markierten Wassers«. Diese verhältnismäßig neue und äußerst clevere Methode zur Bestimmung der Stoffwechselrate erlaubt es den Probanden, normal weiterzuleben, indem sie ein besonders »markiertes« Wasser trinken. Die Wissenschaftler messen, wie schnell es vom Körper verbraucht wird (was eine Frage der Stoffwechselrate ist). Die Stoffwechselrate veränderte sich indirekt proportional zum Kohlenhydratkonsum: Diejenigen, die am meisten Kohlenhydrate verzehrten, hatten die niedrigste Stoffwechselrate; und diejenigen, die am wenigsten Kohlenhydrate verzehrten, hatten die höchste Stoffwechselrate. Die Gruppe, die zu Beginn mit dem höchsten Nüchterninsulinspiegel gestartet war, konnte sogar den stärksten Anstieg bei der Stoffwechselrate verzeichnen, als sie am wenigsten Kohlenhydrate verzehrte (bei diesen Studienteilnehmern ging auch der Triglyzeridspiegel im Blut am stärksten zurück, während der HDL-Cholesterinspiegel am kräftigsten stieg).

### Weitere Vorteile der Kohlenhydratkontrolle

Im ersten Teil des Buches haben wir untersucht, wie viele Störungen und Erkrankungen mit einer Insulinresistenz zusammenhängen. Wenn diese Krankheiten auf eine Insulinresistenz zurückgehen und die Insulinkontrolle eine so wirksame Strategie gegen Insulinresistenz darstellt, sollten sich viele dieser Beschwerden bei einer kohlenhydratreduzierten Ernährung, die den Insulinspiegel senkt, dramatisch bessern – oder? Auch Forscher haben sich diese Frage gestellt. Werfen wir einen kurzen Blick auf die Ergebnisse.

## Herzerkrankungen

**Cholesterin:** Wir erinnern uns daran, dass LDL-Muster A (größere, leichtere Partikel) weniger problematisch ist, also weniger krank macht als LDL-Muster B (kleinere, dichtere Partikel). Paradoxerweise sorgt ein größerer Fettverzehr dafür, dass sich das LDL-Cholesterin dem Muster A annähert. Im Rahmen einer Studie mussten sich zwanzig Männer sechs Wochen lang entweder traditionell kohlenhydratreich oder kohlenhydratarm ernähren.[471] Bei den Probanden mit der kohlenhydratreduzierten Kost ging der Insulinspiegel deutlich zurück, und die Größe ihrer LDL-Partikel nahm im Durchschnitt eher zu. Die größeren LDL-Partikel erhöhten nachweislich sogar bei den Muster-B-Probanden der Anteil an Muster A. Eine zweite Studie mit nahezu identischem Aufbau begleitete über hundert Probanden sechs Monate lang,[472] und diese Wissenschaftler kamen zu ähnlichen Ergebnissen.

Wenn also der Verzehr von Fett und Cholesterin, die zu den wichtigsten Nahrungsbestandteilen einer kohlenhydratarmen Ernährung gehören, das LDL-Cholesterin nicht dichter macht, was ist es dann? Obwohl es nur selten ausdrücklich erwähnt wird, ist ein Tenor dieser Studien, dass eine Ernährung, die den Insulinspiegel niedrig hält, die Blutfette günstig verändert. Das Insulin ist die treibende Kraft, die LDL-Partikel kleiner und dichter macht (Muster B). In der Tat haben besonders insulinresistente Menschen im Durchschnitt über mehr als doppelt so viel kleines, dichtes LDL wie insulinsensitive Personen, die ähnlich alt und ähnlich schwer sind.[473] Zusammenfassend lässt sich sagen, dass die fettreiche Ernährung ein nettes Paradox darstellt, da der erhöhte Fettverzehr zu positiven Veränderungen der Blutfette führt.

**Blutdruck:** Einige Traditionalisten behaupten, eine fettreiche Ernährung würde Bluthochdruck begünstigen, doch die Beweise sprechen für das Gegenteil. Eine Studie verteilte die Probanden auf vier Diätgruppen, deren Kost sich nach dem Fett-Kohlenhydrat-Verhältnis unterschied. Die Gruppe mit der fettreichen Ernährung verzeichnete nicht nur den stärksten Rückgang bei den Triglyzeriden und den größten Anstieg beim (»guten«) HDL-Cholesterin; bei ihnen ging auch der Blutdruck am stärksten zurück – viermal stärker als bei der Gruppe mit der fettarmen Diät.[474]

## Reproduktive Gesundheit

**Polyzystisches Ovarialsyndrom (PCOS):** Im Rahmen einer Studie zum Thema Ernährung und PCOS sollten sich fünf (nur leicht übergewichtige) PCOS-Patientinnen für nur 24 Wochen kohlenhydratarm ernähren.[475] Ihr Testosteronspiegel sank um beinahe 25 Prozent, was vermutlich daran lag, dass sich ihre Insulinwerte halbierten (Insulin regt die Testosteronproduktion in den Eierstöcken an). Alle Frauen verzeichneten nach eigenen Angaben Verbesserungen in allen Bereichen einschließlich emotionalem Wohlbefinden, unerwünschter Körperbehaarung, Körpergewicht, Unfruchtbarkeit und Menstruation. Zu ihrer zweifellos großen Freude wurden zwei der fünf Frauen im Verlauf der Studie schwanger, obwohl bisherige Fruchtbarkeitsbehandlungen wiederholt erfolglos geblieben waren.

**Testosteronmangel:** Für eine gesunde Fortpflanzung benötigen Männer einen höheren Testosteronspiegel als Frauen. Leider schadet die übliche Reduktionsdiät, an der wir seit Jahrzehnten festhalten, der Fortpflanzungsgesundheit. Setzt man Männer auf eine fettarme Diät, sinkt ihr Testosteronspiegel signifikant.[476] Die Autoren der Studie haben eine einfache Lösung dafür: Lasst die Männer mehr Fett essen.

**Neurologische Gesundheit**

**Alzheimerkrankheit:** Wie wir aus Kapitel 4 wissen, zeigen mehrere Studien mit Ratten, dass eine stark zuckerhaltige Kost die Gehirnfunktion beeinträchtigt.[477] Außerdem ergab eine Studie mit älteren Menschen, dass diejenigen mit der größten Vorliebe für Kohlenhydrate nicht nur mehr davon verzehrten; bei ihnen war auch die Wahrscheinlichkeit am größten, dass sich besonders heftige neurologische Symptome einstellten, unter anderem starke kognitive Beeinträchtigungen, Gedächtnisprobleme, motorische Störungen und innerer Rückzug.[478]

Menschen mit Alzheimer oder einer leichten kognitiven Beeinträchtigung, die sich kohlenhydratarm und fettreich ernähren, zeigen eine Verbesserung ihrer kognitiven Funktion.[479] Interessant ist dabei, dass das Gehirn nicht das Fett selbst nutzt. Wenn Fett der wichtigste Makronährstoff in unserer Ernährung ist, verstoffwechselt die Leber mehr davon, als sie braucht, und verwandelt das zusätzliche Fett in Ketone. In der erwähnten Studie waren bei den Teilnehmern mit dem stärksten Ketonanstieg auch die größten Verbesserungen festzustellen.

Eine weitere Studie beschäftigte sich mit ähnlichen Auswirkungen der Ernährung auf zehn Probanden mit unterschiedlich starken Verlusten ihrer kognitiven Fähigkeiten. (Einige von ihnen hatten sogar aufgehört zu arbeiten oder waren wegen der Krankheit beruflich beeinträchtigt.) Sie ernährten sich kohlenhydratarm und fettreich, fasteten zwölf Stunden pro Nacht (um die Ketogenese anzukurbeln) und nahmen Kokosöl (das stärker ketogen wirkt als andere Fette) zu sich. All das verbesserte ihre kognitive Funktion, sie konnten wieder arbeiten oder die berufliche Leistung steigern. Die positive Wirkung hielt auch bei einer Nachuntersuchung knapp drei Jahre später noch an.[480]

Sind Ketone verfügbar, schaltet das Gehirn sogar allmählich auf Ketonverbrennung um. Dies könnte der Beweis dafür sein, dass es lieber Ketone als Glukose verbrennt, was unter anderem daran liegen könnte, dass anders als bei der Glukose die Aufnahme von Ketonen im Gehirn weitgehend insulinunabhängig ist. Wenn jemand insulinresistent ist, wäre es also zumindest möglich, dass auch das Gehirn insulinresistent geworden ist und weniger Glukose aufnimmt.[481]

**Morbus Parkinson:** Es gibt nur sehr wenige Studien mit menschlichen Probanden über den Nutzen einer Low-Carb/High-Fat-Diät (LCHF-Diät) bei Parkinson. Im Rahmen einer kleinen Studie mussten sich einzelne Personen einen Monat lang ketogen ernähren. Im Anschluss daran berichteten alle Probanden von einer »mäßigen« bis »sehr guten« Besserung der Krankheitssymptome.[482] Eine Studie mit einem Rattenmodell von Morbus Parkinson ergab, dass die Ketone die entscheidenden (dopaminproduzierenden) Nervenzellen besonders gut schützten, da sie ihre Abschirmung gegenüber oxidativem Stress verbesserten.[483]

**Migräne:** Die begrenzte Anzahl von Daten, welche die Rolle ketogener Diäten in der Migränetherapie stützen, wirken fast wie eine Art Nachtrag zur Forschung. Aber neu ist das Thema nicht. Erstaunlicherweise existieren Veröffentlichungen aus dem Jahr 1928[484] sowie ein weiterer, größerer Bericht aus dem Jahr 1930[485] zur Besserung von Migränekopfschmerzen bei kohlenhydratreduzierter und fettreicher Kost.

Eine Studie etwa berichtet von zwei Schwestern, die mit einer kohlenhydratreduzierten, fettreichen Diät abnehmen wollten.[486] Beide hatten erklärt, sie würden oft unter starker Migräne leiden. Solange sich die Schwestern an die Diät hielten, war die Migräne verschwunden; als sie damit aufhörten, kehrte sie zurück. Eine weitere Untersuchung ergab, dass insulinresistente Migränepatienten (nicht vergessen – wahrscheinlich wissen Sie gar nicht, dass Sie insulinresistent sind) ihre Migränehäufigkeit und -heftigkeit um 75 Prozent verbessern können, wenn sie ihren Zuckerkonsum einschränken.[487]

### Sodbrennen

Nach der Umstellung auf eine kohlenhydratreduzierte und fettreiche Kost höre ich von den Leuten besonders häufig, dass fast umgehend das Sodbrennen aufhört – das häufigste Symptom der gastroösophagealen Refluxkrankheit (siehe Kapitel 7). Studienteilnehmer berichteten, dass sie bei einer LCHF-Ernährung nur noch halb so oft Sodbrennen hätten.[488] Eine weitere Studie beschäftigte sich ausführlich mit fünf Fallbeispielen, und bei dieser Form der Ernährung verzeichneten alle Patienten eine deutliche Besserung des Sodbrennens.[489] Genau genommen ist die Studie fast schon enttäuschend wegen der schönen Regelmäßigkeit, mit der sich der folgende Satz wiederholt: »Die Symptome verschwanden innerhalb eines Tages nach Beginn der kohlenhydratarmen Diät.« Das mag die Lektüre zwar etwas vorhersehbar machen, aber für alle, die häufig Sodbrennen haben, ist es eine aufregende Sache!

**Haut**

Nur sehr wenige Studien versuchen, den Nutzen einer kohlenhydratreduzierten Ernährung bei der Behandlung von Hautkrankheiten zu erforschen. Einige von ihnen offenbaren jedoch eine positive Wirkung bei *Acanthosis nigricans*,[490] Akne[491] und möglicherweise auch bei entzündlichen Hautkrankheiten wie der Schuppenflechte.[492]

**Altern**

Im Jahr 2004 kam eine bekannte wissenschaftliche Arbeit zu dem Schluss, »die Beeinflussung des Hormonsystems kann den Alterungsprozess verlangsamen«.[493] Es lohnt sich also, eine Ernährung zu untersuchen, die den Insulinspiegel niedrig hält. Bei Insekten und Nagetieren ist die Beweislage klar: Eine Beschränkung der Kohlenhydratzufuhr bei gleichzeitiger Erhöhung des Fettkonsums verlängert das Leben und bremst wirksam den Alterungsprozess.[494] Diese Ernährungsform hält den Körper in mancherlei Hinsicht »jung«, erhält unter anderem die Muskulatur, baut Fett ab, verbessert die Blutfettwerte, senkt Insulin- und Leptinspiegel und steigert die Hirnfunktion.[495] Diese Dinge könnten letztlich zu den Gründen zählen, weshalb die langlebigsten Familien meist auch am insulinsensitivsten sind.

Die Länge dieses Kapitels spiegelt seine Bedeutung: Unsere Ernährung könnte im Hinblick auf die Insulinresistenz wichtiger sein als alles andere. Es sind hauptsächlich unsere Bewegungs- und Ernährungsgewohnheiten, die Insulinresistenz verursachen oder beseitigen – und obwohl diese Muster so einflussreich sind, sind sie auch ungünstig und bedürfen entscheidender Veränderungen. Das ist vermutlich auch der Grund, weshalb sie nicht öfter berücksichtigt werden und es immer Platz für einfachere, aber auch weniger effektive Möglichkeiten geben wird.

KAPITEL 16

# Konventionelle Maßnahmen: Medikamente und Operationen

Inzwischen werden Sie vielleicht fragen: »Kann ich nicht einfach eine Tablette nehmen?«
Selbstverständlich. Wenn man bedenkt, wie häufig die Insulinresistenz und ihre Komplikationen sind, überrascht es kaum, dass immer mehr medizinische Möglichkeiten und operative Eingriffe aufkommen. Bei Insulinresistenz werden zumeist Medikamente verschrieben. Dies kann zwar die *Symptome* lindern; im Allgemeinen gelingt es damit aber mehr oder weniger schlecht, bei den Ursachen der Insulinresistenz anzusetzen.

Es ist ebenso bedauerlich wie verständlich, dass die meisten Ärzte sofort ein Medikament empfehlen. Denn noch vor dem ersten Patientenkontakt haben die meisten Mediziner unzählige Stunden mit dem Studium der Pharmakologie und der Wirkungsweise von Medikamenten verbracht, womöglich aber nur eine Handvoll Stunden der Lebensführung gewidmet. Hinzu kommt, dass viele Patienten lieber ein Medikament gegen ihre Symptome nehmen, als sich der größeren Anstrengung zu unterziehen, ihre Ernährungs- und Bewegungsgewohnheiten zu ändern. Doch in den meisten Fällen kann eine Veränderung des Lebensstils das Problem vollständig beheben.

Trotzdem sollte man die vorhandenen medizinischen Optionen kennen. Die nachfolgende Tabelle fasst die wichtigsten Medikamente, ihre Wirkungsweise sowie mögliche Risiken grob zusammen. Ich habe die einzelnen Behandlungsmethoden auch mit einer Schulnote versehen – je nachdem, wie hilfreich sie im Verhältnis zu den Nebenwirkungen sind. Wenn Sie mit Ernährung und Sport allein nichts ausrichten, können Sie mit Ihrem Arzt über eine dieser Behandlungsmethoden sprechen.

| Was ist es? (Wirkstoffe und Handelsnamen) | Wie wirkt es? |
|---|---|
| SGLT-2-Hemmer (Forxiga, Jardiance, Invokana, Suglat, Deberza; weitere befinden sich in der Entwicklung) | Die Medikamente dieser Gruppe senken den Glukosespiegel, indem sie die Glukose aus dem Blut in den Harn filtern.<br><br>Ein niedrigerer Glukosespiegel führt oft zu einer Senkung des Insulinspiegels. Dies kann Körpergewicht und Blutdruck senken. |
| Thiazolidinedione oder Glitazone (Actos, Avandia, Duvie und Rezulin) | Diese Medikamente senken den Blutglukosespiegel, indem sie Fettzellen die Teilung ermöglichen, um auf diese Weise mehr Glukose (und Fett) in mehr Fettzellen unterzubringen.<br><br>Obwohl sie den Blutglukosespiegel erfolgreich senken, ändert sich am *Insulinspiegel* unter Umständen nur wenig. Die Medikamente erhöhen stattdessen die Anzahl der Fettzellen, die auf das Insulin ansprechen, und steigern so seine Wirksamkeit. |
| Sulfonylharnstoffe (Glucotrol, Micronase, Amaryl, Glimiprime und weitere) | Diese Medikamente erhöhen auf künstlichem Wege den Insulinspiegel.<br><br>Sie verstärken die bereits bestehende Hyperinsulinämie, und der Blutglukosespiegel normalisiert sich. Sie können auch bei der Behandlung bestimmter neurologischer Erkrankungen von Nutzen sein. |
| Metformin (Glucophage) | Diese Medikamente steigern direkt die Insulinsensitivität der Muskulatur und der Leber (und vermutlich auch anderer Organe) und senken so Glukose- und Insulinspiegel im Blut.<br><br>Sie werden zur Behandlung von Typ-2-Diabetes sowie aller anderen Leiden eingesetzt, die sich aus einer Insulinresistenz ergeben – besonders des polyzystischen Ovarialsyndroms und der nichtalkoholischen Fettlebererkrankung. |
| Acetylsalicylsäure (Aspirin, ASS) | Die entzündungshemmende Wirkung erhöht die Insulinsensitivität.<br><br>Wird verwendet, um Entzündungen zu behandeln und das Risiko von Insulinresistenz, Typ-2-Diabetes sowie atherosklerotischer Ereignisse (etwa Herzinfarkt, Schlaganfall oder andere arterielle Verschlusskrankheiten) zu senken. |

| Wie funktioniert es? | Welche Nachteile hat es? | Note |
|---|---|---|
| Die gesamte Blutglukose wird durch die Nieren gefiltert und üblicherweise vollständig ins Blut zurückgeführt. Steigt der Glukosespiegel auf ungesunde Werte (was bei Diabetes der Fall sein kann), schaffen die Nieren es nicht mehr, die gesamte Glukose zu reabsorbieren. Sie entfernen die Glukose stattdessen aus dem Blut und scheiden sie über den Harn aus. SGLT-2-Hemmer verstärken diesen Prozess, indem sie die Nieren daran hindern, das Blut wieder mit der Glukose anzureichern. | SGLT-2-Hemmer erhöhen aufgrund der verstärkten Urinproduktion das Risiko eines Flüssigkeitsmangels.\n\nDie Glukose im Urin begünstigt das Wachstum von Bakterien und erhöht das Risiko von Harnwegsinfekten.\n\nEs besteht ein begrenzter Verdacht auf Erhöhung des Blasenkrebsrisikos, was durch weitere Studien bestätigt werden muss. | 3 |
| Die Fettzellen gehören zu den wenigen Zellen, die Insulin brauchen, um Glukose aufnehmen zu können. Eine Insulinresistenz kann diesen Vorgang stören. Der Körper wird veranlasst, neue Fettzellen zu bilden (Hyperplasie). Dies erhöht die Anzahl der Zellen, die Glukose aus dem Blut aufnehmen. | Diese Medikamente erhöhen fast immer den Körperfettanteil.\n\nBetrachtet man den ganzen Körper, ist dies kein guter Tausch. Dicker zu werden, ist nicht die ideale Lösung bei Insulinresistenz. Den Blutglukosespiegel senken diese Medikamente aber durchaus. | 2 |
| Nach der Diagnose eines Typ-2-Diabetes ist die Insulinresistenz so stark, dass die Bauchspeicheldrüse, die immer noch Insulin produziert, nicht mehr genügend davon herstellen kann, um den Glukosespiegel in den Griff zu bekommen. Diese Medikamente erhöhen die Insulinproduktion auf künstlichem Wege. | Zahlreiche Nebenwirkungen, unter anderem ein erhöhtes Risiko für Herz-Kreislauf-Ereignisse, Kopf- und Bauchschmerzen.\n\nDer Körperfettanteil der Patienten erhöht sich oft erheblich. | 6 |
| Diese Medikamente unterstützen gezielt die Insulinsensitivität bestimmter Zellen. Sie machen die Muskulatur insulinsensitiver, die daraufhin auf Insulin bereitwilliger mit dem Verbrauch von Glukose reagiert, was zur Senkung der Blutglukose beiträgt.\n\nEine erhöhte Insulinsensitivität sorgt auch dafür, dass die Leber weniger Glukose ins Blut ausschüttet. | Geringfügige Nebenwirkungen. Es kann zu Reizungen des Magen-Darm-Trakts, Durchfall, Übelkeit und so weiter kommen. | 1- |
| Entzündungsprozesse sind eine der Ursachen einer Insulinresistenz. | In der Forschung werden hohe Dosen (4 bis 10 Gramm täglich) verwendet, und die Ergebnisse der Studien mit der geringsten Dosis waren eher fragwürdig.\n\nNebenwirkungen zeigen sich hauptsächlich im Darm, unter anderem mit Blähungen, Geschwüren und Blutungen. | 2+ |

## Adipositaschirurgie

Die Adipositaschirurgie oder bariatrische Chirurgie hat sich seit den 1950er-Jahren weiterentwickelt und umfasst inzwischen mehrere chirurgische Eingriffe, durch die sich erhebliche Gewichtsverluste und eine Verbesserung fast aller Stoffwechselparameter einschließlich der Insulinsensitivität erzielen lassen. Es werden jedoch nur Patienten operiert, bei denen zumindest Fettleibigkeit, häufig auch Fettleibigkeit mit Komplikationen wie Insulinresistenz diagnostiziert wurde. Alle Operationsverfahren verringern das Magenvolumen (restriktive Verfahren), aber einige verändern auch die Anatomie des Dünndarms (malabsorptive Verfahren).

Bevor wir uns genauer damit auseinandersetzen, sollten Sie wissen, dass sich bei der Adipositaschirurgie oft leichte, möglicherweise aber auch schwere Nebenwirkungen einstellen. Etwa die Hälfte aller Patienten ist innerhalb des ersten halben Jahres davon betroffen. Zu den körperlichen Nebenwirkungen wie heftigen Durchfällen, Infektionen, Hernien, Vitaminmangel und vielem mehr können bei Einzelnen auch psychische Kom-

| Was ist es? | Wie wirkt es? |
|---|---|
| Magenbypass (auch Roux-en-Y-Magenbypass) | Der Magenbypass dürfte der Eingriff der Adipositaschirurgie sein, der die Insulinsensitivität am stärksten verbessert, denn er bringt Insulinresistenz und Typ-2-Diabetes fast umgehend zum Verschwinden (in circa einer Woche).[498] Diese raschen Verbesserungen gehen einem erheblichen Gewichtsverlust voran und deuten damit an, dass nicht immer ein Zusammenhang zwischen Körperfett und Insulinresistenz besteht. |
| Verstellbares Magenband | Dieser Eingriff schränkt ganz erheblich ein, wie viel Nahrung man auf einmal aufnehmen kann, und erhöht dadurch die Insulinsensitivität. |
| Schlauchmagen | Dies ist eine gemäßigte Variante des Magenbypasses. Sie hat jedoch sehr positive Auswirkungen auf die Insulinsensitivität, die den Ergebnissen der Magenbypassoperation sehr nahe kommen.[500] |

plikationen wie Selbstverstümmelung und Depressionen kommen.[496] Diese Operationen, bei denen kerngesunde Organe entfernt werden, verraten viel über unseren verzweifelten Wunsch, die Funktion des Stoffwechsels zu kontrollieren.

Die Adipositaschirurgie erzielt bemerkenswerte Erfolge bei der Verbesserung des Körpergewichts und der Insulinresistenz. Obwohl viele Verfahren irreversibel sind, kann es leider passieren, dass das Gewicht und die Insulinresistenz zurückkehren. Ungefähr 25 Prozent aller Patienten nehmen das nach der Operation verlorene Gewicht wieder zu, und mit den Kilos kommen auch die Insulinresistenz sowie weitere Probleme zurück. Bestimmte Charakteristika wie Depressionen oder Hinweise auf Suchtverhalten können ein Indiz dafür sein, dass jemand mit größerer Wahrscheinlichkeit wieder zunehmen wird.[497]

Die folgende Tabelle, beginnend auf Seite 180, beleuchtet die drei häufigsten Verfahren der Adipositaschirurgie, wie sie funktionieren und welche Risiken sie mit sich bringen. Falls Sie stark übergewichtig sind und glauben, davon profitieren zu können, sollten Sie mit Ihrem Arzt klären, ob Sie für einen solchen Eingriff infrage kommen.

| Wie funktioniert es? | Welche Nachteile hat es? |
|---|---|
| Auf operativem Wege wird aus dem oberen Teil des Magens ein kleiner Beutel (»Pouch«) geformt und etwas weiter unten mit dem Dünndarm verbunden. So werden der Magen und der Beginn des Dünndarms (Zwölffingerdarm) weitgehend umgangen. Dies schränkt die Nahrungsaufnahme ein (der Betreffende kann nur noch sehr geringe Nahrungsmengen bewältigen) und führt zur Malabsorption (der Darm kann die Nahrung schlecht verdauen und aufnehmen). Letztlich dürfte die massive Einschränkung der Nahrungsmenge erheblich zum Nutzen dieser Operation beitragen. | • Zu den körperlichen Nebenwirkungen aller bariatrischen Eingriffe gehören unter anderem schwere Durchfälle, Infektionen, Hernien, Vitaminmangel und mehr.<br>• Zu den psychischen Komplikationen zählen Depressionen und Selbstverstümmelung.<br>• Rund ein Viertel aller Patienten legen das im Anschluss an die Operation verlorene Gewicht wieder zu, und mit dem Gewicht kehren die Insulinresistenz sowie weitere Beschwerden zurück. |
| Der obere Teil des Magens wird mit einem verstellbaren Band abgeteilt, um die Füllmenge nach Bedarf zu verkleinern. Allerdings lässt sich das Volumen damit nicht so extrem verringern wie mit einem Magenbypass. Außerdem bleiben der restliche Magen jenseits dieses Vormagens sowie der gesamte Dünndarm angebunden. Somit wird sämtliche Nahrung, die man verzehrt, auch ganz normal aufgenommen und verdaut. | • Hier sind die Wahrscheinlichkeit von Nebenwirkungen, aber auch die Verbesserung der Insulinsensitivität sowie der Gewichtsverlust am geringsten.[499] Sobald das Band entfernt wird, werden die Gewichts- und Stoffwechselprobleme vermutlich zurückkehren. |
| Ein erheblicher Teil des Magens (circa 75 Prozent) wird entfernt, und aus dem Rest wird ein schmaler Schlauch mit normaler Anbindung an den Dünndarm geformt. Durch die Schlauchform reduziert sich das Volumen, verglichen mit dem normalen Magen. Es ist aber deutlich größer als nach einem Magenbypass. | • Es gibt weniger Komplikationen als beim Magenbypass, aber mehr als beim Magenband. Obwohl es sich um einen einfacheren Eingriff handelt, lassen sich die Veränderungen beim Körpergewicht und der Insulinsensitivität fast mit denen des Magenbypasses vergleichen.<br>• Der Eingriff ist wie der Magenbypass unumkehrbar, doch die erzielten Fortschritte können bei bis zu 30 Prozent der Operierten wieder verschwinden, wenn sie ihren Lebensstil nicht ändern.[501] |

KAPITEL 17

# Der Plan: So nutzen Sie die Forschungsergebnisse

Mit diesem Buch möchte ich zeigen, welche schwerwiegenden chronischen Erkrankungen sich aus einer Insulinresistenz ergeben können, und Sie mit dem Wissen ausstatten, mit welchen Strategien sie sich wirkungsvoll verbessern lässt. Doch dieses Wissen wird ohne einen Plan, wie Sie dies in die Tat umsetzen können, nicht viel wert sein.

Sie wissen nun, dass die wichtigsten Veränderungen, die Sie vornehmen können, im Bereich der Lebensführung ansetzen. Einige Aspekte sind offensichtlich: Falls Sie zum Beispiel regelmäßig Zigarettenrauch einatmen, sollten Sie sich entweder stärker bemühen, mit dem Rauchen aufzuhören, oder sich zurückziehen, wenn andere rauchen. Andere Punkte sind heikler: Im Mittelpunkt des Vorhabens, Ihre Insulinsensitivität zu erhöhen und Ihr Risiko für die zahlreichen Folgekrankheiten zu senken, müssen die körperliche Aktivität und vor allem die Ernährung stehen. In diesem Kapitel übertrage ich die Ergebnisse der zitierten Forschungen zu Ernährung und Bewegung in Richtlinien, mit deren Hilfe Sie Ihre Insulinresistenz erheblich verbessern können. (Trotzdem empfehle ich grundsätzlich, dieses Vorhaben mit Ihrem Arzt zu besprechen – vor allem, wenn Sie chronisch krank sind.)

## Finden Sie heraus, wo Sie stehen

Bevor man zu einer Reise aufbricht, muss man erst einmal wissen, wo man sich befindet. Wenn Sie einige Ihrer Lebensgewohnheiten ändern möchten, um einer Insulinresistenz vorzubeugen oder sie rückgängig zu machen, sollten Sie wissen, wie insulinresistent Sie sind. Haben Sie die Fragen zur Insulinresistenz zu Beginn des Buches (Einleitung, Seite 14,

Abschnitt »Woher weiß ich, ob ich insulinresistent bin?«) beantwortet? Wenn nicht, sollten Sie es jetzt nachholen. Es verschafft Ihnen eine allgemeine Vorstellung von Ihrem Risiko.

Denken Sie daran, dass Sie vermutlich insulinresistent sind, wenn Sie zwei oder mehr Fragen mit Ja beantwortet haben. Aber halten Sie sich nicht allzu lange mit den Symptomen auf. Es mag zwar sehr hilfreich sein, die angeführten Symptome zu beobachten und zu verfolgen, aber sie informieren lediglich allgemein über Ihre Insulinsensitivität. Für eine genauere Einschätzung müssen Sie Ihren Insulinspiegel messen lassen.

Ehrlich gesagt ist das nichts, was Sie einfach mal selbst erledigen können. Es gibt keinen Test, den Sie zu Hause machen können und bei dem Sie sich nur in den Finger stechen müssen. Sie müssen veranlassen, dass Ihr Blut im Labor untersucht wird. Hier genügt kein x-beliebiger Test: Jede Untersuchung der Nüchternblutglukose verrät Ihnen den Blutglukosewert, aber nur wenige ermitteln den Insulinwert. (Welche Möglichkeiten Sie haben, hängt stark davon ab, wo Sie leben; in einigen Ländern ist es einfacher als in anderen.)

Sie können zunächst Ihren Arzt um einen Insulintest bitten, der oft, aber nicht immer von der Versicherung übernommen wird (weshalb manche Ärzte vielleicht zögern). Zahlt die Versicherung nicht, kann man Ihnen in der Praxis Ihres Arztes sagen, mit welchen Kosten Sie rechnen müssen. In den USA liegen sie derzeit üblicherweise unter 100 Dollar.

Falls Ihre Versicherung die Kosten für den Insulintest nicht übernimmt oder Sie nicht warten möchten, bis Sie einen Termin beim Arzt bekommen, können Sie den Test auch selbst veranlassen. Im Augenblick entstehen viele neue Unternehmen, die es den Verbrauchern ermöglichen, eine Insulinuntersuchung (oder andere Tests) online zu ordern. In den USA gibt es zum Beispiel die Firmen walkinlab.com und labtestsonline.org (und ich habe Verbindungen zu keiner von beiden). Sie arbeiten mit örtlichen Untersuchungseinrichtungen zusammen, wo Sie den Test direkt machen lassen können. Sie begeben sich zur Blutabnahme in ein Labor vor Ort und bekommen anschließend Ihre Ergebnisse von der beauftragten Firma. In den USA liegen die Kosten für den Test zwischen 30 und 60 Dollar.

Leider fehlt es an einem breiten Konsens bezüglich der Insulinwerte, da sich schon so lange alles um die Glukose dreht. Ideal wäre ein Insulinspiegel von circa unter 6 Mikroeinheiten pro Milliliter Blut (μU/ml), der Durchschnitt bei Männern und Frauen liegt bei circa 8 bis 9 μU/ml. Aber in diesem Fall ist es nicht gut, »durchschnittlich« zu sein. Bei einem Insulinspiegel von 8 μU/ml ist das Risiko, an Typ-2-Diabetes zu erkranken, doppelt so hoch wie bei einem Insulinspiegel von 5 μU/ml.[502]

| unter 6 μU/ml | 7–17 μU/ml | über 18 μU/ml |

Falls Sie nur eine Messung des Nüchterninsulinspiegels bekommen können, sollten Sie versuchen, den Blutglukosespiegel mitmessen zu lassen. Es hat den Vorteil, dass Sie daraus Ihren HOMA-Index (HOMA = Homeostasis Model Assessment) errechnen können. Diese hilfreiche kleine Formel basiert auf Nüchternglukose und Nüchterninsulin. Da der HOMA-Index beide Seiten der Medaille berücksichtigt, ist er aufschlussreicher als der Insulinspiegel allein. Er lässt sich folgendermaßen berechnen:

[Glukose (mg/dl) × Insulin (µU/ml)]/405 (in den Vereinigten Staaten)
[Glukose (mg/dl) × Insulin (µU/ml)]/22,5 (in den meisten anderen Ländern)

Obwohl hier noch keine Einigkeit herrscht, deutet ein Wert über 1,5 auf Insulinresistenz und ein Wert über 3 für gewöhnlich darauf hin, dass Sie sich an der Schwelle zum Typ-2-Diabetes befinden.

Leider hat sogar die Aussagekraft des Nüchterninsulinspiegels ihre Grenzen. Es kann vorkommen, dass manche Menschen zwar einen normalen Nüchterninsulinspiegel haben, aber nicht normal auf die in der Nahrung enthaltene Glukose reagieren. Dies lässt sich beim Arzt oder im Labor feststellen und heißt »oraler Glukosetoleranztest« (oGGT): Sie trinken einen kleinen Becher Flüssigkeit mit 75 Gramm reiner Glukose, und im Anschluss wird Ihnen zwei Stunden lang jede halbe Stunde Blut abgenommen. Es gibt mehrere Methoden zur Bestimmung des Insulinspiegels,[503] aber dies ist die einfachste:

- Erreicht Ihr Insulinspiegel nach 30 Minuten seinen Höhepunkt, um daraufhin stetig abzusinken, sind Sie vermutlich insulinsensitiv (»gut«).
- Erreicht Ihr Insulinspiegel eher nach 60 als nach 30 Minuten seinen Höhepunkt, sollten Sie aufpassen – Sie sind vermutlich insulinresistent und haben eine fünfmal höhere Wahrscheinlichkeit, später einmal an Typ-2-Diabetes zu erkranken (»Vorsicht«).
- Steigt Ihr Insulinspiegel immer weiter an, um nach 120 Minuten seinen Höhepunkt zu erreichen, sind Sie definitiv insulinresistent und haben eine beinahe 15-mal höhere Wahrscheinlichkeit, an Typ-2-Diabetes zu erkranken (»problematisch«).[504]

Ein Hinweis dazu: Falls Sie Typ-2-Diabetiker sind und Insulin bekommen, können Sie auch Ihre tägliche Insulindosis auf Veränderungen hin beobachten. Im Idealfall sollten Sie Ihren Blutglukosespiegel häufig prüfen. Führt die normale Insulindosis nach einigen Veränderungen im Bereich der Lebensführung zu einem niedrigeren Blutzuckerspiegel als üblich, ist sie inzwischen zu hoch – und das heißt, Sie reagieren empfindlicher auf Insulin. Aber Vorsicht: Wenn Sie Ihre Ernährung umstellen, kann sich sehr schnell etwas ändern. Im Rahmen einer Studie zur Einschränkung der Kohlenhydratzufuhr mussten Typ-2-Diabetiker, die mit Insulin behandelt wurden, bereits nach nur einem Tag ihre Insulindosis halbieren![505]

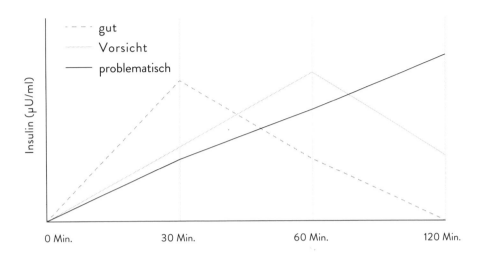

Falls Sie den Insulinspiegel nicht so einfach messen lassen können, folgen hier ein paar Alternativen. Erstens: Messen Sie den Blutdruck. Wenn es Ihnen gelingt, den Insulinspiegel zu senken, sollte der Blutdruck innerhalb weniger Tage nachziehen. Zweitens: Messen Sie die Ketonkonzentration. Wenn Sie ein Ketonmessgerät anschaffen, können Sie sich ein – wenn auch indirektes – Bild von Ihrer Insulinkontrolle machen, da die Ketonkonzentration mit sinkendem Insulinspiegel allmählich steigt. Bis dahin kann es allerdings ein paar Tage dauern. Sie werden sich erinnern, dass eine Kost, die den Insulinspiegel auf einem niedrigen Niveau hält, die Ketonproduktion in der Leber ankurbelt. Die Ketogenese ist ein normaler, ja sogar gesunder Zustand, in dem der Körper so große Mengen Fett nutzt, dass ein Teil davon in Ketone verwandelt wird. Die meisten Ketone werden vom Körper und besonders vom Gehirn zur Energiegewinnung herangezogen, aber ein Teil davon wird auch über den Atem und den Urin ausgeschieden. Aus diesem Grund gibt es verschiedene Möglichkeiten, die Ketonkonzentration zu messen. Die genaueste Methode ist die Messung der Ketonkörper im Blut. Sie ist auch die teuerste, da die Teststreifen zwischen 2,50 Euro und 4 Euro pro Stück kosten. Am kostengünstigsten ist die Verwendung von Urinteststreifen für ein paar Cent das Stück. Die Kosten für die letzte Methode, die Atemmessung, liegen irgendwo dazwischen. Alle Methoden haben Vor- und Nachteile, die Sie berücksichtigen sollten, bevor Sie sich für einen Weg entscheiden.

Viele finden die Messung der Ketonkonzentration höchst motivierend, um zu sehen, wie gut es ihnen mithilfe der Ernährungsumstellung gelingt, den Insulinspiegel zu senken. Dies hängt sehr stark vom Einzelnen ab, doch wenn die Ketonkonzentration im Blut ungefähr ein Millimol pro Liter (mmol/l) beträgt, dürfte der Insulinspiegel unter 10 µU/ml liegen, was für den Anfang ein sehr guter Wert ist. Leider verliert die Messung der Ketone als Marker für Veränderungen des Insulinspiegels im Laufe der Zeit an Nützlichkeit:

Obwohl der Insulinspiegel unter Umständen nicht viel weiter sinkt, könnte die Ketonkonzentration bei fortlaufender Ernährungsumstellung weiterhin leicht ansteigen. Bis es eine Möglichkeit gibt, den Insulinspiegel zu Hause zu messen, ist dies die einfachste Methode, wie Sie sich selbst (wenn auch auf indirekte Weise) einen Eindruck von Ihrem Insulinspiegel verschaffen können.

## Ihr Ausgangspunkt entscheidet über Ihren weiteren Weg

Falls Sie den Insulinspiegel bestimmen lassen können, wissen Sie in etwa, wo Sie gerade stehen. Diese Information vermittelt Ihnen auch eine Vorstellung davon, was Sie als Nächstes tun sollten, wie wir später in groben Zügen zeigen werden.

Bei einem eher niedrigen Insulinspiegel (< circa 6 µU/ml oder 41 pmol/l) ist davon auszugehen, dass Sie sich recht wacker schlagen und Ihre Insulinsensitivität hoch ist. Entweder fällen Sie bereits kluge Entscheidungen im Hinblick auf Ihren Lebensstil, oder Sie sind so jung, dass Sie (vorläufig noch) mit miesen Entscheidungen davonkommen.

Ist Ihr Insulinspiegel leicht erhöht (7–17 µU/ml oder 48–118 pmol/l), sollten Sie allmählich etwas ändern, besonders im Hinblick darauf, was und wie häufig Sie essen.

Bei einem hohen Insulinspiegel (über 18 µU/ml oder 125 pmol/l) müssen Sie noch heute etwas ändern. Beginnen Sie bei der nächsten Mahlzeit mit einigen der Anpassungen, die wir gleich erläutern werden.

## Treiben Sie Sport, um die Insulinsensitivität zu erhöhen

Wie wir aus Kapitel 14 wissen, müssen Sie im Kampf gegen die Insulinresistenz die Muskeln spielen lassen. Falls Sie noch keinen Sport treiben, ist manchmal nur schwer zu sagen, was das Richtige für Sie ist und wie Sie Bewegung in Ihr Leben bringen können. An diesem Punkt ist es am besten, wenn Sie sich von dieser Vorstellung nicht einschüchtern lassen. Wir werden gleich hilfreiche Tipps für den Einstieg geben.

## Welche Art von Sport sollte ich machen?

Jeder Art von Sport – ob Ausdauer- oder Krafttraining – hat ihre Vorteile, obwohl sich mit Krafttraining die größten Verbesserungen im Verhältnis zur aufgewendeten Zeit erzielen lassen. Aber bevor ich fortfahre, kann ich nicht umhin, das Offensichtliche zu wiederholen: Der beste Sport zur Verbesserung Ihrer Insulinsensitivität (oder um andere gesundheitliche Erfolge zu erzielen) ist der, den Sie auch wirklich machen.

Sehen Sie es mal so: Wenn Sie überzeugt sind, dass Sie dreimal die Woche Gewichte stemmen müssten, um Ihre Insulinresistenz zu lindern, aber fünfzig Kilometer vom nächsten Fitnessstudio entfernt wohnen, haben Sie eine wunderbare Ausrede parat, um nicht fahren zu müssen … und machen am Ende vielleicht gar nichts. Wenn Sie dagegen beschließen, in Ihrer Nachbarschaft spazieren oder joggen zu gehen, obwohl das auf dem Papier möglicherweise weniger »bringt« als das Krafttraining, gibt es (je nach Nachbarschaft!) wenig, was Sie davon abhält, sodass Sie eher etwas tun werden. Bei der Entscheidung für ein Trainingsprogramm werden Sie (anstelle von Ausreden) die wahren Grenzen Ihrer Situation ausloten und sich entsprechend verhalten müssen.

Dennoch sind Ausdauer- und Krafttraining gleichermaßen wirksame Maßnahmen, um die Insulinsensitivität zu verbessern, und in der besten aller Welten stünde beides auf Ihrem Trainingsplan.

Zur Wiederholung: Als Ausdauersport gelten alle Aktivitäten mit dem Ziel, über eine Erhöhung von Herz- und Atemfrequenz das Herz, den Kreislauf und das Atmungssystem zu trainieren. Dies lässt sich auf verschiedene Weise erreichen, unter anderem und am häufigsten mit Laufen, Radfahren/Spinning oder Schwimmen.

Beim Krafttraining zwingt man einen Muskel, wiederholt zu kontrahieren oder gegen einen Widerstand eine bestimmte Position zu halten, um Muskeln (und Knochen) zu stärken. Neulingen mögen einige der folgenden Übungen fremd sein; Krafttraining ist ein Lernprozess. Ich empfehle dringend, sich im Internet darüber zu informieren, oder – sofern Sie es sich leisten können – die Unterstützung eines Trainers in Anspruch zu nehmen, um sich mit verschiedenen Übungen und den korrekten Bewegungsabläufen vertraut zu machen.

1. Die praktischste und hilfreichste Methode beim Krafttraining ist es, »komplex« zu denken. Das Training sollte im Idealfall aus komplexen Übungen nach realistischem Bewegungsvorbild bestehen, an denen komplementäre Muskelgruppen beteiligt sind (sie unterstützen die Zielmuskeln und werden ebenfalls trainiert). Dies hat unter anderem den Vorteil, dass man – anders als bei unphysiologischen Bewegungen – übt, die Muskeln so einzusetzen, wie man es auch im Alltag tut. Ein Beispiel für eine unphysiologische Bewegung ist der berühmte Bizepscurl, bei dem man den Arm im Ellenbogengelenk beugt, um die Hand mit der Kurzhantel

zu heben und zu senken. Diese Bewegung hat so gut wie keine Entsprechung im echten Leben und nur einen Zweck: dafür zu sorgen, dass das T-Shirt am Oberarm spannt – ob der Betreffende dies nun zugibt oder nicht.

2. Damit das Krafttraining den Körper rundum stärker und leistungsfähiger machen und die Insulinresistenz lindern kann, müssen Sie die Übungen bei der Arbeit mit Gewichten grundsätzlich nach zwei Schlüsselbewegungsrichtungen einteilen: Drücken und Ziehen. Dieses täuschend einfache Prinzip sorgt dafür, dass sich das Training an der natürlichen Bewegung orientieren und eine angemessene, umfassende Muskelentwicklung fördern kann: Muskeln, die natürlich zusammenarbeiten, werden auch gemeinsam stärker. Ein starker Bizeps ist beispielsweise sinnlos, wenn die Rückenmuskeln schwächeln, da bei jeder realen Bewegung mit Bizepsbeteiligung (also jedes Mal, wenn der Ellenbogen gebeugt wird) auch der Rücken mithilft.

3. Wenn Sie nicht ins Fitnessstudio gehen können, behelfen Sie sich mit dem, was Sie zu Hause haben. Ob Liegestütze oder Kniebeugen mit Stuhl, Gewichtheben mit unterschiedlich großen Wasserflaschen oder Sit-ups – auch diese Do-it-yourself-Übungen können die Muskeln ermüden. Wenn die Umstände es zulassen, würde ich Ihnen empfehlen, eine Hantelbank und einen Satz Kurzhanteln anzuschaffen, der Ihren Kräften entspricht (und diese Ausrüstung im Laufe der Zeit zu erweitern).

4. Jeder kann Krafttraining machen. Manche Frauen scheuen sich davor, weil sie Angst haben, zu viel Muskelmasse aufzubauen; doch bei den meisten Frauen wird das einfach nicht passieren. Wenn ein Mann bei jedem Satz bis zum Muskelversagen trainiert, wird er stärker, und seine Muskeln werden (möglicherweise sogar dramatisch) größer. Wenn eine Frau bis zum Muskelversagen trainiert, wird sie stärker, ihre Muskeln wachsen ein wenig und bekommen etwas mehr Definition. Was verursacht diesen Unterschied im Muskelwachstum bei Männern und Frauen trotz ähnlicher Trainingsintensität? Die Hormone. Die Geschlechter haben unterschiedliche Hormoncocktails im Blut, die über die anabole Wirkung auf die Muskulatur (also ihr Wachstum) beim Krafttraining bestimmen. Dennoch können unabhängig von den Größen- und Kraftzuwächsen 60 Minuten Krafttraining in der Woche die Insulinresistenz besser lindern als 60 Minuten Ausdauertraining.[506]

### Wie bitte? Keine Trainingseinheit für die Arme?

Die wenigsten Menschen haben Zeit für Übungen, die ausschließlich Bizeps (Oberarmvorderseite) und Trizeps (Oberarmrückseite) trainieren – und das ist

> gut so. Verlassen Sie sich darauf, dass diese Muskeln durch Druck- (Trizeps) und Zugbewegungen (Bizeps) trainiert werden, wie es ihrem natürlichen Gebrauch entspricht. Denn was bringt es schon, wenn Sie einen superstarken Trizeps, aber eine schwache Brust und schwache Schultern haben? So können Sie sich beim Aufstehen auch nicht besser aus einem Stuhl oder vom Boden hochdrücken.
>
> Die meisten Menschen trainieren die Arme, weil sie es nicht besser wissen (verzeihlich) oder damit prahlen möchten (unverzeihlich, aber mit den Armen lässt sich eben besser angeben als mit den Beinen). Falls Sie so viel Zeit haben, dass Sie sich auf die (isoliert betrachtet) relativ nutzlose Armmuskulatur konzentrieren können, wäre es besser, stattdessen mehr Zeit in ein Training für Beine und Rumpf zu investieren.
>
> Und nicht vergessen: Gute Freunde passen auf, dass sich niemand um das Beintraining drückt.

Es gibt viele gute Quellen, die Ihnen helfen, körperlich aktiver zu werden und den Körper zu trainieren, damit Sie insulinempfindlicher werden. Äußerst hilfreiche Ratgeber sind zum Beispiel die Bücher *Get Strong* der beiden fitten (und schillernden) Brüder Al und Danny Kavadlo oder *Krafttraining – Das Handbuch für Einsteiger* von Thomas R. Baechle und Roger W. Earle (riva Verlag). Interessant sind auch der Youtube-Kanal von Jerry Teixeira oder der Podcast von Poli Moutevelidis *Change Starts Now*. Damit Sie sofort anfangen können, habe ich in Anhang A einen einfachen Trainingsplan angefügt.

### Wie oft, wie lange und wann soll ich trainieren?

Sofern es möglich ist, sollten Sie an sechs Tagen in der Woche körperlich aktiv werden und einen Tag für eine echte Ruhepause reservieren, damit der Körper sich erholen kann. Je nach Sportart sollte das tägliche Training variieren, um Überlastungsschäden zu vermeiden und die richtige Regeneration bestimmter Muskeln zu gewährleisten.

Ich halte ein 20-minütiges Training für gerade ausreichend, um einen klaren Nutzen davon zu haben. Wenn die Zeit begrenzt ist (auf circa 20 Minuten), ist die Intensität der Aktivität umso wichtiger. Nach Möglichkeit wären 30 bis 40 Minuten eine gute Trainingsdauer, damit Sie sicher sein können, dass Sie das tägliche Trainingspensum schaffen. Ich selbst peile 40 Minuten an – wenn es länger wird, habe ich das Gefühl, dass meine Prioritäten durcheinandergeraten (also die Zeit mit der Familie und so weiter).

Wann Sie tagsüber trainieren ist weniger wichtig, als dass Sie es einfach tun. Das Training am Morgen hat keine klaren Vorteile gegenüber dem Training am Nachmittag oder

Abend. Allerdings finden Leute, die morgens trainieren, oft weniger Ausreden und sind deshalb konsequenter. Es ist nun mal so, dass morgens um 6 Uhr weniger dazwischenkommen kann als abends um 18 Uhr.

### Wie intensiv soll ich trainieren?

Wenn es darum geht, die Insulinsensitivität zu verbessern, dürfte die Trainingsintensität wohl die wichtigste aller Variablen sein einschließlich der Dauer.[507] Mit einem großen Vorbehalt: Versuchen Sie nicht, mehr zu machen, als gerade möglich ist. Bei der Umsetzung eines hochintensiven Trainingsprogramms sollten Sie unbedingt vorsichtig anfangen, dem Körper Zeit zur Anpassung geben und die Intensität allmählich steigern.

Im Ausdauersport lassen sich hochintensive Trainingseinheiten einfach dadurch erreichen, dass man sich mehr anstrengt. Das Intervalltraining ist ideal dafür. Hier folgt eine Minute mit maximaler Intensität auf eine Minute mit niedriger Intensität, und dieser Wechsel wiederholt sich über die gewünschte Trainingsdauer. Falls Sie sich zum Beispiel für das Laufen entscheiden, sollten Sie die Uhr nicht einfach auf 35 Minuten stellen und fröhlich vor sich hin traben. Stattdessen sollten Sie ein Auge auf die Uhr haben und den gemütlichen Dauerlauf mit Phasen abwechseln, in denen Sie schneller laufen.

Im Kraftsport erzielen Sie dadurch eine höhere Intensität, dass Sie bei jedem Satz bis zum Muskelversagen gehen. Man könnte auch sagen, Sie machen jede Übung so oft, bis nichts mehr geht – unabhängig von der Wiederholungszahl. Das ist genau wie das hochintensive Ausdauertraining sehr ermüdend, aber nur so lässt sich der maximale Nutzen für den Insulinspiegel erreichen. Um eine Insulinresistenz zu lindern, kann es sogar genügen, einige Übungen jeweils nur über einen einzigen Satz bis zum Muskelversagen durchzuziehen.[508]

Ein entscheidender Vorteil der erhöhten Intensität beim Ausdauer- und Krafttraining ist, dass es die beiden Kategorien aneinander annähert. Wenn man beim Ausdauertraining die Intensität der Intervalle erhöht, wird die verwendete Muskulatur umfassender erschöpft und gekräftigt. Umgekehrt ist ein intensives Krafttraining – vor allem bei kürzeren Ruhepausen zwischen den Sätzen – auch eine starke Beanspruchung für das Herz-Kreislauf-System.

## Essen für einen dauerhaft niedrigen Insulinspiegel

Wir sind nun bei der womöglich wichtigsten Veränderung des Lebensstils angekommen. Am besten wissenschaftlich fundiert ist eine Ernährung zur Verbesserung der Insulinresistenz, die den Insulinspiegel niedrig hält. Alle Aspekte der Ernährung – was und wann Sie essen – dienen als Mittel zu diesem Zweck. Während Sie sich für eine Ernährungsumstellung entscheiden, um insulinsensitiver zu werden und Ihre Gesundheit besser in den Griff zu bekommen, präsentiere ich Ihnen die vier wesentlichen Säulen, die meiner Ansicht nach das Fundament eines klugen Ernährungsplans bilden:

- Kontrollieren Sie die Kohlenhydratzufuhr.
- Verleihen Sie den Proteinen Priorität.
- Füllen Sie mit Fetten auf.
- Behalten Sie die Uhr im Blick.

Um zu zeigen, wie wirksam diese scheinbar schlichten Empfehlungen sind, möchte ich Ihnen erzählen, was sich unlängst in meinem Labor zugetragen hat. In Kooperation mit einer örtlichen Klinik baten wir elf Typ-2-Diabetikerinnen, sich 90 Tage lang an diese Anweisungen zu halten. Danach war ihr Typ-2-Diabetes verschwunden – ohne Veränderungen der Bewegungsgewohnheiten, ohne Kalorienzählen und erstaunlicherweise auch ohne die Einnahme von Medikamenten.[509]

## Kontrollieren Sie die Kohlenhydratzufuhr

Dies ist das wichtigste und grundlegendste Prinzip einer schnellen und effektiven Insulinkontrolle.

Da jeder Mensch einen anderen Stoffwechsel hat, kann es keine allgemeingültige Strategie geben. Das ideale Verhältnis der Makronährstoffe (also welcher Prozentsatz der Kalorien aus Fett, Protein und Kohlenhydraten stammt) kann variieren. Aber unabhängig davon, welches Verhältnis am Ende richtig für Sie ist, wird der Kohlenhydratanteil erheblich geringer ausfallen, als dies bei der allgegenwärtigen typisch »westlichen Diät« der Fall ist (die meist 50 bis 60 Prozent Kohlenhydrate enthält). Und das ist gut so – schließlich wollen wir die Trends umkehren, die aufgrund dieser Ernährung entstanden sind.

Wenn Sie bei den Fragen nach den Symptomen einer Insulinresistenz (Einleitung, Abschnitt »Woher weiß ich, ob ich insulinresistent bin?«, Seite 14) zwei- oder mehrmals mit Ja geantwortet haben, haben Sie eine geringere Kohlenhydrattoleranz und müssen deshalb hinsichtlich der Art und der Menge der aufgenommenen Kohlenhydrate etwas vorsichtiger sein. Wenn Sie keine oder nur eine Frage bejaht haben, gibt es mehr Spielraum für Kohlenhydrate in Ihrem Speiseplan. Diese Unterschiede sind darin begründet, wie wahrscheinlich es ist, dass Ihr Körper größere Mengen Insulin herstellen und den Insulinspiegel länger auf einem höheren Niveau halten muss, um nach dem Essen die Glukose aus Ihrem Blut zu entfernen. Vergessen Sie nicht: Kohlenhydrate können den Insulinspiegel kräftig ansteigen lassen (obwohl das Spektrum breit ist und sich Brokkoli nur wenig, Kartoffelchips dafür stärker auswirken). Proteine beeinflussen den Insulinspiegel nur mäßig, Nahrungsfette überhaupt nicht. Vor diesem Hintergrund gibt es einige allgemeine Angaben zu den Makronährstoffen (also welcher Prozentsatz der Kalorien aus Fetten, Proteinen und Kohlenhydraten stammt), die Ihnen bei der Planung einer neuen Ernährung helfen können, um einer Insulinresistenz vorzubeugen oder sie zu lindern.

- Wenn Sie zwei oder mehr der Fragen in der Einleitung nach den Symptomen einer Insulinresistenz mit Ja beantwortet haben: etwa 70 Prozent der Kalorien aus Fett, 25 Prozent aus Protein, 5 Prozent aus Kohlenhydraten.
- Allgemein weniger als 50 Gramm Kohlenhydrate täglich.
- Wenn Sie eine Frage mit Ja beantwortet haben: circa 65 Prozent der Kalorien aus Fett, 25 Prozent aus Protein, 10 Prozent aus Kohlenhydraten.
- Allgemein weniger als 75 Gramm Kohlenhydrate täglich.
- Wenn Sie keine Frage mit Ja beantwortet haben: circa 55 Prozent der Kalorien aus Fett, 25 Prozent aus Protein, 20 Prozent aus Kohlenhydraten oder 55 Prozent der Kalorien aus Fett, 30 Prozent aus Protein, 15 Prozent aus Kohlenhydraten.
- Allgemein weniger als 100 Gramm Kohlenhydrate täglich (oder mehr, soweit der Gesundheitszustand und die körperliche Aktivität dies rechtfertigen).

Bitte berücksichtigen Sie, dass Sie das Verhältnis unter Umständen optimieren müssen – dies sind keine »endgültigen« Zahlen. Beachten Sie auch, dass eine Reduktion der Kohlenhydrate auf unter 50 Gramm am Tag bei den meisten Menschen ketogen wirken dürfte. Falls Ihnen nicht wohl dabei ist und Sie der festen Ansicht sind, mehr Kohlenhydrate zu brauchen, sollten Sie sich nach Kräften bemühen, hauptsächlich Obst und Gemüse mit geringer glykämischer Last zu verzehren. Aber für alle gilt: Sie müssen nicht durchgehend in Ketose sein, um mit einer Kontrolle der Kohlenhydratmenge oder einer klugen Auswahl der Kohlenhydrate Ihre Insulinsensitivität zu steigern.

Bei Obst und Gemüse sollten Sie ein Gleichgewicht von Kohlenhydrat- und Nährstoffgehalt anstreben. Wählen Sie kohlenhydratarme, nährstoffreiche Lebensmittel. Essen Sie weder zu viel Gemüse mit hohem Stärkegehalt wie Kürbis und Kartoffeln noch zu viel Obst mit hohem Zuckeranteil wie Bananen, Ananas und Äpfel. Die folgenden Obst- und Gemüsesorten sind gut geeignet (durchschnittliche Portionsgröße: 100 Gramm; in Anlehnung an www.ruled.me):

| Insulinfreundliches Obst und Gemüse | Fett (Gramm pro 100-Gramm-Portion) | Kohlenhydrate (netto) (Gramm pro 100-Gramm-Portion) | Protein (Gramm pro 100-Gramm-Portion) |
|---|---|---|---|
| Kohl | 0 | 6 | 2 |
| Blumenkohl | 0 | 6 | 5 |
| Brokkoli | 1 | 7 | 5 |
| Spinat | 0 | 1 | 3 |
| Romanasalat | 1 | 2 | 2 |
| Paprika | 0 | 5 | 1 |
| Grüne Bohnen | 0 | 4 | 2 |
| Zwiebeln | 0 | 12 | 2 |
| Brombeeren | 1 | 8 | 2 |
| Himbeeren | 1 | 8 | 2 |

Zwei Dinge können Ihnen bei der Umstellung auf eine insulinfreundliche Ernährung helfen: Da wäre zunächst Anhang B dieses Buches mit einer ausführlichen Lebensmittelliste. Dann gibt es auch noch eine Internetdatenbank mit Nahrungsmitteln und Angaben zu ihrer glykämischen Last, die Sie unter der folgenden Adresse finden: www.vis.bayern.de/ernaehrung/ernaehrung/ernaehrung_krankheit/glykaemischer_index_diabetes.htm. Bitte beachten Sie die folgenden allgemeinen Richtlinien für die Arbeit mit der glykämischen Last:

| Glykämische Last | Beurteilung | Beispiele |
|---|---|---|
| <15 | gut | Grüne Blattgemüse wie Spinat und Grünkohl sowie andere stärkearme Gemüsesorten wie Brokkoli, Blumenkohl, Paprika, Gurke und vieles mehr; fettreiche Früchte wie Avocado und Oliven; Eier; alle Fleischsorten; Butter, Käse und Sauerrahm |
| 16–30 | Vorsicht | Die meisten alkoholischen Getränke, Naturjoghurt, Vollmilch, Beeren, Zitrusfrüchte, die meisten Nüsse, weniger stärkehaltige Gemüsesorten wie Möhren und Erbsen, Linsen und die meisten Bohnen |
| >30 | gefährlich | So gut wie alle verarbeiteten Nahrungsmittel, Säfte, Brot, Cracker, Müsli, süßes Obst wie Ananas und Bananen und vieles mehr |

Neben dem allgemeinen Konzept der Kohlenhydratkontrolle sollten Sie einige weitere Punkte beachten:

- Seien Sie nicht so süß! Ein Speiseplan zur Verbesserung der Insulinsensitivität enthält sehr wenig Zucker. Dies trägt dem Umstand Rechnung, dass Zucker in seinen zahlreichen Ausprägungen allgegenwärtig ist. Ob »Rohrzucker«, »Vollrohrzucker«, »Glukose-Fruktose-Sirup«, »Reissirup« oder etwas anderes – es ist immer der gleiche Müll. Die meisten gängigen Nahrungsmittel gibt es auch in zuckerfreien Versionen. Achten Sie dabei besonders auf Produkte wie Saucen, Dressings, Ketchup, Erdnussbutter und so weiter. Wer braucht schon Zucker in diesen Lebensmitteln? Sie werden den Unterschied gar nicht schmecken. Wenn sich die Gelegenheit bietet, ein Dessert zu genießen, möchte ich Sie darin bestärken, sich auf eine Portion pro Woche zu beschränken oder eine Möglichkeit zu finden, kohlenhydratärmere Versionen davon zu kaufen oder herzustellen.
- Treffen Sie bei Stärke eine kluge Wahl! Die Kohlenhydrate sind eine sehr gemischte Makronährstoffgruppe, und je naturbelassener sie sind, desto besser. Die folgende Grundregel hilft, die schlimmsten Kohlenhydrate zu meiden: Wenn sie in einer Tüte oder Schachtel mit Strichcode stecken, sollte man sie vermutlich besser meiden.
- Trinken Sie keine Kohlenhydrate! Für die Insulinantwort macht es einen großen Unterschied, ob wir Obst essen oder trinken. Wenn wir die im Obst enthaltenen Ballaststoffe entfernen oder verändern, verzehren wir reine Fruktose anstelle von Fruktose und einer angemessenen Menge Ballaststoffe. Die natürlichen Ballaststoffe im Obst dämpfen die Insulinausschüttung deutlich.[510]
- Bemühen Sie sich bei jeder Gelegenheit darum, mehr fermentierte Kohlenhydrate zu verzehren und zum Beispiel rohes Sauerkraut oder Kimchi (siehe unten) zu einer der täglichen Mahlzeiten zu servieren. Sie werden im Folgenden noch mehr über fermentierte Nahrungsmittel erfahren. Für alle, die so gut wie nichts Fermentiertes essen und auch nicht vorhaben, ihren Speiseplan entsprechend zu erweitern, gibt es einen einfachen Trick: Apfelessig. Nehmen Sie vor der kohlehydratreichsten Mahlzeit des Tages ein bis zwei Esslöffel naturtrüben und nicht wärmebehandelten Apfelessig zu sich.

### Künstliche Süßstoffe

Unzählige künstliche Süßstoffe machen es möglich, Süßes zu genießen, ohne den Glukose- und Insulinspiegel in die Höhe zu treiben. Wenn Sie damit backen oder kochen möchten, sollten Sie aufpassen, was Sie kaufen. Grundsätzlich gilt: Wenn es sich um ein Pulver handelt, können glukosehaltige Füllstoffe wie Maltodextrin enthalten sein. Dies widerspricht dem Zweck eines Süßstoffs, nämlich Insulinspitzen zu verhindern. Es folgt eine Liste von Süßstoffen und ihren Folgen für den Insulinspiegel:

| Süßstoff | Wirkung auf den Insulinspiegel – allein | Wirkung auf den Insulinspiegel – in Kombination mit Kohlenhydraten |
| --- | --- | --- |
| Sucralose | keine | erhöht |
| Aspartam | keine | unklar, möglicherweise erhöht |
| Stevia | keine | keine |
| Acesulfam-K | unklar, möglich | unklar, möglicherweise erhöht |
| Xylit | gering | gering |
| Erythrit | keine | keine |
| weitere Zuckeralkohole | unterschiedlich, möglich | unterschiedlich, sehr wahrscheinlich erhöht |
| Mönchsfruchtextrakt | keine | keine |

### Die positive Wirkung fermentierter Nahrungsmittel

Die Annehmlichkeiten des modernen Lebens sind fast rundherum ein Segen. Doch seltsamerweise könnte die Kühltechnik auch unerwünschte Folgen haben, wenn es darum geht, wie wir die verzehrte Nahrung verdauen und letztlich auch verstoffwechseln. Bevor wir Nahrungsmittel bei knapp 4°Grad Celsius lagern und damit verhindern konnten, dass sie verderben, waren viele Lebensmittel und Getränke gewollt oder ungewollt fermentiert.

In Fermentationsprozessen wird Zucker (Fruktose, Laktose, Glukose und so weiter) von Bakterien verdaut. Dabei entstehen Säure (die für einen leicht herben Geschmack sorgt), Kohlensäure (die Getränke prickeln lässt und festen Nahrungsmitteln Lufteinschlüsse verleiht) und manchmal auch Alkohol (wobei der Gehalt je nach Fermentationsart und -dauer von Spuren bis hin zu großen Mengen reicht). Es ist interessant zu wissen, welche chemischen Substanzen dabei entstehen. Möglicherweise ist aber nicht das, was bei der Fermentation entsteht, sondern das, was dabei verloren geht, von besonderer Bedeutung für die Analyse der Eigenschaften, welche die Insulinsensitivität erhöhen.

Bei der Fermentation eines Lebensmittels, zum Beispiel von Getreide, machen sich die Bakterien nicht über die geringen Fett- und Proteinmengen, sondern über die Stärke her. Bakterien ernähren sich von Glukose. Indem sie die in einem Nahrungsmittel enthaltene Stärke fermentieren, helfen sie uns, unseren Zuckerkonsum und damit auch die Auswirkungen der Nahrung auf Blutglukose- und Insulinspiegel zu reduzieren. Dadurch wirkt der Genuss fermentierter Nahrungsmittel doppelt positiv auf die Insulinsensitivität: Wir verzehren weniger Stärke als bei der nicht-fermentierten Version und nehmen nützliche Bakterien auf, die im Darm eine probiotische Wirkung entfalten können.

Naturbelassener Apfelessig ist ein überraschend effektives fermentiertes Nahrungsmittel. Studien zeigen, dass schon der Verzehr von etwa einem Esslöffel Apfelessig mit einer stärkehaltigen Mahlzeit hilft, deren Auswirkungen auf den Glukose- und Insulinspiegel bei insulinresistenten Personen zu senken[511] und möglicherweise sogar die Glukosekontrolle bei Typ-2-Diabetes zu verbessern.[512] Wer am Abend zwei Esslöffel naturbelassenen Apfelessig zu sich nimmt, trägt dazu bei, den üblichen Anstieg des Blutglukosespiegels am nächsten Morgen zu drosseln.[513] (Deshalb empfehle ich, morgens und abends je zwei Esslöffel Apfelessig in einem großen Glas Wasser zu trinken.)

Sauerteig, dessen natürliche Bakterien das Brot im Laufe der Zeit und ohne die allgegenwärtige Trockenhefe aufgehen lassen, ist ein weiteres Überbleibsel der fermentierten Nahrungsmittel im Westen. Bei insulinresistenten Personen, die normales Brot durch Sauerteigbrot ersetzen, kommt es zu einem deutlichen Rückgang des Blutglukose- und Insulinspiegels.[514] Darüber hinaus wirkt sich Sauerteigbrot erheblich weniger auf den Blutglukosespiegel aus als normales Brot, selbst wenn es aus dem gleichen Getreide gebacken ist.[515]

Wenn Sie sich für Sauerteigbrot interessieren, sollten Sie gut aufpassen, denn es gibt auch Fälschungen. Bei den meisten »Sauerteigbroten« im Supermarkt handelt es sich in Wirklichkeit um normales Brot, dem etwas Essig zugesetzt wurde, um den säuerlichen Geschmack eines echten Sauerteigs zu imitieren. Echtes Sauerteigbrot bekommt man nur selten im Supermarkt, und der »(Natur-)Sauerteig« wird in der Liste der Zutaten erwähnt. Dieses Brot wird normalerweise in Bäckereien oder Naturkostläden verkauft und ist seinen Preis wert.

Während sich der Joghurt auf unserem Speisezettel erhalten hat, ist die vergorene Milch oder »Sauermilch« so gut wie vollständig verschwunden, obwohl kommerzielle Kefirsorten ein gewisses Comeback feiern. Wie beim Sauerteig ernähren sich die Joghurtbakterien gezielt vom Zucker in der Milch, also der Laktose, und lassen die Fette und Proteine für uns übrig. Interessanterweise schützen diese

Sauermilchprodukte nachweislich vor Insulinresistenz: Wenn man sie im Rahmen einer Mahlzeit verzehrt, verringern sie nicht nur die Glukose- und Insulinlast von Getreide und anderen Nahrungsmitteln,[516] sondern verbessern langfristig auch die Glukosekontrolle.[517]

Anders als im Westen hat sich in der asiatischen Küche eine gesündere Wertschätzung für fermentierte Nahrungsmittel erhalten. Am bedeutendsten ist vielleicht Kimchi, eine Mischung aus fermentiertem Gemüse. Sein Verzehr trägt tatsächlich dazu bei, den Glukose- und Insulinspiegel insulinresistenter Personen zu senken.[518] Im Rahmen dieser Studie wurde auch die Wirkung von frischem Kimchi mit der Wirkung von zehn Tage altem Kimchi verglichen. Die Ergebnisse legen nahe, dass es weniger um das Gemüse selbst als vielmehr um das geht, was bei der Fermentation damit geschieht. Bei fermentiertem Ginseng und Sojabohnen lässt sich ein ähnlicher Nutzen feststellen.[519]

Doch der Verzehr fermentierter Nahrungsmittel ist nicht die einzige Möglichkeit, von der Arbeit nützlicher Bakterien zu profitieren. Auch Probiotika erfüllen diesen Zweck. Dabei handelt es sich um Bakterien, die man meist in Kapsel- oder Pulverform zu sich nimmt (sofern sie nicht Bestandteil eines fermentierten Nahrungsmittels sind). Mehrere Nachweisketten bestätigen die positiven Auswirkungen von Probiotika auf die Insulinsensitivität. Ein großer Teil davon ist in einer Metaanalyse zusammengefasst, bei der die Ergebnisse von 17 randomisierten Studien zusammengetragen und der Schluss gezogen wurde, dass Probiotika die Nüchternblutglukose und das Nüchterninsulin wirksam senken.[520]

### Verleihen Sie den Proteinen Priorität

Widerstehen Sie der Versuchung, nicht ausreichend Proteine zu sich zu nehmen. Bei der Umstellung auf eine kohlenhydratarme Kost mit hohem Fettanteil kann es leider vorkommen, dass man einen übermäßig großen Bogen um die Proteine (wie Fleisch oder Eier) macht. Bestimmte Aminosäuren (die Bestandteile des Nahrungsproteins, die ins Blut übergehen) können durchaus einen Insulinausstoß verursachen. Wie heftig er ausfällt, hängt allerdings stark davon ab, wie viel Glukose im Blut ist, ob der Betreffende neben den Proteinen auch Kohlenhydrate verzehrt oder allgemein einen erhöhten Blutglukosespiegel (Hyperglykämie) hat. Bei einem geringen Kohlenhydratverzehr und einem niedrigen Blutglukosespiegel wird das Nahrungsprotein lediglich eine schwache oder gar keine Insulinantwort auslösen. Im Gegensatz dazu wird es bei einem starken Kohlenhydratkonsum und einem erhöhten Blutglukosespiegel zu einer beträchtlichen Insulinausschüttung kommen. Um das Muskel- und Knochenwachstum sowie die Erholung nach dem Training zu optimieren, sollten Sie sich um eine Zufuhr von 1 bis 1,5 Gramm Protein pro Kilogramm Körpergewicht bemühen.[521] Wenn Sie schon älter sind, sollte sich Ihr Proteinkonsum eher am oberen Ende davon befinden. Mit zunehmendem Alter gelingt es uns immer weniger gut, Nahrungsprotein in Muskelprotein umzuwandeln.[522]

Es gibt viele Möglichkeiten, den Insulinspiegel über die Ernährung zu kontrollieren, unter anderem mit Mischkost, einem vegetarischen und sogar einem veganen Lebensstil. Der Verzehr von tierischen Produkten erleichtert die Insulinkontrolle einfach wegen des relativ geringen Anteils insulintreibender Stärke. Die Nahrungsmittel mit dem höchsten Protein- und dem geringsten Stärke- und Zuckeranteil sind tierischer Herkunft.[523]

Auch für Vegetarier gibt es einen klugen Ernährungsplan, der die Insulinempfindlichkeit erhöht. Sie müssen nur etwas gründlicher suchen, um weniger stärke- und stärker fetthaltige Mahlzeitenoptionen zu finden. Aber es gibt sie. Lassen Sie sich nicht in Versuchung führen, zu viele Samenöle zu verzehren. Halten Sie sich an die Fruchtöle (zum Beispiel aus Oliven, Avocados und Kokosnüssen) und – soweit Ihre Ernährungsform dies zulässt – an tierische Fette (wie Milchprodukte und Eier), die nicht aus Fleisch stammen.

Wer Tierprodukte isst, sollte sich bemühen, sein Fleisch, seine Milchprodukte und seine Eier so lokal wie möglich zu beziehen. Stellen Sie – soweit möglich – sicher, dass sie von artgerecht gefütterten Weidetieren stammen (Kühe etwa fressen Gras, nicht Körner). Es gibt kaum Belege dafür, dass das Fleisch oder die Eier von freilaufenden Tieren gesünder sind, aber dieser Ansatz ist zweifellos ethischer und nachhaltiger. Sie dürften überrascht sein, was es in Ihrer Region alles gibt, wenn Sie sich ein wenig Zeit für die Suche nehmen. Das Gleiche gilt für diejenigen, die sich vorwiegend pflanzlich ernähren: Wenn Sie heimische Produkte kaufen und Höfe mit »Monokultur« meiden, können Sie eher sicher sein, dass Sie mit Ihren Einkäufen ein nachhaltiges System unterstützen. Ich empfehle, Anhang B zu konsultieren, der eine ausführliche Liste insulinfreundlicher Nahrungsmittel enthält.

Lassen Sie bei gepökelten Fleischerzeugnissen wie Wurst und vor allem Trockenfleisch (»Jerky«) Vorsicht walten, da sie oft erhebliche Mengen Zucker enthalten. Schrecken Sie auch vor dem Verzehr fetter Fleisch- und Fischsorten wie Lamm und Lachs nicht zurück.

Es folgt eine Liste idealer Proteinquellen zusammen mit den Nährwertangaben (Grundlage ist die übliche Portionsgröße von circa 115 Gramm):

| Insulinfreundliche Proteine | Fett (Gramm pro 115-Gramm-Portion) | Kohlenhydrate netto (Gramm pro 115-Gramm-Portion) | Protein (Gramm pro 115-Gramm-Portion) |
|---|---|---|---|
| Rinderhackfleisch (20 Prozent Fett) | 23 | 0 | 20 |
| Ribeye-Steak | 25 | 0 | 27 |
| Speck | 51 | 0 | 13 |
| Schweinekotelett | 18 | 0 | 30 |
| Hähnchenschenkel | 20 | 0 | 17 |
| Hähnchenbrustfilet | 1 | 0 | 26 |
| Lachs | 15 | 0 | 23 |
| Lammhackfleisch | 27 | 0 | 19 |
| Ei, groß | 5 | 0,5 | 6 |
| Tofu | 3 | 2 | 7 |
| Tempeh | 9 | 9 | 15 |
| Kürbiskerne | 42 | 4 | 32 |
| Erdnussbutter | 50 | 14 | 25 |

Manche Milchprodukte können überraschend viel Milchzucker (Laktose) enthalten. Das perfekte Beispiel ist die Milch selbst. Sie enthält hohe Anteile aller Makronährstoffe (Protein, Fett und Kohlenhydrate), was sie zu einem idealen Nahrungsmittel macht, um das Wachstum eines Säuglings zu unterstützen (und dies ist der Grund, weshalb Säugetiere Milch produzieren). Um den Schwerpunkt auf gute Milchprodukte zu legen, die keine Insulinspitzen verursachen, können Sie auf ihren Fermentationsgrad achten. Wie bei allen anderen fermentierten Nahrungsmitteln erlauben wir es den Bakterien auch hier, uns einen Teil der Arbeit abzunehmen: Die Bakterien verarbeiten die Glukose und lassen Fett und Proteine für uns übrig. Wichtige Beispiele sind Käse und Joghurt. Bei anderen hervorragenden Produkten wie Sahne und Mayonnaise wurden die Proteine und Kohlenhydrate entfernt. Es folgt eine Liste geeigneter Milchprodukte (Grundlage ist eine durchschnittliche Portionsgröße von 100 Gramm):

| Insulinfreundliche Milchprodukte | Fett (Gramm pro 100-Gramm-Portion) | Kohlenhydrate netto (Gramm pro 100-Gramm-Portion) | Protein (Gramm pro 100-Gramm-Portion) |
|---|---|---|---|
| Sahne | 12 | 0 | 0 |
| Griechischer Joghurt | 1 | 1 | 3 |
| Mayonnaise | 20 | 0 | 0 |
| Kaffeesahne | 4 | 1 | 1 |
| Hüttenkäse | 1 | 1 | 4 |
| Frischkäse | 9 | 1 | 2 |
| Mozzarella | 5 | 1 | 5 |
| Cheddar, ausgereift | 9 | 0 | 7 |
| Parmesan | 7 | 1 | 10 |

### Nehmen Sie Milch? Dann bloß nicht die fettarme …

Viele halten das Kalzium für den Helden der Milch, aber vielleicht ist es ja das Fett? Wenn Sie abnehmen möchten, sollten Sie das Milchfett nicht scheuen. Mehrere Studien einschließlich einer 12-Jahres-Follow-up-Studie mit Männern und einer prospektiven Studie mit Kindern zeigten einen Zusammenhang zwischen dem Genuss von Vollmilch und einem geringeren Fettleibigkeitsrisiko als beim Genuss von Milch mit reduziertem Fettgehalt.[524] Zudem deuten neueste Analysen an, dass Vollmilchprodukte anders als fettarme Milchprodukte das Diabetesrisiko senken.[525]

## Füllen Sie mit Fetten auf

Erkennen Sie den Wert an, den der Verzehr echter Lebensmittel mit dem vollen Gehalt an wunderbarem Fett für die Steigerung der Insulinsensitivität hat. Da das Fett in unserer Nahrung den Insulinspiegel nicht ansteigen lässt, ist es günstig, da es den Körper nährt, ohne »die Bestie« (also die Insulinresistenz) zu füttern. Hüten Sie sich vor fettfreien Mahlzeiten. Sie sättigen nicht so gut und werden sich höchstwahrscheinlich stärker auf den Insulinspiegel auswirken als Mahlzeiten, die auch Fett enthalten.

Unser Körper braucht Nahrungsfette – sie sind essenziell. Doch das heißt nicht, dass alle Fette gut wären. Die allgemeine Regel lautet: »Echte« oder »natürliche« Fette sind gut, die Fette in verarbeiteten Nahrungsmitteln sind es nicht. Sie sollten auch die dogmatische Definition hinterfragen, »gesunde Fette« seien ungesättigt. Je ungesättigter ein Fett, desto leichter oxidiert es (und kann dann schaden, Kapitel 2, Seite 35) und desto eher dürfte es auch unerwünschte Chemikalien aus dem Verarbeitungsprozess enthalten. Deshalb sind gesättigte und einfach ungesättigte Fette tierischen Ursprungs und aus Früchten (wie Kokosnuss, Olive oder Avocado) ideal und mehrfach ungesättigte Fette (wie Sojaöl) zu vermeiden. Hier eine kurze Einführung in die Nahrungsfette:

- Gesättigte Fette (gut): Zu dieser Gruppe zählen tierische Fette (Fleisch, Butter/Ghee) und Kokosöl.
- Einfach ungesättigte Fette (gut): Hier handelt es sich hauptsächlich um Fruchtöle (in Oliven und Avocados) und von bestimmten Nüssen (wie Macadamianussöl).
- Mehrfach ungesättigte Fette (Vorsicht): Mehrfach ungesättigte Fette natürlichen Ursprungs wie Fleisch und Nüsse sind in Ordnung, da sie meist in sehr geringen Mengen verzehrt werden, genau wie Chia- und Leinsamen, die eine der drei Omega-3-Fettsäuren (Alpha-Linolensäure) in großen Mengen enthalten. In industriell verarbeiteten Samenölen (wie Sojaöl, Maisöl und so weiter) sowie damit hergestellten Fertigprodukten findet sich das Hundert- oder Tausendfache an mehrfach ungesättigten Omega-6-Fettsäuren, sodass man sie möglichst meiden sollte.

Ein weiterer wichtiger Aspekt der Fette und Öle ist ihre Verwendung in der Küche. Je gesättigter das Fett, desto hitzebeständiger ist es; je ungesättigter das Fett (einfach und mehrfach ungesättigt), desto geringer ist seine Hitzebeständigkeit. Wenn Sie mit anderen Worten mit dem Öl kochen möchten, sollten Sie zu tierischen Fetten wie Schmalz oder Butter oder Kokosöl greifen. Zur Verwendung in Dressings sind einfach ungesättigte Fette wie Oliven- und Avocadoöl ideal (da sie bei Zimmertemperatur flüssig sind).

Ein Hinweis zu den Nüssen: Wie die Milchprodukte enthalten sie meist mehr von allen drei Makronährstoffen, sind aber etwas fetthaltiger. Erwähnenswert ist auch, dass sich der Kohlenhydratgehalt der Nüsse auf einer Skala bewegt:

- Geringer Kohlenhydratgehalt: Macadamianüsse, Pekannüsse
- Mäßiger Kohlenhydratgehalt: die meisten Nüsse wie Mandeln, Walnüsse und Erdnüsse
- Hoher Kohlenhydratgehalt: Pistazien-, Cashewkerne

Hier kommt eine spezielle Liste der guten Nüsse (Grundlage ist eine durchschnittliche Portionsgröße von 60 Gramm):

| Insulinfreundliche Nüsse | Fett (Gramm pro 60-Gramm-Portion) | Kohlenhydrate netto (Gramm pro 60-Gramm-Portion) | Protein (Gramm pro 60-Gramm-Portion) |
|---|---|---|---|
| Macadamianüsse | 43 | 3 | 4 |
| Paranüsse | 37 | 3 | 8 |
| Pekannüsse | 41 | 3 | 5 |
| Mandeln | 28 | 5 | 12 |
| Haselnüsse | 36 | 3 | 9 |

### Mikronährstoffe und Vitamine

Bei unserer Beschäftigung mit dem Thema Insulinresistenz und Ernährung galt unser bisheriges Augenmerk den Makronährstoffen – also Fetten, Proteinen und Kohlenhydraten. Es gibt Belege für die Wirkung unzähliger Mikronährstoffe oder Mineralien, Vitamine und weiterer Nahrungsmoleküle, die allerdings nicht ganz eindeutig sind. Die meisten dieser Verbindungen haben keinen Einfluss auf die Insulinsensitivität, doch zu einer Handvoll davon liegen positive Ergebnisse vor, sodass man sie erwähnen sollte. Wenn Sie es hilfreich finden, können Sie die Einnahme entsprechender Nahrungsergänzungsmittel in Betracht ziehen, die jedoch kein Ausgleich für eine ungesunde Ernährung sind. Makronährstoffe zählen mehr als Mikronährstoffe.

**Magnesium:** In der Nahrung ist Magnesium hauptsächlich in grünem Blattgemüse sowie in Nüssen und Samen enthalten, und Berichte über seine Auswirkungen auf die Insulinsensitivität sind im Allgemeinen positiv. Mehrere Studien deuten an, dass insulinresistente Personen einen erniedrigten Magnesiumspiegel haben.[526] Probanden einer gut kontrollierten Studie, die vier Wochen lang 4,5 Gramm Magnesium täglich bekamen, waren insulinsensitiver als die Kontrollgruppe.[527] Eine ähnliche Studie begleitete Typ-2-Diabetiker[528] über 16 Wochen und zeigte ebenfalls eine verbesserte Insulinsensitivität. Wie günstig Magnesium sein kann, wird auch dadurch bewiesen, dass es offenbar selbst bei Probanden ohne Diabetes zur Senkung des Insulinspiegels beiträgt.[529]

**Chrom:** Der Mineralstoff Chrom wird nur selten erwähnt und kommt in der Nahrung in erster Linie in grünen Bohnen, Brokkoli, Nüssen und Eigelb vor. Innerhalb von sechs Wochen nach Beginn der Einnahme von Chrompicolinat (400 μg/Tag) hatte die Insulinresistenz bei einer Gruppe von Typ-2-Diabetikern signifikant nachgelassen. Diese Verbesserung wurde auch in den sechs übrigen Wochen der Studie aufrechterhalten.[530] Nachdem das Chrompräparat abgesetzt wurde, ging der Zugewinn an Insulinsensitivität allerdings innerhalb weniger Wochen wieder verloren.

**Cystein:** Cystein gehört nicht zu den essenziellen Aminosäuren und kann im Körper hergestellt werden, wenn andere Aminosäuren (zum Beispiel Methionin) in ausreichender Menge vorhanden sind. Die wichtigsten Nahrungsquellen sind Fleisch, Eier, Paprika, Knoblauch, Brokkoli und einige mehr.

Wegen der spärlichen Datenlage beim Menschen muss eine Studie mit Ratten Aufschluss geben. Sechs Wochen lang bekamen Ratten ein stark gezuckertes Futter sowie entweder eine kleine (5,8 Gramm) oder eine große Dosis (20 Gramm) Cystein. Wie zu erwarten war, verursachte die zuckerlastige Ernährung Insulinresistenz und oxidativen Stress. Doch die ergänzende Gabe der hohen Cysteindosis reichte aus, einen Anstieg des Insulinspiegels zu verhindern.[531]

**Kalzium:** Wenn es darum geht, die Insulinsensitivität zu steigern, sind viele versucht, das Kalzium zum Gewinner bei den Mineralstoffen zu erklären. Dabei sind die Ergebnisse nicht eindeutig. Die meisten Studien, die von einer positiven Wirkung des Kalziums berichten, begründen dies mit Probanden, die mehr Milchprodukte verzehrten. Untersuchungen, die sich ausschließlich mit der Kalziumaufnahme beschäftigen, zeigen keinen Nutzen für die Insulinsensitivität.[532] Womöglich sind hier die Milchprodukte mit den verschiedenen Fetten, Proteinen und Kohlenhydraten hilfreich und die Wirkung des Kalziums schlicht eine Fehleinschätzung.

Bei einer Gruppe fettleibiger Probanden senkte eine Erhöhung der Kalziumzufuhr (auf 1200 mg/Tag), die über den verstärkten Verzehr von Milchprodukten erzielt wurde, den Insulinspiegel um 18 Prozent.[533] Aber als man Teilnehmern eine Kost verordnete, die reich an Milchprodukten war, mit oder ohne eine weitere Ergänzung mit Kalzium, ging bei der Milchproduktgruppe der Insulinspiegel um erstaunliche 44 Prozent zurück, während die Kalziumgruppe keine Verbesserungen zeigte.[534] Eine längere Studie begleitete übergewichtige Probanden über zehn Jahre. Dabei zeigte sich, dass die Teilnehmer mit dem höchsten Verzehr an Milchprodukten das geringste Risiko für Insulinresistenz und Typ-2-Diabetes hatten.[535]

**Vitamin D:** Normalerweise betrachten wir Vitamin D vor dem Hintergrund der Knochengesundheit, dabei ist dieses Molekül komplexer und hilfreicher, als viele denken. Menschen, die unter Vitamin-D-Mangel leiden, entwickeln neben weiteren Störungen oft auch eine Insulinresistenz. Ihr Insulinresistenzrisiko ist sogar etwa 30 Prozent höher als normal.[536] Für dieses Problem gibt es eine einfache Lösung: Die Ergänzung mit 100 Mikrogramm (μg) Vitamin $D_3$ (4000 IE; IE = internationale Einheiten) am Tag für wenige Monate genügt, um die Insulinsensitivität wieder auf das normale Niveau anzuheben.[537] Neben Ergänzungspräparaten sind auch fetter Fisch (wie Thunfisch und Lachs), Eigelb und Käse hervorragende natürliche Vitamin-D-Quellen.

**Zink:** Zink ist üblicherweise in rotem Fleisch und in geringerem Umfang auch in Geflügel enthalten. Eine wissenschaftliche Studie mit insulinresistenten Patienten ergab, dass die tägliche Einnahme von 30 Milligramm Zink über sechs Monate zu einer signifikanten Verbesserung der Blutglukose und der Insulinsensitivität im Vergleich zur Plazebogruppe führte.[538] Weitere ähnliche Studien offenbaren jedoch keine Wirkung.[539]

### Behalten Sie die Uhr im Blick!

Das wichtigste und einfachste Konzept, das Sie im Hinterkopf behalten sollten, lautet: Längere Phasen mit niedrigem Glukose- und Insulinspiegel während des Tages sind ein entscheidender Schritt in die richtige Richtung. Zu diesem Zweck empfehle ich eine grundlegende Strategie zeitlich begrenzter Nahrungsaufnahme. Ich habe eine einfache und wirksame Methode dafür gefunden.

Machen Sie jede Nacht eine 12-stündige Esspause (aber hören Sie nicht auf zu trinken!). Üblicherweise hört man nach der Abendmahlzeit zwischen 17 und 19 Uhr auf zu essen und nimmt erst am nächsten Morgen zwischen 5 und 7 Uhr wieder etwas zu sich. Zwei- bis dreimal die Woche dehnen Sie diese Esspause auf 18 Stunden aus (Sie essen zum Beispiel um 18 Uhr zu Abend und warten mit der ersten Mahlzeit des nächsten Tages bis mittags um 12 Uhr). Wenn Ihre Mahlzeiten mehr Fett und weniger raffinierte Kohlenhydrate enthalten, werden Sie überrascht sein, wie leicht Ihnen das Pausieren fällt, während sich Ihr Körper daran gewöhnt, Fett zu verbrennen, was dadurch möglich wird, dass das Insulin unter Kontrolle ist. Alle zwei bis vier Wochen können Sie voll einsteigen und 24 Stunden auf Nahrung verzichten.

### Weitere Tipps

Wenn Sie anfangen, Ihre Ernährung so umzustellen, dass sie dazu beiträgt, die Insulinsensitivität Ihres Körpers zu erhöhen und eine Insulinresistenz rückgängig zu machen, dürften Sie die Bücher *Diabetes rückgänig machen* oder *Der süße Tod* (oder unzählige weitere Bücher und Internetseiten wie www.ruled.me, foodpunk.de oder simplyketo.de) hilfreich finden. Wer zu einem eher vegetarischen Lebensstil tendiert, dem werden die Bücher *Der Keto-Kompass* und *Ketotarian* helfen.

Mit herkömmlichen Mahlzeitenersatzshakes sollten Sie grundsätzlich vorsichtig sein. Das soll nicht heißen, dass Sie sie nicht verwenden können. Aber leider sind manche Produkte, die bei Diabetes und zum Abnehmen angeboten werden, wegen der völlig unangebrachten Angst vor Fett und dem überraschend hohen Anteil der darin enthaltenen raffinierten Kohlenhydrate besonders unheilvoll. Außerdem sind in den meisten dieser Drinks hauptsächlich Samenöle wie Sojaöl enthalten. Zum Glück gibt es heute auch viele gesunde Shakes – es sind nur nicht diejenigen, die man praktischerweise beim Einkaufen sieht. Achten Sie einfach darauf, dass die Getränke *sehr* wenig bis gar keinen Zucker oder Fruktose und keine Samenöle enthalten.

Die vielleicht größte Herausforderung bei der Umstellung auf eine kohlenhydratarme Ernährung ist der Umgang mit dem Heißhunger auf Kohlenhydrate und Zucker. Es gibt nach wie vor hitzige Debatten, ob diese Nahrungsmittel wirklich süchtig machen,[540] aber ich definiere eine Esssucht einfach wie folgt:

- Verspüren Sie Heißhunger auf diese Nahrungsmittel?
- Können Sie schlecht kontrollieren, wie viel Sie davon essen?
- Fühlen Sie sich schuldig, wenn Sie übertreiben?

Wer sich am Samstagabend daheim einen Film ansieht, den gelüstet es nicht nach Rührei, sondern nach Chips und Eiscreme. Versuchen Sie, Ihren Heißhunger auf süße oder salzige Snacks mit Käse, Nüssen oder Samen zu stillen.

Und vergessen Sie nicht, sich die ausführliche Lebensmittelliste in Anhang B anzusehen.

### Nicht so hilfreiche Freunde

Sie haben zweifellos wunderbare und fürsorgliche Freunde, aber seien Sie gewarnt: Sobald Sie den Entschluss fassen, sich nur noch einmal pro Woche etwas Süßes zu gönnen, könnten sie plötzlich alles andere als hilfreich sein. Ich sehe häufig, dass Menschen dieser wichtigen Ernährungsumstellung eine Chance geben und ihren Zuckerkonsum einschränken, um dann zu erleben, wie ihre Freunde zu ihren gefährlichsten Gegnern werden. Es hat den Anschein, als würden sie sich über ihre gesundheitlichen Bemühungen lustig machen oder sie gar vorsätzlich sabotieren. Das mag in der Natur des Menschen liegen – wir sehen es nicht gern, wenn andere etwas verändern, das wir selbst angehen sollten. Das Problem lässt sich eben leichter ignorieren, wenn wir alle ein Teil davon sind.

## Mahlzeitenvorschläge

### Frühstück

Aus den oben genannten Gründen dürfte es wohl am wichtigsten sein, das Frühstück umzustellen (denken Sie an das »Dawn-Phänomen«, beschrieben in Kapitel 15). Eine der einfachsten Möglichkeiten, die Insulinsensitivität mit Esspausen zu verbessern, besteht darin, morgens grundsätzlich zu fasten.[541] Dies ist einer der wichtigsten Punkte meiner persönlichen Strategie zur Verbesserung der Insulinsensitivität, und ich habe festgestellt, dass ich diese Mahlzeit am leichtesten ausfallen lassen kann.

Das Frühstück umzustellen fällt nicht allzu schwer, denn diese Mahlzeit liegt meist gänzlich in Ihrer Hand. Die Entscheidung betrifft nur Sie selbst – anders als beim Mittag- und Abendessen, das Sie möglicherweise im Kollegen- oder Familienkreis einnehmen (und bei dem Sie in Ihren Entscheidungen vielleicht eingeschränkt sind). Selbst beim Familienfrühstück haben Sie die Wahl. Es folgen einige Vorschläge, was Sie morgens essen können, sofern Sie nicht gerade fasten:

- Rühreier mit Speck (im ausgelassenen Fett gebraten!)
- Omelett mit allerlei Gemüse (ich esse gern rohes Sauerkraut dazu)
- Eiermuffins (Eier, Sahne und Käse verquirlen und in kleinen Muffinförmchen backen)
- Vollmilchjoghurt oder Hüttenkäse mit Beeren
- Mandelmilch-Beeren-Smoothie

### Mittagessen

Wenn Sie auswärts essen, suchen Sie nach Gerichten, die hauptsächlich Fett und Protein enthalten, und achten Sie darauf, dass es sich bei den Kohlenhydraten nicht um raffinierte Stärke (Brot, Pasta, Kartoffeln und so weiter) handelt. Das ist gar nicht so schwer: Bestellen Sie Ihren nächsten Hamburger einfach »brotlos« oder in Salat eingeschlagen. Für den Fall, dass Sie Ihre Brotzeit selbst mitbringen, kommen hier noch ein paar Vorschläge:

- Avocado-Thunfisch-Salat (Da die Existenz des Thunfischs durch Überfischung bedroht ist, besser eine Alternative wählen, etwa Lachs, Forelle oder Saibling aus heimischer Fischzucht oder auch Truthahn oder Pute.)
- Cobb Salad (klassischer gemischter Salat aus der US-amerikanischen Küche; er besteht aus Resten unterschiedlicher Gerichte)
- Hamburger ohne Brot/mit Salatgarnitur (aber Vorsicht bei den Soßen, die oft viel Zucker enthalten)
- Jedes Fleisch mit Gemüse
- Ziegenkäsesalat

Ich mache mir oft ein einfaches Mittagessen, das zugegebenermaßen eine etwas wilde Mischung, aber dafür supereinfach ist. Es besteht aus zwei bis drei hart gekochten Eiern mit Salz und Pfeffer, einem halben Glas Oliven, zwei Handvoll gemischtem grünem Salat mit Essig und Öl sowie einem oder zwei Stück Käse (Vollfett).

**Abendessen**
Beim Abendessen könnte es knifflig werden. Je nach Lebensumständen und Familienleben wird es Ihnen vielleicht schwerfallen, das Abendessen so anzupassen, dass es die Insulinsensitivität erhöht. Die größte Hürde sind die Menschen, mit denen Sie normalerweise zu Abend essen. Es könnte sein, dass Ihre Familie (oder Ihre Mitbewohner oder Ihre bessere Hälfte) etwas anderes essen möchte als Sie, während Sie die gemeinsame Zeit genießen wollen (und sollen). Unter Umständen müssen Sie nur etwas wählerischer bei den Gerichten sein, die es bei Ihnen bereits gibt. Angenommen, eine Mahlzeit hat einen etwas höheren Kohlenhydratanteil, dann könnten Sie vor dem Essen ein großes Glas Wasser mit zwei Esslöffeln naturbelassenem Apfelessig trinken. Hier ein paar Ideen:

- Tacosalat (ohne Tortilla-Chips)
- Gegrillter Lachs mit Gemüse
- Fleischbällchen auf Gemüsepasta
- Brathähnchen mit Speckhülle und Gemüse
- Blumenkohl-Käse-Auflauf
- Zucchini- oder Gemüsenudelbowls

**Dessert**
Dessert? Ja – denn mit Süßungsmitteln (wie Stevia, Mönchsfrucht, Erythrit und so weiter), die weder den Insulin- noch den Glukosespiegel nach oben treiben, bekommen Sie den süßen Geschmack ohne die Insulinspitze. Allerdings sollten diese Dinge eher Seltenheitswert haben (also einmal die Woche auf den Tisch kommen) als zu den Grundnahrungsmitteln zu gehören, da sie leicht aus dem Ruder laufen können. Probieren Sie:

- Low-Carb-Eiscreme, Frozen Yoghurt oder Sorbet (es gibt heute mehr kohlenhydratarme Eiscremesorten als je zuvor; Sie könnten auch in eine Eismaschine für Zuhause investieren und Ihr Eis selbst herstellen)
- Low-Carb-Kekse und -Muffins (je nachdem, wo Sie wohnen, gibt es wie bei der Eiscreme auch Bäckereien, die sich auf Low-Carb-Backwaren spezialisiert haben)

Inzwischen wissen Sie genug darüber, wie man Insulinresistenz bekämpft, um einen Plan schmieden und in die Tat umsetzen zu können. Verlassen Sie sich nicht auf die herkömmliche Methode. Sie müssen nicht ständig hungern oder bang jede Kalorie zählen. Sehen Sie sich genau an, was und wann Sie essen und wie Sie trainieren müssen, um den Insulinspiegel möglichst erfolgreich zu senken. So können Sie Insulinresistenz verhindern oder gar rückgängig machen und etwas gegen die zahllosen Gesundheitsprobleme tun, die daraus entstehen.

Es mag Ihnen seltsam vorkommen, im Leben ständig auf den Insulinspiegel zu achten, und manchmal finden Ihre Familie und Ihre Freunde das, was Sie tun, vielleicht seltsam. Aber Sie haben die Wissenschaft vieler Jahrzehnte auf Ihrer Seite. Wenn es um unsere Gesundheit und unser Bemühen um ein langes und gesundes Leben geht, wird es Zeit, dass wir uns in unseren Entscheidungen von Daten, nicht Dogmen leiten lassen.

# Werden Sie aktiv!

Rein statistisch *sind* Sie oder Ihre Lieben bereits insulinresistent – und wenn es noch nicht soweit ist, wird es bald soweit sein. Insulinresistenz ist in den meisten Ländern weltweit das *häufigste* Gesundheitsproblem bei Erwachsenen (und vermutlich auch bei Kindern). Sie sind sich dessen vielleicht nicht bewusst, doch wenn Sie eine Insulinresistenz vermuten oder befürchten, sollten Sie mit Änderungen nicht warten. Zögern Sie nicht, bis Sie zugenommen haben oder Ihr Blutdruck nach oben klettert oder Sie eine Diagnose wie Alzheimerkrankheit im Anfangsstadium, polyzystisches Ovarialsyndrom, erektile Dysfunktion, Diabetes, Osteoporose oder mehr bekommen. Falls Sie Bedenken wegen einer familiären Vorbelastung für eine dieser chronischen Erkrankungen haben, werden Sie wissen: Sie tun Ihr Bestes, um ihr vorzubeugen, indem Sie so leben, dass Ihr Insulinspiegel niedrig und Ihr Körper hochgradig insulinsensitiv bleibt. Es ist gut, ein Buch wie dieses zu lesen und zu verstehen. Aber Sie müssen das gewonnene Wissen auch in die Tat umsetzen. Fangen Sie sofort damit an:

- **Ernähren Sie sich gesünder!** Fangen Sie gleich morgen mit dem Frühstück an (und machen Sie dann immer weiter). Fasten Sie, statt zu frühstücken, oder entscheiden Sie sich gegen Zucker und Weißmehlprodukte und für die Fette und Proteine in echten Lebensmitteln. Stellen Sie auch die anderen Mahlzeiten um, soweit es Ihnen möglich ist.
- **Lassen Sie Ihren Insulinspiegel messen!** Dies ist in den meisten Arztpraxen möglich, und auch Bluttests, die man über das Internet anfordern kann, machen dies immer einfacher. Ändern Sie etwas, wenn Ihr Nüchterninsulin über 6 µU/ml liegt. Gehen Sie mit dem Einverständnis Ihres Arztes noch einen Schritt weiter und lassen Sie den Insulinspiegel während eines oralen Glukosetoleranztests bestimmen.
- **Holen Sie sich Hilfe!** Machen Sie Ihren Arzt oder Ihre Ärztin auf einige maßgebliche Studien in diesem Buch aufmerksam (es könnte sein, dass er oder sie nicht mehr darüber weiß als Sie). Tun Sie noch mehr und klären Sie auch Familie und Freunde auf: Geben Sie Ihr Wissen weiter und erklären Sie ihnen, welche schwerwiegenden Folgen die Insulinresistenz haben kann, wie sie entsteht und was man

dagegen tun kann. Denken Sie daran: Laut Statistik sind Ihre Angehörigen und Freunde vermutlich ebenfalls insulinresistent (oder werden es bald sein).
- **Bleiben Sie auf dem Laufenden!** Für mich als Wissenschaftler ist es eine Freude, aus eigenen Experimenten, den Experimenten anderer und der neuesten veröffentlichten Forschung mehr über die Insulinresistenz zu lernen. Um ganz einfach über die neuesten Veröffentlichungen informiert zu bleiben, besuchen Sie mich auf Twitter (@BenBikmanPhD), Facebook (@BenjaminBikman) und Instagram (@benbikmanphd).

Ich habe die Hoffnung, dass Ihnen das Wissen, wie viele chronische Leiden ihren gemeinsamen Ursprung in der Insulinresistenz haben, eine einfache Umstellung Ihrer Lebensgewohnheiten ermöglichen und Ihnen damit helfen wird, das Risiko für alle diese Krankheiten zu senken. Denn Sie *können* etwas dagegen tun. Ihre Art zu leben, mit Ihren individuellen Stärken und Schwächen, Genen und Umständen hat viel dazu beigetragen, Sie an den Punkt zu bringen, an dem Sie gerade sind. Wenn Sie es richtig anstellen, kann sie Sie dorthin bringen, wo Sie gern wären. Besiegen Sie den inneren Schweinehund!

ANHANG A

# Mein Beispieltrainingsplan

Es folgt ein Einsteiger-Workout, das Sie anpassen können, wenn Sie sich im Laufe der Zeit mit dem Krafttraining und der breiten Übungspalette besser auskennen. Führen Sie zwei bis vier Sätze pro Übung aus und gehen Sie bei jedem Satz bis zum Muskelversagen (oder zumindest so gut wie). Das ist meist nach 8 bis 20 Wiederholungen der Fall. Falls Ihnen einige Bezeichnungen nichts sagen, offenbart eine einfache Internetsuche, welche Übung sich dahinter verbirgt. Der Einfachheit halber biete ich alternativ auch Übungen an, bei denen nur das Gewicht des eigenen Körpers als Widerstand dient.

## Montag: Zugübungen für die Beine

An diesem Tag stärken wir unter anderem die Rückseite des Körpers einschließlich des unteren Rückens, des Gesäßes und der rückwärtigen Oberschenkelmuskulatur.

| Training mit Gewichten | Training mit dem eigenen Körpergewicht |
| --- | --- |
| 1. Kreuzheben | 1. Brücke |
| 2. Kreuzheben mit gestreckten Beinen | 2. Einbeiniges Kreuzheben ohne Gewichte |
| 3. Ausfallschritt rückwärts | 3. Beincurls ohne Gewichte |

Nachdem Sie sich den großen Zugmuskeln gewidmet haben, legen Sie den Schwerpunkt zum Ende des Trainings auf die Waden.

| Training mit Gewichten | Training mit dem eigenen Körpergewicht |
|---|---|
| 1. Wadenheben im Stehen<br>2. Wadenheben im Sitzen | Wadenheben im Stehen |

## Dienstag: Druckübungen für den Oberkörper

An diesem Tag stehen Brust und Schultern im Mittelpunkt. Trainieren Sie immer zuerst die Brust und machen Sie dann mit den Schultern weiter. Denn bei den Brustübungen müssen die Schultern mitarbeiten, und wenn Sie zuerst die Schultern trainieren, sind sie danach bereits ermüdet, und das Brusttraining leidet darunter.

| Training mit Gewichten | Training mit dem eigenen Körpergewicht |
|---|---|
| 1. Bankdrücken mit Kurzhanteln<br>2. Fliegende mit Kurzhanteln<br>3. Liegestütz | 1. Pseudo-Planche-Liegestütz<br>2. Pseudo-Planche<br>3. Handstand an der Wand (mit oder ohne Push-up)<br>4. Breiter Liegestütz (mit oder ohne die Position kurz zu halten) |
| Wenn Sie mit der Brust fertig sind, trainieren Sie zum Abschluss die Schultern. | |
| 1. Einarmiges Kurzhantel-Schulterdrücken im Stehen<br>2. Langhantel-Schulterdrücken im Stehen<br>3. Arnold Press | |

## Mittwoch: Ausdauer und Übungen für die Bauchmuskeln

Dieser Tag dient der allgemeinen Regeneration, während Sie nach Möglichkeit ein 20-minütiges hochintensives Intervalltraining (HIIT) absolvieren (zum Beispiel Laufen oder Radfahren) und im Anschluss ein paar Bauchübungen machen. Ein Hinweis zum Bauch: Üben Sie langsam. Widerstehen Sie der Versuchung, durch die Übungen zu hetzen. Bewegen Sie sich langsam und spannen Sie den Bauch die ganze Zeit über fest an. Halten Sie die Spannung während der gesamten Übung aufrecht. Dabei ist es hilfreich, wenn der untere Rücken stets Kontakt mit der Bank oder dem Boden hat. Atmen Sie auf dem Höhepunkt der Kontraktion kräftig aus. Üben Sie wie immer bis zum Muskelversagen, obwohl dafür gut und gern 20 Wiederholungen nötig sein können.

| Training mit Gewichten/mit dem eigenen Körpergewicht |
|---|
| 1. Bauchpressen/Crunches mit angehobenen Beinen<br>2. Beinheben<br>3. Fersentippen (Heel Touches) |

Nicht vergessen: Lassen Sie sich bei den Bauchmuskelübungen Zeit. Die korrekte Technik ist wichtiger als die Gesamtwiederholungszahl.

## Donnerstag: Druckübungen für die Beine

Dies ist ein wichtiger Tag. Er dient der Kräftigung der Muskeln, die uns die Bewegung im Raum ermöglichen, wozu das Laufen, aber auch einfach das Aufstehen vom Boden oder aus dem Sitzen zählen.

| Training mit Gewichten | Training mit dem eigenen Körpergewicht |
|---|---|
| 1. Kniebeuge<br>2. Einbeinige Kniebeuge<br>3. Ausfallschritt<br>4. Step-up | 1. Einbeinige Kniebeuge (Pistol, mit oder ohne Hilfestellung)<br>2. Kastensprünge<br>3. Gehen im Ausfallschritt<br>4. Wadenheben im Stehen |
| Wie schon nach den Zugübungen für die Beine, wird das Workout mit einer Kräftigung der Waden beendet. ||
| 1. Wadenheben im Stehen<br>2. Wadenheben im Sitzen ||

## Freitag: Zugübungen für den Oberkörper

Diese Übungen zielen auf den Rücken ab, und wir haben es mit zwei Zugvarianten zu tun: Ziehen mit den Armen über dem Kopf, sodass sich die Hände zu den Schultern bewegen, und Ziehen mit nach vorn gestreckten Armen, sodass sich die Hände auf den Körper zubewegen.

| Training mit Gewichten | Training mit dem eigenen Körpergewicht |
|---|---|
| 1. Klimmzug (üben Sie mit Unterstützung am Gerät, bis Sie den vollen Klimmzug schaffen)<br>2. Langhantel-Rudern<br>3. Latzug<br>4. Einarmiges Kurzhantel-Rudern | 1. Klimmzug in allen Varianten (mit breitem Griff, engem Griff, Archer-Klimmzug und so weiter; drücken Sie die Brust während der gesamten Übung heraus)<br>2. Hangwaage vorwärts (beginnen Sie mit gebeugten Knien und arbeiten Sie daran, die Knie immer mehr zu strecken) |

## Samstag: Ausdauer und Übungen für die Bauchmuskeln (Wiederholung des Mittwochsprogramms)

# ANHANG B

# Erweiterte Lebensmittellisten

Hier finden Sie eine umfassendere Liste von Lebensmitteln, die Sie bei der Kontrolle des Insulinspiegels unterstützen, unterteilt in verschiedene Kategorien. Ich danke den Internetseiten www.ruled.me sowie Insulin IQ (www.insuliniq.com) für das zur Verfügung gestellte Material.

## Insulinfreundliche Lebensmittel – essen Sie davon, bis Sie satt sind

### Fette und Öle
- Avocadoöl
- Fischöl
- Ghee
- Kokosöl
- MCT-Öl (MCT = mittelkettige Triglyzeride)
- Natives Olivenöl extra
- Schweineschmalz oder andere ausgelassene tierische Fette

### Milchprodukte (schränken Sie den Konsum bei Unverträglichkeiten ein)
- Butter
- Frischkäse
- Griechischer Joghurt (mit vollem Fettgehalt)
- Hüttenkäse
- Käse (nicht industriell verarbeitet)
- Sahne

### Proteine
- Eier (kaufen Sie Eier von freilaufenden Hühnern und essen Sie auch das Eigelb)
- Fisch und Meeresfrüchte (kaufen Sie bevorzugt Fisch aus ökologischer Züchtung und wenn Sie Wildfang kaufen, informieren Sie sich, aus welchen Gewässern er stammt)
- Fleisch, alle Sorten (Rind, Lamm und Wild; kaufen Sie nach Möglichkeit Fleisch von Weidetieren)
- Geflügel, alle Sorten (Hähnchen, Pute und mehr; kaufen Sie nach Möglichkeit Fleisch von freilaufenden Tieren aus ökologischer Zucht)
- Tofu und Tempeh (falls Sie sich vegetarisch oder vegan ernähren)

### Obst und Gemüse (wählen Sie bevorzugt Gemüse, das über der Erde wächst)
- Alle Kräuter und Gewürze (zum Beispiel Basilikum, Koriandergrün, Petersilie, Rosmarin, Thymian)
- Artischockenherzen
- Avocado
- Bambussprossen
- Grünes Blattgemüse (zum Beispiel Rucola, Mangold, Kopfsalat, Spinat)
- Lauch
- Limetten
- Oliven
- Pak Choi
- Paprika (zum Beispiel Gemüsepaprika, Jalapeños)
- Pilze
- Rettich
- Salatgurke
- Spargel
- Staudensellerie
- Wassermelone
- Yambohne
- Zitronen
- Zwiebeln

### Fermentierte Lebensmittel
- Apfelessig
- Kimchi
- Milchsauer eingelegtes Gemüse
- Sauerkraut
- Sauerteigbrot (achten Sie darauf, dass »Sauerteig« unter den Zutaten gelistet ist)

### Getränke

- Kaffee, schwarz oder mit Sahne
- Kombucha
- Spritziges Mineralwasser mit Zitrone, Limette oder Apfelessig
- Tee
- Ungesüßte Nuss- und Samenmilch (Mandel, Kokos)

### Würz- und Süßungsmittel

- Mayonnaise (80 Prozent Fett)
- Süßstoff (Erythrit, Stevia, Mönchsfrucht, Xylit)
- Zuckerfreies Salatdressing

## Beschränken Sie sich bei diesen Lebensmitteln auf maximal zwei Portionen am Tag

### Nüsse, Samen und Hülsenfrüchte

- Erdnüsse
- Haselnüsse
- Kürbiskerne
- Leinsamen
- Macadamianüsse
- Mandelmehl, Kokosmehl
- Mandeln
- Nussmus
- Pekannüsse
- Pinienkerne
- Sonnenblumenkerne
- Walnüsse

### Proteine

- Proteinpulver
- Sojaprodukte (fermentiert)
- Speck ohne Zusatz von Konservierungsstoffen oder Stärke

### Gemüse, Obst und Getreide

- Auberginen
- Beeren (Brombeeren, Cranberrys, Erdbeeren, Heidelbeeren, Himbeeren)
- Blumenkohl

- Bohnensprossen
- Brokkoli
- Gemüsekohl
- Graupen
- Grüne Sojabohnen (Edamame)
- Grünkohl
- Okras
- Rosenkohl
- Zuckerschoten

### Getränke

- Alkoholische Getränke (trockener Wein, klare Schnäpse, Low-Carb-Bier)
- Aromatisierte und gesüßte Getränke (nur mit den auf Seite 218 genannten Süßungsmitteln oder mit natürlicher Süße)
- Vollmilch

### Würz- und Süßungsmittel

- Dips mit griechischem Joghurt
- Hummus
- Salatdressing mit maximal zwei kohlenhydrat oder stärkehaltigen Zutaten
- Süßstoffe auf Basis von Zuckeralkoholen (Maltit, Sorbit)

## Diese Nahrungsmittel sollten Sie nach Möglichkeit meiden oder nicht jeden Tag verzehren

### Fette und Öle

- Erdnussöl
- Margarine
- Rapsöl
- Sojaöl
- Transfette

### Milchprodukte (meiden Sie fettarme Produkte)

- Eiscreme mit viel Zucker
- Fettarme Milch oder Magermilch
- Kondensmilch

**Proteine**
- Verzichten Sie auf alles, was paniert wurde oder mit süßen Soßen serviert wird.

**Gemüse, Obst und Getreide**
- Äpfel
- Aprikosen
- Bananen
- Birnen
- Datteln
- Dosenobst
- Grapefruits
- Kirschen
- Kochbananen
- Mangos
- Marmelade, Gelee und Konfitüre
- Melonen
- Orangen
- Pfirsiche
- Rosinen
- Weintrauben

**Getränke**
- Alkohol (die meisten Biersorten, süße Weine, Cocktailzutaten und Cocktails)
- Erfrischungsgetränke, auch Light-Produkte
- Obstsaft
- Sportgetränke

**Würz- und Süßungsmittel**
- Agavendicksaft
- Ahornsirup
- Aspartam
- Fruktose
- Honig
- Maissirup und Glukose-Fruktose-Sirup
- Sucralose
- Zucker (weiß und braun)

# Weiterführende Literatur und Websites

Im Text werden verschiedene Bücher und Internetseiten erwähnt, wo Sie weitere Informationen zu den behandelten Themen finden. Im Folgenden finden Sie zusätzlich eine erweiterte Literaturliste deutschsprachiger Bücher.

## Deutschsprachige Bücher

### Gesundheit und Ernährung

Berger, Amy (2019): *Der Alzheimer-Kompass. Wie eine kohlenhydratarme, fettreiche Ernährung vor Alzheimer, Gedächtnisverlust und geistigem Abbau schützt.* VAK Verlag, Kirchzarten

EatSmarter! (2018): *Die richtige Ernährung bei Insulinresistenz und Diabetes.* riva Verlag, München

Fung, Dr. Jason (2018): *Diabetes rückgängig machen. Das Ernährungsprogramm, um Diabetes Typ 2 natürlich zu heilen.* riva Verlag, München

Fung, Dr. Jason (2017): *Die Schlankformel. Warum Insulin und nicht Kalorien der entscheidende Faktor beim Abnehmen ist. Wie Sie Ihren Insulinspiegel und damit Ihr Gewicht verringern. Warum regelmäßiges Fasten der Schlüssel zum Schlankbleiben ist.* riva Verlag, München

Fung, Dr. Jason; Maclean, Alison (2019): *Das Schlankformel-Kochbuch. Über 90 einfache Rezepte, um den Insulinspiegel zu senken, Gewicht zu verlieren und die Gesundheit zu verbessern.* riva Verlag, München

Gonder, Ulrike; Tulipan, Julia; Lommel, Marina; Karner, Brigitte (2018): *Der Keto-Kompass. Aktuelles Wissen über ketogene Ernährung, Ketone und Ketose – Wirkweisen, Anwendungen und Chancen.* Systemed/riva Verlag, München

Gonder, Ulrike; Karner, Brigitte (2020): *Der Keto-Kompass – Das Kochbuch. Gesund leben, lecker essen und Krankheiten therapieren mit der ketogenen Ernährung.* Systemed/riva Verlag, München

Kurzius, Alicja (2019): *Insulinresistenz natürlich behandeln.* Mit über 60 gesunden, zuckerfreien Rezepten. riva Verlag, München

Ludwig, David Dr. (2016): *Nimmersatt? Warum wir Fett brauchen, um schlank zu werden.* Goldmann Verlag, München

Taubes, Gary (2018): *Der süße Tod. Warum Zucker süchtig macht, wie er die Diabetes- und Adipositas-Epidemie verursachte und was wir dagegen tun können.* riva Verlag, München

Worm, Nicolai; Mangiameli, Franca; Lemberger, Heike (2019): *Die neue LOGI-Diät. Mediterran abnehmen – wissenschaftlich basiert. Der Megabestseller auf dem neuesten Stand.* riva Verlag, München

Worm, Nicolai; Mangiameli, Franca; Lemberger, Heike (2019): *Die neue LOGI-Diät – Das Kochbuch. Über 80 mediterrane Rezepte zum Abnehmen und Schlankbleiben.* riva Verlag, München

## Sport und Fitness

Doll, Marcel (2017): *50 Workouts – Bodyweight-Training ohne Geräte.* riva Verlag, München

Herdener, Lutz (2019): *50 Workouts – HIIT und Tabata. Die besten Übungsreihen für hochintensives Intervalltraining.* riva Verlag, München

Kalim, Ashley (2015): *Calisthenics – Das ultimative Handbuch für das Bodyweight-Training.* riva Verlag, München

Lauren, Mark; Clark, Joshua (2018): *Fit ohne Geräte. Trainieren mit dem eigenen Körpergewicht.* Überarbeitete Neuausgabe. riva Verlag, München

Low, Steven (2018): *Overcoming Gravity. Das Handbuch für systematisches Bodyweight-Training und Gymnastik.* riva Verlag, München

## Englischsprachige Bücher

Bernstein, Richard Dr. (2011): *Dr. Bernstein's Diabetes Solution. The Complete Guide to Achieving Normal Blood Sugars.* 4. Auflage, Little, Brown Spark, USA

Cole, Dr. Will (2018): *Ketotarian: The (Mostly) Plant-Based Plan to Burn Fat, Boost Your Energy, Crush Your Cravings, and Calm Inflammation: A Cookbook.* Avery, New York/USA

Cummins, Ivor; Gerber, Jeffry, Dr. (2018): *Eat Rich, Live Long. Use the Power of Low-Carb and Keto for Weight Loss and Great Health.* Victory Belt Publishing, New York/USA

Eades, Mary Dan; Eades, Michael (1997): *Protein Power. The High-Protein/Low-Carbohydrate Way to Loose Weight, Feel Fit, and Boost Your Health – in Just Weeks!* Bantam Press, London/UK

Guyenet, Stephan J. (2018): *The Hungry Brain. Outsmarting the Insticts That Make Us Overeat.* Flatiron Books, New York/USA

Kavadlo, Al; Kavadlo, Danny (2018): *Get Strong. The Ultimate 16-Week Transformation Program For Gaining Muscles and Strength – Using The Power of Progressive Calisthenics.* Dragon Door Publications, Saint Paul/USA

Taubes, Gary (2008): *Good Calories, Bad Calories. Fats, Carbs, and the Controversial Science of Diet and Health.* Anchor Books, Massachusetts/USA

Teicholz, Nina (2015): *The Big Fat Surprise. Why Butter, Meat, and Chees Belong in a Healthy Diet.* Scribe Publications, London/UK

Volek, Jeff S.; Phinney, Stephen D. (2011): *The Art and Science of Low Carbohydrate Living: An Expert Guide to Make the Life-Saving Benefits of Carbohydrate Restriction Sustainable and Enjoyable.* Beyond Obesity

## Websites

www.ruled.me: Tipps und Rezepte für die ketogene Ernährung

eatsmarter.de: größte deutschsprachige Website zu gesunder Ernährung mit über 80 000 Rezeptideen

foodpunk.de: eine hervorragende Seite zu ketogener und Low-Carb-Ernährung mit Rezepten, Ernährungsprogrammen und Shop

www.keto-up.de und simplyketo.de: alles rund um die ketogene Ernährung und angeschlossenen Onlineshops mit einem großen Sortiment ketogener Lebensmittel

Body Weight Strength, der Youtube-Kanal von Jerry Teixeira: kostenlose Übungsvideos, bei denen ausschließlich mit dem eigenen Körpergewicht trainiert wird

# Über den Autor

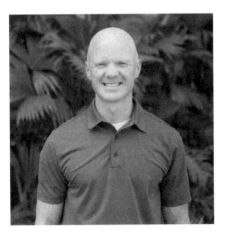

Benjamin Bikman promovierte an der East Carolina University im Fachbereich Bioenergetik über die Anpassungsvorgänge nach der operativen Behandlung von Stoffwechselerkrankungen bei Fettleibigkeit. Nach der Promotion setzte er seine Forschungen auf dem Gebiet der Stoffwechselstörungen an der Duke-National University of Singapore Medical School fort. Dabei galt sein besonderes Augenmerk der Insulinresistenz. Als Professor an der Brigham Young University und Leiter der Diabetesforschung beschäftigt er sich auch weiterhin mit dem Thema Insulin und untersucht unter anderem dessen Rolle bei der Regulierung des menschlichen Stoffwechsels sowie seine Bedeutung bei chronischen Erkrankungen. Neben seiner Forschungs- und Lehrtätigkeit betreut Benjamin Bikman als Forschungsmentor Studierende, Doktorandinnen und Doktoranden. Er und seine Studierenden präsentieren und veröffentlichen häufig neue Forschungsergebnisse.

Er lebt mit seiner Familie in Provo im US-Bundesstaat Utah.

# Dank

Dieses Buch wurde fast ausschließlich in der Zeit zwischen 4 und 6 Uhr morgens geschrieben. Dass es mir nicht gelang, mehr als fünf Stunden zu schlafen, und ich entsprechend produktiv war, war eine direkte Folge der Geburt meiner drei entzückenden Kinder (die inzwischen alle durchschlafen).

Meine Frau Cheryl hat mich während der ganzen Zeit meines »Erwachens« unterstützt, als ich die von der Insulinresistenz ausgehenden Gefahren entdeckte und anderen davon berichtete. Wenn ich ihr erzähle, was ich gerade lerne, ernte ich dafür heute ein bestätigendes Nicken statt eines skeptischen Blicks. Als sie anfing, mir zuzuhören, wusste ich: Ich bin auf der richtigen Spur.

Meine Mutter und vor allem mein Vater beeinflussen mich schon mein Leben lang sehr stark. Neben einem leicht schrägen Humor gaben sie mir die Liebe zum Lernen und einen Sinn für den Wert der Entscheidungen mit, die für eine gute Gesundheit nötig sind.

Meine akademischen Vorgänger sorgten dafür, dass ich diesen Weg einschlug, ohne sich dessen bewusst zu sein. Dr. Lynis Dohm und Dr. Scott Summers halfen mir, die krankmachende Seite des Insulins zu erkennen. Sie lehrten mich auch, kritischer zu denken und besser zu schreiben.

Meine Agentin Faye Atchison erkannte den Wert meines Wissens über die Insulinresistenz und eröffnete mir eine Möglichkeit, es in Buchform weiterzugeben. Glenn Yeffeth gab mir die Chance dazu, als er einwilligte, es tatsächlich zu veröffentlichen. Das Team von BenBella Books mit Adrienne Lang, Alicia Kania, Jennifer Canzoneri, Sarah Avinger, James Fraleigh und Jessika Rieck half dabei, das Buch zum Leben zu erwecken und es mit der Welt zu teilen. Claire Schulz trug maßgeblich dazu bei, meinen Text verständlich zu machen. Nur sie hat dieses Buch noch öfter gelesen als ich.

# Quellenverzeichnis

**Vorwort**

1. Jones, D.S. et al.: *The burden of disease and the changing task of medicine.* In: NEJM, 2010. 366: S. 2333–2338
2. Araujo, J., J. Cai, J. Stevens: *Prevalence of optimal metabolic health in American adults: National Health and Nutrition Examination Survey 2009–2016.* In: Metab Syndr Relat Disord, 2019. 17(1): S. 46–52

**Einführung**

3. Araujo, J., J. Cai, J. Stevens: *Prevalence of optimal metabolic health in American adults: National Health and Nutrition Examination Survey 2009–2016.* In: Metab Syndr Relat Disord, 2019. 17(1): S. 46–52

**Kapitel 1**

4. Menke, A. et al.: *Prevalence of and trends in diabetes among adults in the United States, 1988–2012.* In: JAMA, 2015. 314(10): S. 1021–1029; McClain, A.D. et al.: *Adherence to a low-fat vs. low-carbohydrate diet differs by insulin resistance status.* In: Diabetes Obes Metab, 2013. 15(1): S. 87–90
5. Araujo, J., J. Cai, J. Stevens: *Prevalence of optimal metabolic health in American adults: National Health and Nutrition Examination Survey 2009–2016.* In: Metab Syndr Relat Disord, 2019. 17(1): S. 46–52
6. Chiarelli, F., M.L. Marcovecchio: *Insulin resistance and obesity in childhood.* In: Eur J Endocrinol, 2008. 159 Suppl 1: S. S67–S74
7. Roglic, G., C. Varghese, T. Thamarangsi: *Diabetes in South-East Asia: burden, gaps, challenges and ways forward.* In: WHO South East Asia J Public Health, 2016. 5(1): S. 1–4
8. International Diabetes Federation: IDF Diabetes Atlas, 9. Auflage. www.diabetesatlas.org/eng/sections/demographic-and-geographic-outline.html. Veröffentlicht 2019. Abgerufen am 23. Dezember 2019

9 International Diabetes Federation: *4: Diabetes by region*. In: IDF Diabetes Atlas, 9. Auflage. www.diabetesatlas.org/upload/resources/2019/IDF_Atlas_9th_Edition_2019.pdf#page=68&zoom=auto. Veröffentlicht 2019. Abgerufen am 23. Dezember 2019

10 Martin, B.C. et al.: *Role of glucose and insulin resistance in development of type 2 diabetes mellitus: results of a 25-year follow-up study*. In: Lancet, 1992. 340(8825): S. 925–929; Pories, W.J., G.I. Dohm: *Diabetes: have we got it all wrong? Hyperinsulinism as the culprit: surgery provides the evidence*. In: Diabetes Care, 2012. 35(12): S. 2438–2442; Weyer, C. et al.: *A high fasting plasma insulin concentration predicts type 2 diabetes independent of insulin resistance: evidence for a pathogenic role of relative hyperinsulinemia*. In: Diabetes, 2000. 49(12): S. 2094–2101; Kekalainen, P. et al.: *Hyperinsulinemia cluster predicts the development of type 2 diabetes independently of family history of diabetes*. In: Diabetes Care, 1999. 22(1): S. 86–92; Crofts, C.A.P., K. Brookler, G. Henderson: *Can insulin response patterns predict metabolic disease risk in individuals with normal glucose tolerance?* In: Diabetologia, 2018. 61(5): S. 1233; DiNicolantonio, J.J. et al.: *Postprandial insulin assay as the earliest biomarker for diagnosing pre-diabetes, type 2 diabetes and increased cardiovascular risk*. In: Open Heart, 2017. 4(2): S. c000656

11 Falta, W., R. Boller: [Titel nicht verfügbar]. In: Wien Klin Wochenschr, 1949. 61(4): S. 221; Falta, W.: *Insulärer und insulinresistenter Diabetes*. In: Klin Wochenschr, 1931. 10(10): S. 438–443

## Kapitel 2

12 Kraft, Joseph R.: *Diabetes Epidemic & You*. In: Trafford Publishing, Bloomington, 2008

13 Haffner, S.M. et al.: *Cardiovascular risk factors in confirmed prediabetic individuals. Does the clock for coronary heart disease start ticking before the onset of clinical diabetes?* In: JAMA, 1990. 263(21): S. 2893–2898; Despres, J.P. et al.: *Risk factors for ischaemic heart disease: is it time to measure insulin?* In: Eur Heart J, 1996. 17(10); S. 1453–1454; Reaven, G.M.: *Insulin resistance and compensatory hyperinsulinemia: role in hypertension, dyslipidemia, and coronary heart disease*. In: Am Heart J, 1991. 121(4 Pt 2): S. 1283–1288; Pyorala, M. et al.: *Hyperinsulinemia predicts coronary heart disease risk in healthy middle-aged men: the 22-year follow-up results of the Helsinki Policemen Study*. In: Circulation, 1998. 98(5): S. 398–404; Despres, J.P. et al.: *Hyperinsulinemia as an independent risk factor for ischemic heart disease*. In: N Engl J Med, 1996. 334(15): S. 952–957

14 Goff, D.C., Jr. et al.: *Insulin sensitivity and the risk of incident hypertension: insights from the Insulin Resistance Athosclerosis Study*. In: Diabetes Care, 2003. 26(3): S. 805–809

15 DeFronzo, R.A., E. Ferrannini: *Insulin resistance. A multifaceted syndrome responsible for NIDDM, obesity, hypertension, dyslipidemia, and athosclerotic cardiovascular disease*. In: Diabetes Care, 1991. 14(3): S. 173–194

16   DiNicolantonio, J.J., J.H. O'Keefe, S.C. Lucan: *An unsavory truth: sugar, more than salt, predisposes to hypertension and chronic disease.* In: Am J Cardiol, 2014. 114(7): S. 1126–1128; Stamler, J., A.W. Caggiula, G.A. Grandits: *Relation of body mass and alcohol, nutrient, fiber, and caffeine intakes to blood pressure in the special intervention and usual care groups in the Multiple Risk Factor Intervention Trial.* In: Am J Clin Nutr, 1997. 65(1 Suppl): S. 338S–365S

17   Chiu, S. et al.: *Comparison of the DASH (Dietary Approaches to Stop Hypertension) diet and a higher-fat DASH diet on blood pressure and lipids and lipoproteins: a randomized controlled trial.* In: Am J Clin Nutr, 2016. 103(2): S. 341–347

18   Goodfriend, T.L., B.M. Egan, D.E. Kelley: *Plasma aldosterone, plasma lipoproteins, obesity and insulin resistance in humans.* In: Prostaglandis Leukot Essent Fatty Acids, 1999. 60(5–6): S. 401–405

19   Steinberg, H.O. et al.: *Insulin-mediated skeletal muscle vasodilatation is nitric oxide dependent. A novel action of insulin to increase nitric oxide release.* In: J Clin Invest, 1994. 94(3): S. 1172–1179

20   Wilson, P.W. et al.: *Prediction of coronary heart disease using risk factor categories.* In: Circulation, 1998. 97(18): S. 1837–1847

21   Barter, P. et al.: *HDL cholesterol, very low levels of LDL cholesterol, and cardiovascular events.* In: N Engl J Med, 2007. 357(16): S. 1301–1310; Schatz I.J. et al.: *Cholesterol and all-cause mortality in elderly people from the Honolulu Heart Program: a cohort study.* In: Lancet, 2001. 358(9279): S. 351–355

22   Lamarche, B. et al.: *Small, dense low-density lipoprotein particles as a predictor of the risk of ischemic heart disease in men. Prospective results from the Quebec Cardiovascular Study.* In: Circulation, 1997. 95(1): S. 69–75

23   Fan, X. et al.: *Triglyceride/high-density lipoprotein cholesterol ratio: a surrogate to predict insulin resistance and low-density lipoprotein cholesterol particle size in nondiabetic patients with schizophrenia.* In: J Clin Psychiatry, 2011. 72(6): S. 806–812

24   Selby, J.V. et al.: *LDL subclass phenotypes and the insulin resistance syndrome in women.* In: Circulation, 1993. 88(2): S. 381–387; Reaven, G.M. et al.: *Insulin resistance and hyperinsulinemia in individuals with small, dense low density lipoprotein particles.* In: J Clin Invest, 1993. 92(1): S. 141–146

25   Luirink, I.K. et al.: *20-year follow-up of statins in children with familial hypercholesterolemia.* In: NEJM, 2019. 381(16): S. 1547–1556

26   Ray, K.K. et al.: *Statins and all-cause mortality in high-risk primary prevention: a meta-analysis of 11 randomized controlled trials involving 65,229 participants.* In: Arch Intern Med, 2010. 170(12): S. 1024–1031

27   Choi, C.U. et al.: *Statins do not decrease small, dense low-density lipoprotein.* In: Tex Heart Inst J, 2010. 37(4): S. 421–428

28   Culver, A.L. et al.: *Statin use and risk of diabetes mellitus in postmenopausal women in the Women's Health Initiative.* In: Arch Intern Med, 2012. 172(2): S. 144–152

29   Graham, D.J. et al.: *Incidence of hospitalized rhabdomyolysis in patients treated with lipid-lowering drugs.* In: JAMA, 2004. 292(21): S. 2585–2590; Volek, J.S. et al.: *Body composition and hormonal responses to a carbohydrate-restricted diet.* In: Metabolism, 2002. 51(7): S. 864–870

30  Urbano, F. et al.: *Impaired glucagon suppression and reduced insulin sensitivity in subjects with prediabetes undergoing atorvastatin therapy.* In: Eur J Endocrinol, 2019. 181(6): S. 181–186

31  Faxon, D.P. et al.: *Atherosclerotic Vascular Disease Conference: Executive summary: Atherosclerotic Vascular Disease Conference proceeding for healthcare professionals from a special writing group of the American Heart Association.* In: Circulation, 2004. 109(21): S. 2595–2604

32  Steinberg, D., J.L. Witztum: *Oxidized low-density lipoprotein and athosclerosis.* In: Arterioscler Thromb Vasc Biol, 2010. 30(12): S. 2311–2316

33  Jira, W., G. Spiteller: *Dramatic increase of linoleic acid peroxidation products by aging, atherosclerosis, and rheumatoid arthritis.* In: Adv Exp Med Biol, 1999. 469: S. 479–483

34  Spiteller, G.: *Linoleic acid peroxidation – the dominant lipid peroxidation process in low density lipoprotein – and its relationship to chronic diseases.* In: Chem Phys Lipids, 1998. 95(2): S. 105–162

35  Haffner, S.M. et al.: *Insulin-resistant prediabetic subjects have more atherogenic risk factors than insulin-sensitive prediabetic subjects: implications for preventing coronary heart disease during the prediabetic state.* In: Circulation, 2000. 101(9): S. 975–980; Festa A. et al.: *Chronic subclinical inflammation as part of the insulin resistance syndrome: the Insulin Resistance Atherosclerosis Study (IRAS).* In: Circulation, 2000. 102(1): S. 42–47

36  Kawashima, S., M. Yokoyama: *Dysfunction of endothelial nitric oxide synthase and atherosclerosis.* In: Atheroscler Thromb Vasc Biol, 2004. 24(6): S. 998–1005

37  Ridker, P.M. et al.: *Comparison of C-reactive protein and low-density lipoprotein cholesterol levels in the prediction of first cardiovascular events.* In: N Engl J Med, 2002. 347(20): S. 1557–1565; Janoskuti, L. et al.: *High levels of C-reactive protein with low total cholesterol concentrations additively predict all-cause mortality in patients with coronary artery disease.* In: Eur J Clin Invest, 2005. 35(2): S. 104–111

38  Krogh-Madsen, R. et al: *Effect of hyperglycemia and hyperinsulinemia on the response of IL-6, TNF-alpha and FFAs to low-dose endotoxemia in humans.* In: Am J Physiol Endocrinol Metab, 2004. 286(5): S. E766-E772

39  Fishel, M.A. et al.: *Hyperinsulinemia provokes synchronous increases in central inflammation and beta-amyloid in normal adults.* In: Arch Neurol, 2005. 62(10): S. 1539–1544

40  Park, Y.M. et al.: *Insulin promotes macrophage foam cell formation: potential implications in diabetes-related atherosclerosis.* In: Lab Invest, 2012. 92(8): S. 1171–1180

41  Sakai, Y. et al.: *Patients with dilated cardiomyopathy possess insulin reistance independently of cardiac dysfunction or serum tumor necrosis factor-alpha.* In: Int heart J, 2006. 47(6): S. 877–887

42  Shah, A., R.P. Shannon: *Insulin resistance in dilated cardiomyopathy.* In: Rev Cardiovasc Med, 2003. 4 Suppl 6: S. S50-S57; Ouwens, D.M., M. Diamant: *Myocardial insulin action and the contribution of insulin resistance to the pathogenesis of diabetic cardiomyopathy.* In: Arch Physiolog Biochem, 2007. 113(2): S. 76–86

43  Murakami, K. et al.: *Insulin resistance in patients with hypertrophic cardiomyopathy.* In: Circ J, 2004. 68(7): S. 650–655; Geffner, M.E., T.V. Santulli, Jr., S.A. Kaplan: *Hy-

*pertrophic cardiomyopathy in total lipodystrophy: insulin action in the face of insulin resistance?* In: J Pediatr, 1987. 110(1): S. 161

# Kapitel 3

44  Bingham, E.M. et al.: *The role of insulin in human brain glucose metabolism: an fluoro-deoxyglucose positron emission tomography study.* In: Diabetes, 2002. 51(12): S. 3384–3390

45  Swanson, R.A., D.W. Choi: *Glial glycogen stores affect neuronal survival during glucose deprivation in vitro.* In: J Cereb Blood Flow Metab, 1993. 13(1): S. 162–169

46  Porte, D., Jr., D.G. Baskin, M.W. Schwartz: *Insulin signaling in the central nervous system: a critical role in metabolic homeostasis and disease from C. elegans to humans.* In: Diabetes, 2005. 54(5): S. 1264–1276

47  Zhao, W.Q., D.L. Alkon: *Role of insulin and insulin receptor in learning and memory.* In: Mol Cell Endocrinol, 2001. 177(1–2): S. 125–134

48  Biessels, G.J. et al.: *Water maze learning and hippocampal synaptic plasticity in streptozotocin-diabetic rats: effects of insulin treatment.* In: Brain Res, 1998. 800(1): S. 125–135

49  Bourdel-Marchasson, I. et al.: *Insulin resistance, diabetes and cognitive function: consequences for preventative strategies.* In: Diabetes Metab, 2010. 36(3): S. 173–181

50  Anthony, K. et al.: *Attenuation of insulin-evoked responses in brain networks controlling appetite and reward in insulin resistance: the cerebral basis for impaired control of food intake in metabolic syndrome?* In: Diabetes, 2006. 55(11): S. 2986–2992

51  Whitlow, C.T. et al.: *Effects of type 2 diabetes on brain structure and cognitive function: African American-Diabetes Heart Study MIND.* In: Am J Neuroradiol, 2015. 36(9): S. 1648–1653

52  Kamal, A. et al.: *Hyperinsulinemia in rats causes impairment of spatial memory and learning with defects in hippocampal synaptic plasticity by involvement of postsynaptic mechanisms.* In: Exp Brain Res, 2013. 226(1): S. 45–51

53  Querfurth, H.W., F.M. LaFerla: *Alzheimer's disease.* In: N Engl J Med, 2010. 362(4): S. 329–344

54  Qiu, C., D. De Ronchi, L. Fratiglioni: *The epidemiology of the dementias: an update.* In: Curr Opin Psychiatry, 2007. 20(4): S. 380–385

55  Accardi, G. et al.: *Can Alzheimer disease be a form of type 3 diabetes?* In: Rejuvenation Res, 2012. 15(2): S. 217–221

56  Sadigh-Eteghad, S.M., M. Talebi, M. Farhoudi: *Association of apolipoprotein E epsilon 4 allele with sporadic late onset Alzheimer's disease. A meta-analysis.* In: Neurosciences (Riad), 2012. 17(4): S. 321–326

57  Kuusisto, J. et al.: *Association between features of the insulin resistance syndrome and Alzheimer's disease independently of apolipoprotein E4 phenotype: cross sectional population based study.* In: BMJ, 1997. 315(7115): S. 1045–1049

58  Owen, A.M. et al.: *Putting brain training to the test.* In: Nature, 2010. 465(7299): S. 775–778

59 Watson, G.S. et al.: *Insulin increases CSF Abeta42 levels in normal older adult.* In: Neurology, 2003. 60(12): S. 1899–1903
60 Gasparini, L. et al.: *Stimulation of beta-amyloid precursor protein trafficking by insulin reduces intraneuronal beta-amyloid and requires mitogen-activated protein kinase signaling.* In: J Neurosci, 2001. 21(8): S. 2561–2570
61 Hong, M., V.M. Lee: *Insulin and insulin-like growth factor-1 regulate tau phosphorylation in cultured human neurons.* In: J Biol Chem, 1997. 272(31): S. 19547–19553
62 Schubert, M. et al.: *Insulin receptor substrate-2 deficiency impairs brain growth and promotes tau phosphorylation.* In: J Neurosci, 2003. 23(18): S. 7084–7092
63 Zolochevska, O. et al.: *Postsynaptic proteome of non-demented individuals with Alzheimer's disease neuropathology.* In: J Alzheimers Dis, 2018. 65(2): S. 659–682
64 Owen, O.E. et al.: *Brain metabolism during fasting.* In: J Clin Invest, 1967. 46(10): S. 1589–1595
65 Contreras, C.M., A.G. Guiterrez-Garcia: *Cognitive impairment in diabetes and poor glucose utilization in the intracellular neural mileu.* In: Med Hypotheses, 2017. 104: S. 160–165; Mosconi, L. et al.: *FDG-PET changes in brain glucose metabolism from normal cognition to pathologically verified Alzheimer's disease.* In: Eur J Nucl Med Mol Imaging, 2009. 36(5): S. 811–822; Berger, A.: *Insulin resistance and reduced brain glucose metabolism in the aetiology of Alzheimer's disease.* In: J Insulin Resistance, 2016. 1(1)
66 Kivipelto, M. et al.: *Midlife vascular risk factors and Alzheimer's disease later in life: longitudinal, population based study.* BMJ, 2001. 322(7300): S. 1447–1451
67 Peila, R. et al.: *Type 2 diabetes, APOE gene, and the risk for dementia and related pathologies: The Honolulu-Asia Aging Study.* In: Diabetes, 2002. 51(4): S. 1256–1262
68 Figlewicz, D.P. et al: *Diabetes causes differential changes in CNS noradrenergic and dopaminergic neurons in the rat: a molecular study.* In: Brain Res, 1996. 736(1–2): S. 54–60
69 Lozovsky, D., C.F. Saller, I.J. Kopin: *Dopamine receptor binding is increased in diabetic rats.* In: Science, 1981. 214(4524): S. 1031–1033
70 Caravaggio, F. et al.: *Reduced insulin sensitivity is related to less endogenous dopamine at D2/3 receptors in the ventral striatum of healthy nonobese humans.* In: Int J Neuropsychopharmacol, 2015. 18(7): S. pyv014
71 Pijl, H.: *Reduced dopaminergic tone in hypothalamic neural circuits: expression of a »thrifty« genotype underlying the metabolic syndrome?* In: Eur J Pharmacol, 2003. 480(1–3): S. 125–131
72 Henderson, D.C. et al.: *Clozapine, diabetes mellitus, weight gain, and lipid abnormalities: A five-year naturalistic study.* In: Am J Psychiatry, 2000. 157(6): S. 975–981
73 Ober, S.K., R. Hudak, A. Rusterholtz: *Hypoglycemia and olanzapine.* In: Am J Psychiatry, 1999. 156(6): S. 970; Sharma, A.M., U. Schorr, A. Distler: *Insulin resistance in young salt-sensitive normotensive subjects.* In: Hypertension, 1993. 21(3): S. 273–279
74 Aviles-Olmos, I. et al.: *Parkinson's disease, insulin resistance and novel agents of neuroprotection.* In: Brain, 2013. 136(Pt 2): S. 374–384
75 Podolsky, S., N.A. Leopold: *Abnormal glucose tolerance and arginine tolerance tests in Huntington's disease.* In: Gerontology, 1977. 23(1): S. 55–63

76 Schubotz, R. et al.: *Fettsäuremuster der Plasmalipide, Insulin- und HGH-Sekretion bei Huntingtonscher Chorea.* In: Res Exp Med (Berlin), 1976. 167(3): S. 203–215
77 Hurlbert, M.S. et al: *Mice transgenic for an expanded CAG repeat in the Huntington's disease gene develop diabetes.* In: Diabetes, 1999. 48(3): S. 649–651
78 Fava, A. et al.: *Chronic migraine in women is associated with insulin resistance: a cross-sectional study.* In: Eur J Neurol, 2014. 21(2): S. 267–272
79 Cavestro, C. et al.: *Insulin metabolism is altered in migraineurs: a new pathogenic mechanism for migraine?* In: Headache, 2007. 47(10): 1436–1442
80 Cavestro, C. et al.: *Alpha-lipoic acid shows promise to improve migraine in patients with insulin resistance: a 6-month exploration study.* In: J Med Food, 2018. 21(3): S. 269–273
81 Kim, J.H. et al.: *Interictal metabolic changes in episodic migraine: a voxel-based FDG-PET study.* In: Cephalagia, 2010. 30(1): S. 53–61
82 Grote, C.W., D.E. Wright: *A Role for insulin in diabetic neuropathy.* In: Front Neurosci, 2016. 10: S. 581

## Kapitel 4

83 Seethalakshmi, L., M. Menon, D. Diamond: *The effect of streptozotocin-induced diabetes on the neuroendocrine-male reproductive tract axis of the adult rat.* In: J Urol, 1987. 138(1): S. 190–194; Tesone, M. et al.: *Ovarian dysfunction in streptozotocin-induced diabetic rats.* In: Proc Soc Exp Biol Med, 1983. 174(1): S. 123–130
84 Pitteloud, N. et al.: *Increasing insulin resistance is associated with a decrease in Leydig cell testosterone secretion in men.* In: J Clin Endocrinol Metab, 2005. 90(5): S. 2636–2641
85 Dunaif, A.: *Insulin resistance and the polycystic ovary syndrome: mechanism and implications for pathogenesis.* In: Endocr Rev, 1997. 18(6): S. 774–800
86 Dimartino-Nardi, J.: *Premature adrenarche: findings in prepubertal African-American and Caribbean-Hispanic girls.* In: Acta Paediatr Suppl, 1999. 88(433): S. 67–72
87 Hiden, U. et al.: *Insulin and the IGF system in the human placenta of normal and diabetic pregnancies.* In: J Anat, 2009. 215(1): S. 60–68
88 Berlato, C., W. Doppler: *Selective response to insulin versus insulin-like growth factor-I and -II and up-regulation of insulin receptor splice variant B in the differential mouse mammary epithelium.* In: Endocrinology, 2009. 150(6): S. 2924–2933
89 Hadden, D.R., C. McLaughlin: *Normal and abnormal maternal metabolism during pregnancy.* In: Semin Fetal Neonatal Med, 2009. 14(2): S. 66–71
90 Catalano, P.M. et al.: *Longitudinal changes in insulin release and insulin resistance in nonobese pregnant women.* In: Am J Obet Gynecol, 1991. 165(6 Pt 1): S. 1667–1672
91 Milner, R.D., D.J. Hill: *Fetal growth control: the role of insulin and related peptides.* In: Clin Endocrinol (Oxford), 1984. 21(4): S. 415–433
92 Berkowitz, G.S. et al.: *Race/ethnicity and other risk factors for gestational diabetes.* In: Am J Epidemiol, 1992. 135(9): S. 965–973
93 Bellamy, L. et al: *Type 2 diabetes mellitus after gestational diabetes: a systematic review and meta-analysis.* In: Lancet, 2009. 373(9677): S. 1773–1779

94 Wolf, M. et al.: *First trimester insulin resistance and subsequent preeclampsia: a prospective study.* In: J Clin Endocrinol Metab, 2002. 87(4): S. 1563–1568
95 Kaaja, R.: *Insulin resistance syndrome in preeclampsia.* In: Semin Reprod Endocrinol, 1998. 16(1): S. 41–46
96 Anim-Nyame, N. et al.: *Relationship between insulin resistance and tissue blood flow in preeclampsia.* In: J Hypertens, 2015. 33(5): S. 1057–1063
97 Koga, K. et al.: *Elevated serum soluble vascular endothelial growth factor receptor 1 (sVEGFR-1) levels in women with preeclampsia.* In: J Clin Endocrinol Metab, 2003. 88(5): S. 2348–2351
98 Ravelli, A.C. et al.: *Obesity at the age of 50 in men and women exposed to famine prenatally.* In: Am J Clin Nutr, 1999. 70(5): S. 811–816
99 Gillman, M.W. et al.: *Maternal gestational diabetes, birth weight, and adolescent obesity.* In: Pediatrics, 2003. 111(3): S. e221-e226
100 Xiong, X. et al.: *Impact of preeclampsia and gestational hypertension on birth weight by gestational age.* In: Am J Epidemiol, 2002. 155(3): S. 203–209
101 Ayyavoo, A. et al.: *Pre-pubertal children born post-term have reduced insulin sensitivity and other markers of the metabolic syndrome.* In: PLoS One, 2013. 8(7): S. c67966
102 Phillips, D.I. et al.: *Thinness at birth and insulin resistance in adult life.* In: Diabetologia, 1994. 37(2): S. 150–154; Byberg, L. et al.: *Birth weight and the insulin resistance syndrome: association of low birth weight with truncal obesity and raised plasminogen activator inhibitor-1 but not with abdominal obesity or plasma lipid disturbances.* In: Diabetologia, 2000. 43(1): S. 54–60
103 Friedrichsen, M. et al.: *Muscle inflammatory signaling in response to 9 days of physical inactivity in young men with low compared with normal birth weight.* In: Eur J Endocrinol, 2012. 167(6): S. 829–838
104 Li, C., M.S. Johnson, M.I. Goran: *Effects of low birth weight on insulin resistance syndrome in Caucasian and African-American children.* In: Diabetes Care, 2001. 24(12): S. 2035–2042
105 Phillips, D.I. et al.: *Elevated plasma cortisol concentration: a link between low birth weight and the insulin resistance syndrome?* In: J Clin Endocrinol Metab, 1998. 83(3): S. 757–760
106 Yajnik, C.S. et al.: *Paternal insulin resistance and fetal growth: problem for the »fetal insulin« and the »fetal origins« hypotheses.* In: Diabetologia, 2001. 44(9): S. 1197–1198; Knight, B. et al.: *Offspring birthweight is not associated with paternal insulin resistance.* In: Diabetologia, 2006. 49(11): S. 2675–2678
107 Wannamethee, S.G. et al.: *Birthweight of offspring and paternal insulin resistance and paternal diabetes in late adulthood: cross sectional survey.* In: Diabetologia, 2004. 47(1): S. 12–18
108 Marasco, L., C. Marmet, E. Shell: *Polycystic ovary syndrome: a connection to insufficient milk supply?* In: J Hum Lact, 2000. 16(2): S. 143–148
109 Gunderson, E.P. et al.: *Lactation intensity and postpartum maternal glucose tolerance and insulin resistance in women with recent GDM: the SWIFT cohort.* In: Diabetes Care, 2012. 35(1): S. 50–56
110 Velazquez, E.M. et al.: *Metformin therapy in polycystic ovary syndrome reduces hyperinsulinemia, insulin resistance, hyperandrogenemia, and systolic blood pres-*

sure, while facilitating normal menses and pregnancy. In: Metabolism, 1994. 43(5): S. 647–654

111 Murakawa, H. et al.: *Polycystic ovary syndrome. Insulin resistance and ovulatory responses to clomiphene citrate.* In: J Reprod Med, 1999. 44(1): S. 23–27

112 Mauras, N. et al.: *Testosterone deficiency in young men: marked alterations in whole body protein kinetics, strength, and adiposity.* In: J Clin Endocrinol Metab, 1998. 83(6): S. 1886–1892

113 Wang, C. et al.: *Low testosterone associated with obesity and the metabolic syndrome contributes to sexual dysfunction and cardiovascular disease risk in men with type 2 diabetes.* In: Diabetes Care, 2011. 34(7): S. 1669–1675

114 Niskanen, L. et al.: *Changes in sex hormone-binding globulin and testosterone during weight loss and weight maintenance in abdominally obese men with the metabolic syndrome.* In: Diabetes Obes Metab, 2004. 6(3): S. 208–215

115 Simon, D. et al.: *Interrelation between plasma testosterone and plasma insulin in healthy adult men: the Telecom Study.* In: Diabetologia, 1992. 35(2): S. 173–177; Pitteloud, N. et al.: *Increasing insulin resistance is associated with a decrease in Leydig cell testosterone secretion in men.* In: J Clin Endocrinol Metab, 2005. 90(5): S. 2636–2641

116 Ackerman, G.E. et al.: *Aromatization of androstenedione by human adipose tissue stromal cells in monolayer culture.* In: J Clin Endocrinol Metab, 1981. 53(2): S. 412–417

117 Walker, W.H.: *Testosterone signaling and the regulation of spermatogenesis.* In: Spermatogenesis, 2011. 1(2): S. 116–120

118 Braun, M. et al.: *Epidemiology of erectile dysfunction: results of the »Cologne Male Survey«.* In: Int J Impot Res, 2000. 12(6): S. 305–311

119 De Berardis, G. et al.: *Identifying patients with type 2 diabetes with a higher likelihood of erectile dysfunction: the role of the interaction between clinical and psychological factors.* In: J Urol, 2003. 169(4): S. 1422–1428

120 Yao, F. et al.: *Erectile dysfunction may be the first clinical sign of insulin resistance and endothelial dysfunction in young men.* In: Clin Res Cardiol, 2013. 102(9): S. 645–651

121 Sullivan, M.E. et al.: *Nitric oxide and penile erection: is erectile dysfunction another manifestation of vascular disease?* In: Cardiovasc Res, 1999. 43(3): S. 658–665

122 Ahima, R.S. et al.: *Leptin accelerates the onset of puberty in normal female mice.* In: J Clin Invest, 1997. 99(3): S. 391–395

123 Wehkalampi, K. et al.: *Patterns of inheritance of constitutional delay of growth and puberty in families of adolescent girls and boys referred to specialist pediatric care.* In: J Clin Endocrinol Metab, 2008. 93(3): S. 723–728

124 Ellis, B.J. et al.: *Quality of early family relationships and individual differences in the timing of pubertal maturation in girls: a longitudinal test of an evolutionary model.* In: J Pers Soc Psychol, 1999. 77(2): S. 387–401

125 Dunger, D.B., M.L. Ahmed, K.K. Ong: *Effects of obesity on growth and puberty.* In: Best Pract Res Clin Endocrinol Metab, 2005. 19(3): S. 375–390

126 Ismail, A.I., J.M. Tanzer, J.L. Dingle: *Current trends of sugar consumption in developing societies.* In: Community Dent Oral Epidemiol, 1997. 25(6): S. 438–443

127 Seidell, J.C.: *Obesity, insulin resistance and diabetes – a worldwide epidemic.* In: Br J Nutr, 2000. 83 Suppl 1: S. S5-S8
128 Lee, J.M. et al.: *Weight status in young girls and the onset of puberty.* In: Pediatrics, 2007. 119(3): S. e624-e630
129 Soliman, A., V. De Sanctis, R. Elalaily: *Nutrition and pubertal development.* In: Indian J Endocrinol Metab, 2014. 18(Suppl 1): S. S39-S47; Ibanez, L. et al.: *Metformin treatment to prevent early puberty in girls with precocious pubarche.* In: J Clin Endocrinol Metab, 2006. 91(8): S. 2888–2891
130 Preece, M.A.: *Puberty in children with intrauterine growth retardation.* In: Horm Res, 1997. 48 Suppl 1: S. 30–32; Ibanez, L. et al.: *Precocious pubarche, hyperinsulinism, and ovarian hyperandrogenism in girls: relation to reduced fetal growth.* In: J Clin Endocrinol Metab, 1998. 83(10): S. 3558–3562
131 Cianfarani, S., D. Germani, F. Branca: *Low birthweight and adult insulin resistance: the »catch-up growth« hypothesis.* In: Arch Dis Child Fetal Neonatal Ed, 1999. 81(1): S. F71-F73
132 Grinspoon, S. et al.: *Serum leptin levels in women with anorexia nervosa.* In: J Clin Endocrinol Metab, 1996. 81(11): S. 3861–3863
133 Weimann, E. et al.: [*Effect of high performance sports on puberty development of female and male gymnasts*]. In: Wien Med Wochenschr, 1998. 148(10): S. 231–234
134 Russell, G.F.: *Premenarchal anorexia nervosa and its sequelae.* In: J Psychiatr Res, 1985. 19(2–3): S. 363–369

## Kapitel 5

135 Xu, J. et al.: *Deaths: final data for 2007.* In: Natl Vital Stat Rep, 2010. 58(19): S. 1–19
136 Seyfried, T.N.: *Cancer as a mitochondrial metabolic disease.* In: Front Cell Dev Biol, 2015. 3: S. 43
137 Kim, J.W., C.V. Dang: *Cancer's molecular sweet tooth and the Warburg effect.* In: Cancer Res, 2006. 66(18): S. 8927–8930
138 Baserga, R., F. Peruzzi, K. Reiss: *The IGF-1 receptor in cancer biology.* In: Int J Cancer, 2003. 107(6): S. 873–877; Peyrat, J.P. et al.: *Plasma insulin-like growth factor-1 (IGF-1) concentrations in human breast cancer.* In: Eur J Cancer, 1993. 29A(4): S. 492–497; Cohen, P., D.M. Peehl, R. Rosenfeld: *Insulin-like growth factor 1 in relation to prostate cancer and benign prostatic hyperplasia.* In: Br J Cancer, 1998. 78(4): S. 554–556
139 Tsujimoto, T., H. Kajio, T. Sugiyama: *Association between hyperinsulinemia and increased risk of cancer death in nonobese and obese people: A population-based observational study.* In: Int J Cancer, 2017. 141(1): S. 102–111
140 Goodwin, P.J. et al.: *Fasting insulin and outcome in early-stage breast cancer: results of a prospective cohort study.* In: J Clin Oncol, 2002. 20(1): S. 42–51
141 Papa, V. et al.: *Elevated insulin receptor content in human breast cancer.* In: J Clin Invest, 1990. 86(5): S. 1503–1510
142 Bodmer, M. et al.: *Long-term metformin use is associated with decreased risk of breast cancer.* In: Diabetes Care, 2010. 33(6): S. 1304–1308

143 Cleary, M.P., M.E. Grossmann: *Minireview: Obesity and breast cancer: the estrogen connection.* In: Endocrinology, 2009. 150(6): S. 2537–2542
144 Dahle, S.E. et al.: *Body size and serum levels of insulin and leptin in relation to the risk of benign prostatic hyperplasia.* In: J Urol, 2002. 168(2): S. 599–604
145 Hsing, A.W. et al.: *Insulin resistance and prostate cancer risk.* In: J Natl Cancer Inst, 2003. 95(1): S. 67–71
146 Barnard, R.J. et al.: *Prostate cancer: another aspect of the insulin-resistance syndrome?* In: Obes Rev, 2002. 3(4): S. 303–308
147 Albanes, D. et al.: *Serum insulin, glucose, indices of insulin resistance, and risk of prostate cancer.* In: J Natl Cancer Inst, 2009. 101(18): S. 1272–1279
148 Cox, M.E. et al.: *Insulin receptor expression by human prostate cancers.* In: Prostate, 2009. 69(1): S. 33–40
149 Trevisan, M. et al.: *Markers of insulin resistance and colorectal cancer mortality.* In: Cancer Epidemiol Biomarkers Prev, 2001. 10(9): S. 937–941; Kang, H.W. et al.: *Visceral obesity and insulin resistance as risk factors for colorectal adenoma: a cross-sectional, case-control study.* In: Am J Gastroenterol, 2010. 105(1): S. 178–187; Colangelo, L.A. et al.: *Colorectal cancer mortality and factors related to the insulin resistance syndrome.* In: Cancer Epidemiol Biomarkers Prev, 2002. 11(4): S. 385–391
150 Komninou, D. et al.: *Insulin resistance and its contribution to colon carcinogenesis.* In: Exp Biol Med (Maywood), 2003. 228(4): S. 396–405; Tran, T.T. et al.: *Hyperinsulinemia, but not other factors associated with insulin resistance, acutely enhances colorectal epithelial proliferation in vivo.* Endocrinology, 2006. 147(4): S. 1830–1837
151 Sukhotnik, I. et al.: *Oral insulin enhances intestinal regrowth following massive small bowel resection in rat.* In: Dig Dis Sci, 2005. 50(12): S. 2379–2385

## Kapitel 6

152 Katic, M., C.R. Kahn: *The role of insulin and IGF-1 signaling in longevity.* In: Cell Mol Life Sci, 2005. 62(3): S. 320–343
153 Lee, S.J., C.T. Murphy, C. Kenyon: *Glucose shortens the life span of* C. elegans *by downregulating DAF-16/FOXO activity and aquaporin gene expression.* In: Cell Metab, 2009. 10(5): S. 379–391
154 Colman, R.J. et al.: *Caloric restriction delays disease onset and mortality in rhesus monkeys.* In: Science, 2009. 325(5937): S. 201–204
155 Mattison, J.A. et al.: *Impact of caloric restriction on health and survival in rhesus monkeys from the NIA study.* In: Nature, 2012. 489(7415): S. 318–321
156 Wijsman, C.A. et al.: *Familial longevity is marked by enhanced insulin sensitivity.* In: Aging Cell, 2011. 10(1): S. 114–121
157 Bonafe, M. et al.: *Polymorphic variants of insulin-like growth factor I (IGF-I) receptor and phosphoinositide 3-kinase genes affect IGF-I plasma levels and human longevity: cues for an evolutionarily conserved mechanism of life span control.* In: J Clin Endocrinol Metab, 2003. 88(7): S. 3299–3304
158 Flier, J.S.: *Metabolic importance of acanthosis nigricans.* In: Arch Dermatol, 1985. 121(2): S. 193–194

159 Kahana, M. et al.: *Skin tags: a cutaneous marker for diabetes mellitus.* In: Acta Derm Venereol, 1987. 67(2): S. 175–177

160 Davidovici, B.B. et al.: *Psoriasis and systemic inflammatory diseases: potential mechanistic links between skin disease and co-morbid conditions.* In: J Invest Dermatol, 2010. 130(7): S. 1785–1796

161 Pereira, R.R., S.T. Amladi, P.K. Varthakavi: *A study of the prevalence of diabetes, insulin resistance, lipid abnormalities, and cardiovascular risk factors in patients with chronic plaque psoriasis.* In: Indian J Dermatol, 2011. 56(5): S. 520–526; Boehncke, S. et al.: *Psoriasis patients show signs of insulin resistance.* In: Br J Dermatol, 2007. 157(6): S. 1249–1251

162 Del Prete, M. et al.: *Insulin resistance and acne: a new risk factor for men?* In: Endocrine, 2012. 42(3): S. 555–560

163 Frisina, S.T. et al.: *Characterization of hearing loss in aged type II diabetics.* In: Hear Res, 2006. 211(1–2): S. 103–113

164 Proctor, B., C. Proctor: *Metabolic management in Meniere's disease.* In: Ann Otol Rhinol Laryngol, 1981. 90(6 Pt 1): S. 615–618

165 Lavinsky, L. et al.: *Hyperinsulinemia and tinnitus: a historical cohort.* In: Int Tinnitus J, 2004. 10(1): S. 24–30

166 Updegraff, W.R.: *Impaired carbohydrate metabolism and idiopathic Meniere's disease.* In: Ear Nose Throat J, 1977. 56(4): S. 160–163

167 Srikanthan, P., A.S. Karlamangla: *Relative muscle mass is inversely associated with insulin resistance and prediabetes. Findings from the third National Health and Nutrition Examination Survey.* In: J Clin Endocrinol Metab, 2011. 96(9): S. 2898–2903

168 DeFronzo, R.A.: *Lilly lecture 1987. The triumvirate: beta-cell, muscle, liver. A collusion responsible for NIDDM.* In: Diabetes, 1988. 37(6): S. 667–687

169 Goodpaster, B.H. et al.: *The loss of skeletal muscle strength, mass, and quality in older adults: the Health, Aging and Body Composition Study.* In: J Gerontol A Biol Sci Med Sci, 2006. 61(10): S. 1059–1064

170 Siew, E.D. et al.: *Insulin resistance is associated with skeletal muscle protein breakdown in non-diabetic chronic hemodialysis patients.* In: Kidney Int, 2007. 71(2): S. 146–152; Park, S.W. et al.: *Excessive loss of skeletal muscle mass in older adults with type 2 diabetes.* In: Diabetes Care, 2009. 32(11): S. 1993–1997; Guillet, C., Y. Boirie: *Insulin resistance: a contributing factor to age-related muscle mass loss?* In: Diabetes Metab, 2005. 31 Spec No 2: S. 5S20–5S26

171 Pappolla, M.A. et al.: *Is insulin resistance the cause of fibromyalgia? A preliminary report.* In: PLoS One, 2019. 14(5): S. e0216079

172 Verhaeghe, J. et al.: *The effects of systemic insulin, insulin-like growth factor-I and growth hormone on bone growth and turnover in spontaneously diabetic BB rats.* In: J Endocrinol, 1992. 134(3): S. 485–492

173 Thomas, D.M. et al.: *Insulin receptor expression in primary and cultured osteoclast-like cells.* In: Bone, 1998. 23(3): S. 181–186

174 Ferron, M. et al.: *Intermittent injections of osteocalcin improve glucose metabolism and prevent type 2 diabetes in mice.* In: Bone, 2012. 50(2): S. 568–575

175 Saleem, U., T.H. Mosley, Jr., I.J. Kullo: *Serum osteocalcin is associated with measures of insulin resistance, adipokine levels, and the presence of metabolic syndrome.* In: Arterioscler Thromb Vasc Biol, 2010. 30(7): S. 1474–1478

176 Skjodt, H. et al.: *Vitamin D metabolites regulate osteocalcin synthesis and proliferation of human bone cells in vitro.* In: J Endocrinol, 1985. 105(3): S. 391–396

177 Ronne, M.S. et al.: *Bone mass development is sensitive to insulin resistance in adolescent boys.* Bone, 2019. 122: S. 1–7

178 Haffner, S.M., R.L. Bauer: *The association of obesity and glucose and insulin concentrations with bone density in premenopausal and postmenopausal women.* In: Metabolism, 1993. 42(6): S. 735–738

179 Kelsey, J.L. et al.: *Risk factors for fractures of the distal forearm and proximal humerus. The Study of Osteoporotic Fractures Research Group.* In: Am J Epidemiol, 1992. 135(5): S. 477–489

180 Erbagci, A.B. et al.: *Serum prolidase activity as a marker of osteoporosis in type 2 diabetes mellitus.* In: Clin Biochem, 2002. 35(4): S. 263–268; Krakauer, J.C. et al.: *Bone loss and bone turnover in diabetes.* In: Diabetes, 1995. 44(7): S. 775–782; Isaia, G.C. et al.: *Bone metabolism in type 2 diabetes mellitus.* In: Acta Diabetol, 1999. 36(1–2): S. 35–38

181 Thrailkill, K.M. et al.: *Is insulin an anabolic agent in bone? Dissecting the diabetic bone for clues.* In: Am J Physiol Endocrinol Metab, 2005. 289(5): S. E735–E745

182 Faulhaber, G.A. et al.: *Low bone mineral density is associated with insulin resistance in bone marrow transplant subjects.* In: Bone Marrow Transplant, 2009. 43(12): S. 953–957

183 Silveri, F. et al.: *Serum levels of insulin in overweight patients with osteoarthritis of the knee.* In: J Rheumatol, 1994. 21(10): S. 1899–1902

184 Mobasheri, A. et al.: *Glucose transport and metabolism in chondrocytes: a key to understanding chondrogenesis, skeletal development and cartilage degradation in osteoarthritis.* In: Histol Histopathol, 2002. 17(4): S. 1239–1267

185 Qiao, L., Y. Li, S. Sun.: *Insulin exacerbates inflammation in fibroblast-like synoviocytes.* In: Inflammation, 2020. doi: 10.1007/s10753-020-01178-0

186 Svenson, K.L. et al.: *Impaired glucose handling in active rheumatoid arthritis: relationship to peripheral insulin resistance.* In: Metabolism, 1988. 37(2): S. 125–130

187 Clegg, D.O. et al.: *Glucosamine, chondroitin sulfate, and the two in combination for painful knee osteoarthritis.* In: N Engl J Med, 2006. 354(8): S. 795–808

188 Pham, T. et al.: *Oral glucosamine in doses used to treat osteoarthritis worsens insulin resistance.* In: Am J Med Sci, 2007. 333(6): S. 333–339

189 Vuorinen-Markkola, H., H. Yki-Jarvinen: *Hyperuricemia and insulin resistance.* In: J Clin Endocrinol Metab, 1994. 78(1): S. 25–29

## Kapitel 7

190 Locke, G.R. III. et al.: *Prevalence and clinical spectrum of gastroesophageal reflux: a population-based study in Olmsted County, Minnesota.* In: Gastroenterology, 1997. 112(5): S. 1448–1456

191 Chung, S.J. et al.: *Metabolic syndrome and visceral obesity as risk factors for reflux oesophagitis: a cross-sectional case-control study of 7078 Koreans undergoing health check-ups.* In: Gut, 2008. 57(10): S. 1360–1365

192 Hsu, C. S. et al.: *Increasing insulin resistance is associated with increased severity and prevalence of gastro-oesophageal reflux disease.* In: Aliment Pharmacol Ther, 2011. 34(8): S. 994–1004

193 Duggan, C. et al.: *Association between markers of obesity and progression from Barrett's esophagus to esophageal adenocarcinoma.* In: Clin Gastroenterol Hepatol, 2013. 11(8): S. 934–943

194 Cameron, A.J. et al.: *Adenocarcinoma of the esophagogastric junction and Barrett's esophagus.* In: Gastroenterology, 1995. 109(5): S. 1541–1546

195 Guy, R.J. et al.: *Diabetic gastroparesis from autonomic neuropathy: surgical considerations and changes in vagus nerve morphology.* In: J Neurol Neurosurg Psychiatry, 1984. 47(7): S. 686–691; Annese, V. et al.: *Gastrointestinal motor dysfunction, symptoms, and neuropathy in noninsulin-dependent (type 2) diabetes mellitus.* In: J Clin Gastroenterol, 1999. 29(2): S. 171–177

196 Eliasson, B. et al.: *Hyperinsulinaemia impairs gastrointestinal motility and slows carbohydrate absorption.* Diabetologia, 1995. 38(1): S. 79–85

197 Playford, R.J. et al.: *Use of the alpha glucosidase inhibitor acarbose in patients with »Middleton syndrome«: normal gastric anatomy but with accelerated gastric emptying causing postprandial reactive hypoglycemia and diarrhea.* In: Can J Gastroenterol, 2013. 27(7): S. 403–404

198 Johnsson, K.M. et al.: *Urinary tract infections in patients with diabetes treated with dapagliflozin.* In: J Diabetes Complications, 2013. 27(5): S. 473–478

199 Kraegen, E.W. et al.: *Development of muscle insulin resistance after liver insulin resistance in high-fat-fed rats.* In: Diabetes, 1991. 40(11): S. 1397–1403

200 Li, S., M. S. Brown, J.L. Goldstein: *Bifurcation of insulin signaling pathway in rat liver: mTORC1 required for stimulation of lipogenesis, but not inhibition of gluconeogenesis.* In: Proc Natl Acad Sci USA, 2010. 107(8): S. 3441–3446

201 Choi, S.H., H.N. Ginsberg: *Increased very low density lipoprotein (VLDL) secretion, hepatic steatosis, and insulin resistance.* In: Trends Endocrinol Metab, 2011. 22(9): S. 353–363

202 Ruhl, C.E., J.E. Everhart: *Fatty liver indices in the multiethnic United States National Health and Nutrition Examination Survey.* In: Aliment Pharmacol Ther, 2015. 41(1): S. 65–76

203 Paschos, P., K. Paletas: *Non alcoholic fatty liver disease and metabolic syndrome.* In: Hippokratia, 2009. 13(1): S. 9–19

204 Le, K.A. et al.: *Fructose overconsumption causes dyslipidemia and ectopic lipid deposition in healthy subjects with and without a family history of type 2 diabetes.* In: Am J Clin Nutr, 2009. 89(6): S. 1760–1765

205 Stanhope, K.L. et al.: *Consuming fructose-sweetened, not glucose-sweetened, beverages increases visceral adiposity and lipids and decreases insulin sensitivity in overweight/obese humans.* In: J Clin Invest, 2009. 119(5): S. 1322–1334

206 Vos, M.B. et al.: *Dietary fructose consumption among US children and adults: the Third National Health and Nutrition Examination Survey.* In: Medscape J Med, 2008. 10(7): S. 160

207 Wojcicki, J.M., M.B. Heyman: *Reducing childhood obesity by eliminating 100% fruit juice.* In: Am J Public Health, 2012. 102(9): S. 1630–1633

208 Bray, G.A., S.J. Nielsen, B.M. Popkin: *Consumption of high-fructose corn syrup in beverages may play a role in the epidemic of obesity.* In: Am J Clin Nutr, 2004. 79(4): S. 537–543

209 Yuan, J. et al.: *Fatty Liver Disease Caused by High-Alcohol-Producing Klebsiella pneumoniae.* In: Cell Metab, 2019. 30(4): S. 675–688 e7

210 Marchesini, G. et al.: *Association of nonalcoholic fatty liver disease with insulin resistance.* In: Am J Med, 1999. 107(5): S. 450–455

211 Fabbrini, E., F. Magkos: *Hepatic steatosis as a marker of metabolic dysfunction.* In: Nutrients, 2015. 7(6): S. 4995–5019

212 Sheth, S.G., F.D. Gordon, S. Chopra: *Nonalcoholic steatohepatitis.* In: Ann Intern Med, 1997. 126(2): S. 137–145

213 El-Serag, H.B.: *Hepatocellular carcinoma: recent trends in the United States.* In: Gastroenterology, 2004. 127(5 Suppl 1): S. S27-S34

214 Fartoux, L. et al.: *Insulin resistance is a cause of steatosis and fibrosis progression in chronic hepatitis C.* In: Gut, 2005. 54(7): S. 1003–1008

215 D'Souza, R., C.A. Sabin, G.R. Foster: *Insulin resistance plays a significant role in liver fibrosis in chronic hepatitis C and in the response to antiviral therapy.* Am J Gastroenterol, 2005. 100(7): S. 1509–1515

216 Tsai, C.J. et al.: *Macronutrients and insulin resistance in cholesterol gallstone disease.* In: Am J Gastroenterol, 2008. 103(11): S. 2932–2939; Mendez-Sanchez, N. et al.: *Metabolic syndrome as a risk factor for gallstone disease.* In: World J Gastroenterol, 2005. 11(11): S. 1653–1657

217 Dubrac, S. et al.: *Insulin injections enhance cholesterol gallstone incidence by changing the biliary cholesterol saturation index and apo A-I concentration in hamsters fed a lithogenic diet.* In: J Hepatol, 2001. 35(5): S. 550–557

218 Biddinger, S.B. et al.: *Hepatic insulin resistance directly promotes formation of cholesterol gallstones.* In: Nat Med, 2008. 14(7): S. 778–782

219 Festi, D. et al.: *Gallbladder motility and gallstone formation in obese patients following very low calorie diets. Use it (fat) to lose it (well).* In: Int J Obes Relat Metab Disord, 1998. 22(6): S. 592–600

220 Nakeeb, A. et al.: *Insulin resistance causes human gallbladder dysmotility.* In: J Gastrointest Surg, 2006. 10(7): S. 940–948; Diskussion S. 948–949

221 Gielkens, H.A. et al.: *Effect of insulin on basal and cholecystokinin-stimulated gallbladder motility in humans.* In: J Hepatol, 1998. 28(4): S. 595–602

222 Maringhini, A. et al.: *Biliary sludge and gallstones in pregnancy: incidence, risk factors, and natural history.* In: Ann Intern Med, 1993. 119(2): S. 116–120

223 Maringhini, A. et al.: *Biliary sludge and gallstones in pregnancy: incidence, risk factors, and natural history.* In: Ann Intern Med, 1993. 119(2): S. 116–120

224 Chiu, K.C. et al.: *Insulin sensitivity is inversely correlated with plasma intact parathyroid hormone level.* In: Metabolism, 2000. 49(11): S. 1501–1505

225 Saxe, A.W. et al.: *Parathyroid hormone decreases in vivo insulin effect on glucose utilization.* In: Calcif Tissue Int, 1995. 57(2): S. 127–132
226 Kurella, M., J.C. Lo, G.M. Chertow: *Metabolic syndrome and the risk for chronic kidney disease among nondiabetic adults.* In: J Am Soc Nephrol, 2005. 16(7): S. 2134–2140
227 Chen, J. et al.: *Insulin resistance and risk of chronic kidney disease in nondiabetic US adults.* In: J Am Soc Nephrol, 2003. 14(2): S. 469–477
228 Cusumano, A.M. et al.: *Glomerular hypertrophy is associated with hyperinsulinemia and precedes overt diabetes in aging rhesus monkeys.* In: Am J Kidney Dis, 2002. 40(5): S. 1075–1085

## Kapitel 8

229 GBD 2017 Diet Collaborators: *Health effects of dietary risks in 195 countries, 1990–2017: a systematic analysis for the Global Burden of Disease Study 2017.* In: Lancet, 2019. 393(10184): S. 1958–1972
230 Carlsson, S. et al.: *Weight history, glucose intolerance, and insulin levels in middle-aged Swedish men.* In: Am J Epidemiol, 1998. 148(6): S. 539–545
231 Bao, W., S.R. Srinivasan, G. S. Berenson: *Persistent elevation of plasma insulin levels is associated with increased cardiovascular risk in children and young adults. The Bogalusa Heart Study.* In: Circulation, 1996. 93(1): S. 54–59
232 Lazarus, R., Sparrow, D. et al.: *Temporal relations between obesity and insulin: longitudinal data from the Normative Aging Study.* In: Am J Epidemiol, 1998; 147: S. 173–179
233 Hivert, M.F. et al.: *The entero-insular axis and adipose tissue-related factors in the prediction of weight gain in humans.* In: Int J Obesity, 2007; 31: S. 731–742
234 Falta, Wilhelm: *Die Erkrankungen der Blutdrüsen.* Wien/Berlin: Julius Springer Verlag 1928, S. 473
235 Zhao, A.Z., K.E. Bornfeldt, J.A. Beavo: *Leptin inhibits insulin secretion by activation of phosphodiesterase 3B.* In: J Clin Invest, 1998. 102(5): S. 869–873
236 Martin, S.S., A. Qasim, M.P. Reilly: *Leptin resistance: a possible interface of inflammation and metabolism in obesity-related cardiovascular disease.* In: J Am Coll Cardiol, 2008. 52(15): S. 1201–1210; Feinstein, A.R.: *The treatment of obesity: an analysis of methods, results, and factors which influence success.* In: J Chronic Dis, 1960. 11: S. 349–393
237 Larranaga, A., M.F. Docet, R.V. Garcia-Mayor: *Disordered eating behaviors in type 1 diabetic patients.* In: World J Diabetes, 2011. 2(11): S. 189–195
238 ADVANCE Collaborative Group et al.: *Intensive blood glucose control and vascular outcomes in patients with type 2 diabetes.* In: N Engl J Med, 2008. 358(24): S. 2560–2572
239 Henry, R.R. et al.: *Intensive conventional insulin therapy for type II diabetes. Metabolic effects during a 6-mo outpatient trial.* In: Diabetes Care, 1993. 16(1): S. 21–31
240 Torbay, N. et al.: *Insulin increases body fat despite control of food intake and physical activity.* In: Am J Physiol, 1985. 248(1 Pt 2): S. R120–R124

## Kapitel 9

241 Pankow, J.S. et al.: *Insulin resistance and cardiovascular disease risk factors in children of parents with the insulin resistance (metabolic) syndrome.* In: Diabetes Care, 2004. 27(3): S. 775–780

242 Vaag, A. et al.: *Insulin secretion, insulin action, and hepatic glucose production in identical twins discordant for non-insulin-dependent diabetes mellitus.* In: J Clin Invest, 1995. 95(2): S. 690–698; Edwards, K.L. et al.: *Heritability of factors of the insulin resistance syndrome in women twins.* In: Genet Epidemiol, 1997. 14(3): S. 241–253; Mayer, E.J. et al.: *Genetic and environmental influences on insulin levels and the insulin resistance syndrome: an analysis of women twins.* In: Am J Epidemiol, 1996. 143(4): S. 323–332

243 Gerich, J.E.: *The genetic basis of type 2 diabetes mellitus: impaired insulin secretion versus impaired insulin sensitivity.* In: Endocr Rev, 1998. 19(4): S. 491–503

244 Chiu, K.C. et al.: *Insulin sensitivity differs among ethnic groups with a compensatory response in beta-cell function.* Diabetes Care, 2000. 23(9): S. 1353–1358

245 Fagot-Campagna, A.: *Emergence of type 2 diabetes mellitus in children: epidemiological evidence.* In: J Pediatr Endocrinol Metab, 2000. 13 Suppl 6: S. 1395–1402

246 Neel, J.V.: *Diabetes mellitus: a »thrifty« genotype rendered detrimental by »progress«?* In: Am J Hum Genet, 1962. 14: S. 353–362

247 Baschetti, R.: *Diabetes epidemic in newly Westernized populations: is it due to thrifty genes or to genetically unknown foods?* In: J R Soc Med, 1998. 91(12): S. 622–625

248 Fink, R.I. et al.: *Mechanisms of insulin resistance in aging.* In: J Clin Invest, 1983. 71(6): S. 1523–1535

249 Thurston, R.C. et al.: *Vasomotor symptoms and insulin resistance in the study of women's health across the nation.* In: J Clin Endocrinol Metab, 2012. 97(10): S. 3487–3494

250 Verma, N. et al.: *Growth and hormonal profile from birth to adolescence of a girl with aromatase deficiency.* In: J Pediatr Endocrinol Metab, 2012. 25(11–12): S. 1185–1190; Rochira, V. et al.: *Oestradiol replacement treatment and glucose homeostasis in two men with congenital aromatase deficiency: evidence for a role of oestradiol and sex steroids imbalance on insulin sensitivity in men.* In: Diabet Med, 2007. 24(12): S. 1491–1495

251 Carr, M.C.: *The emergence of the metabolic syndrome with menopause.* In: J Clin Endocrinol Metab, 2003. 88(6): S. 2404–2411

252 Salpeter, S.R. et al.: *Meta-analysis: effect of hormone-replacement therapy on components of the metabolic syndrome in postmenopausal women.* In: Diabetes Obes Metab, 2006. 8(5): S. 538–554

253 Muller, M. et al.: *Endogenous sex hormones and metabolic syndrome in aging men.* In: J Clin Endocrinol Metab, 2005. 90(5): S. 2618–2623

254 Kapoor, D. et al.: *Testosterone replacement therapy improves insulin resistance, glycaemic control, visceral adiposity and hypercholesterolaemia in hypogonadal men with type 2 diabetes.* In: Eur J Endocrinol, 2006. 154(6): S. 899–906

## Kapitel 10

255 Marchesini, G. et al.: *Association of nonalcoholic fatty liver disease with insulin resistance.* In: Am J Med, 1999. 107(5): S. 450–455

256 Pontiroli, A.E., M. Alberetto, G. Pozza: *Patients with insulinoma show insulin resistance in the absence of arterial hypertension.* In: Diabetologia, 1992. 35(3): S. 294–295; Pontiroli, A.E. et al.: *The glucose clamp technique for the study of patients with hypoglycemia: insulin resistance as a feature of insulinoma.* In: J Endocrinol Invest, 1990. 13(3): S. 241–245

257 Penicaud, L. et al.: *Development of VMH obesity: in vivo insulin secretion and tissue insulin sensitivity.* In: Am J Physiol, 1989. 257(2 Pt 1): S. E255–E260

258 Del Prato, S. et al.: *Effect of sustained physiologic hyperinsulinaemia and hyperglycaemia on insulin secretion and insulin sensitivity in man.* In: Diabetologia, 1994. 37(10): S. 1025–1035

259 Henry, R.R. et al.: *Intensive conventional insulin therapy for type II diabetes. Metabolic effects during a 6-mo outpatient trial.* In: Diabetes Care, 1993. 16(1): S. 21–31

260 Fourlanos, S. et al.: *Insulin resistance is a risk factor for progression to type 1 diabetes.* In: Diabetologia, 2004. 47(10): S. 1661–1667

261 Kasper, J.S., E. Giovannucci: *A meta-analysis of diabetes mellitus and the risk of prostate cancer.* In: Cancer Epidemiol Biomarkers Prev, 2006. 15(11): S. 2056–2062; Shanik, M.H. et al.: *Insulin resistance and hyperinsulinemia: is hyperinsulinemia the cart or the horse?* In: Diabetes Care, 2008. 31 Suppl 2: S. S262-S268

262 Gleason, C.E. et al.: *Determinants of glucose toxicity and its reversibility in the pancreatic islet beta-cell line, HIT-T15.* In: Am J Physiol Endocrinol Metab, 2000. 279(5): S. E997–E1002

263 Lim, E.L. et al.: *Reversal of type 2 diabetes: normalisation of beta cell function in association with decreased pancreas and liver triacylglycerol.* In: Diabetologia, 2011. 54(10): S. 2506–2514

264 Fiaschi-Taesch, N. et al.: *Survey of the human pancreatic beta-cell G1/S proteome reveals a potential therapeutic role for cdk-6 and cyclin D1 in enhancing human beta-cell replication and function in vivo.* In: Diabetes, 2009. 58(4): S. 882–893

265 McFarlane, S.I. et al.: *Near-normoglycaemic remission in African-Americans with type 2 diabetes mellitus is associated with recovery of beta cell function.* In: Diabet Med, 2001. 18(1): S. 10–16

266 Meier, J.J.: *Beta cell mass in diabetes: a realistic therapeutic target?* In: Diabetologia, 2008. 51(5): S. 703–713

267 Deibert, D.C., R.A. DeFronzo: *Epinephrine-induced insulin resistance in man.* In: J Clin Invest, 1980. 65(3): S. 717–721

268 Holland, W.L. et al.: *Inhibition of ceramide synthesis ameliorates glucocorticoid-, saturated-fat-, and obesity-induced insulin resistance.* In: Cell Metab, 2007. 5(3): S. 167–179

269 Fukuta, H. et al.: *Characterization and comparison of insulin resistance induced by Cushing syndrome or diestrus against healthy control dogs as determined by euglycemichyperinsulinemic glucose clamp profile glucose infusion rate using an artificial pancreas apparatus.* In: J Vet Med Sci, 2012. 74(11): S. 1527–1530

270 Galitzky, J., A. Bouloumie: *Human visceral-fat-specific glucocorticoid tuning of adipogenesis.* In: Cell Metab, 2013. 18(1): S. 3–5
271 Bastemir, M. et al.: *Obesity is associated with increased serum TSH level, independent of thyroid function.* In: Swiss Med Wkly, 2007. 137(29–30): S. 431–434
272 Reinehr, T., W. Andler: *Thyroid hormones before and after weight loss in obesity.* In: Arch Dis Child, 2002. 87(4): S. 320–323
273 Dimitriadis, G. et al.: *The effects of insulin on transport and metabolism of glucose in skeletal muscle from hyperthyroid and hypothyroid rats.* In: Eur J Clin Invest, 1997. 27(6): S. 475–483; Dimitriadis, G. et al.: *Insulin action in adipose tissue and muscle in hypothyroidism.* In: J Clin Endocrinol Metab, 2006. 91(12): S. 4930–4937
274 Arner, P. et al.: *Influence of thyroid hormone level on insulin action in human adipose tissue.* In: Diabetes, 1984. 33(4): S. 369–375

## Kapitel 11

275 Item, F., D. Konrad: *Visceral fat and metabolic inflammation: the portal theory revisited.* In: Obes Rev, 2012. 13 Suppl 2: S. 30–39
276 Tran, T.T. et al.: *Beneficial effects of subcutaneous fat transplantation on metabolism.* In: Cell Metab, 2008. 7(5): S. 410–420
277 Amatruda, J.M., J.N. Livingston, D.H. Lockwood: *Insulin receptor: role in the resistance of human obesity to insulin.* In: Science, 1975. 188(4185): S. 264–266
278 Taylor, R., R.R. Holman: *Normal weight individuals who develop Type 2 diabetes: the personal fat threshold.* In: Clin Sci, 2015. 128: S. 405–410
279 Tang, W. et al.: *Thiazolidinediones regulate adipose lineage dynamics.* In: Cell Metab, 2011. 14(1): S. 116–122
280 Tandon, P., R. Wafer, J.E.N. Minchin: *Adipose morphology and metabolic disease.* In: J Exp Biol, 2018. 221(Pt Suppl 1)
281 Kim, J.Y. et al.: *Adipose tissue insulin resistance in youth on the spectrum from normal weight to obese and from normal glucose tolerance to impaired glucose tolerance to type 2 diabetes.* In: Diabetes Care, 2019. 42(2): S. 265–272
282 Elrayess, M.A. et al.: *4-hydroxynonenal causes impairment of human subcutaneous adipogenesis and induction of adipocyte insulin resistance.* In: Free Radic Biol Med, 2017. 104: S. 129–137
283 Prabhu, H.R.: *Lipid peroxidation in culinary oils subjected to thermal stress.* In: Indian J Clin Biochem, 2000. 15(1): S. 1–5; Schneider, C. et al.: *Two distinct pathways of formation of 4-hydroxynonenal. Mechanisms of nonenzymatic transformation of the 9- and 13-hydroperoxides of linoleic acid to 4-hydroxyalkenals.* In: J Biol Chem, 2001. 276(24): S. 20831–20838; Schneider, C., N.A. Porter, A.R. Brash: *Routes to 4-hydroxynonenal: fundamental issues in the mechanisms of lipid peroxidation.* In: J Biol Chem, 2008. 283(23): S. 15539–15543
284 Guyenet, S.J., S.E. Carlson: *Increase in adipose tissue linoleic acid of US adults in the last half century.* In: Adv Nutr, 2015. 6(6): S. 660–664
285 Ordonez, M. et al.: *Regulation of adipogenesis by ceramide 1-phosphate.* In: Exp Cell Res, 2018. 372(2): S. 150–157; Long, S.D., P.H. Pekala, *Lipid mediators of insulin*

*resistance: ceramide signalling down-regulates GLUT4 gene transcription in 3T3-L1 adipocytes.* In: Biochem J, 1996. 319 (Pt 1): S. 179–184

286 Weyer, C. et al.: *Enlarged subcutaneous abdominal adipocyte size, but not obesity itself, predicts type II diabetes independent of insulin resistance.* In: Diabetologia, 2000. 43(12): S. 1498–1506

287 Gustafson, B. et al.: *Insulin resistance and impaired adipogenesis.* In: Trends Endocrinol Metab, 2015. 26(4): S. 193–200

288 Chavez, J.A., S.A. Summers: *Lipid oversupply, selective insulin resistance, and lipotoxicity: molecular mechanisms.* In: Biochim Biophys Acta, 2010. 1801(3): S. 252–265

289 Catanzaro, R. et al.: *Exploring the metabolic syndrome: Nonalcoholic fatty pancreas disease.* In: World J Gastroenterol, 2016. 22(34): S. 7660–7675

290 Wang, C.Y. et al.: *Enigmatic ectopic fat: prevalence of nonalcoholic fatty pancreas disease and its associated factors in a Chinese population.* In: J Am Heart Assoc, 2014. 3(1): S. e000297; Lim, E.L. et al.: *Reversal of type 2 diabetes: normalisation of beta cell function in association with decreased pancreas and liver triacylglycerol.* In: Diabetologia, 2011. 54(10): S. 2506–2514

291 Dube, J.J. et al.: *Exercise-induced alterations in intramyocellular lipids and insulin resistance: the athlete's paradox revisited.* In: Am J Physiol Endocrinol Metab, 2008. 294(5): S. E882–E888

292 Turner, M.C., N.R.W. Martin, D.J. Player et al.: *Characterising hyperinsulinaemia induced insulin resistance in human skeletal muscle cells.* In: J Mol Endocrinol, 2020. doi: 10.1530/JME-19-0169.; Hansen, M.E., T. S. Tippetts et al.: *Insulin increases ceramide synthesis in skeletal muscle.* In: J Diabetes Res, 2014. 765784

293 Bindlish, S., L. S. Presswala, F. Schwartz: *Lipodystrophy: Syndrome of severe insulin resistance.* In: Postgrad Med, 2015. 127(5): S. 511–516

## Kapitel 12

294 Sherrill, J.W., R. Lawrence, Jr.: *Insulin resistance. The mechanisms involved and the influence of infection and refrigeration.* In: US Armed Forces Med J, 1950. 1(12): S. 1399–1409

295 Drobny, E.C., E.C. Abramson, G. Baumann: *Insulin receptors in acute infection: a study of factors conferring insulin resistance.* In: J Clin Endocrinol Metab, 1984. 58(4): S. 710–716

296 Chee, B., B. Park, P.M. Bartold: *Periodontitis and type II diabetes: a two-way relationship.* In: Int J Evid Based Healthc, 2013. 11(4): S. 317–329; Taylor, G.W. et al.: *Severe periodontitis and risk for poor glycemic control in patients with non-insulin-dependent diabetes mellitus.* In: J Periodontol, 1996. 67(10 Suppl): S. 1085–1093; Preshaw, P.M. et al.: *Periodontitis and diabetes: a two-way relationship.* In: Diabetologia, 2012. 55(1): S. 21–31

297 Liefmann, R.: *Endocrine imbalance in rheumatoid arthritis and rheumatoid spondylitis; hyperglycemia unresponsiveness, insulin resistance, increased gluconeogenesis and mesenchymal tissue degeneration; preliminary report.* In: Acta Med Scand, 1949.

136(3): S. 226–232; Chung, C.P. et al.: *Inflammation-associated insulin resistance: differential effects in rheumatoid arthritis and systemic lupus erythematosus define potential mechanisms.* In: Arthritis Rheum, 2008. 58(7): S. 2105–2112

298 Bregenzer, N. et al.: *Increased insulin resistance and beta cell activity in patients with Crohn's disease.* In: Inflamm Bowel Dis, 2006. 12(1): S. 53–56

299 Wolfe, R.R.: *Substrate utilization/insulin resistance in sepsis/trauma.* In: Baillieres Clin Endocrinol Metab, 1997. 11(4): S. 645–657

300 Visser, M. et al.: *Elevated C-reactive protein levels in overweight and obese adults.* In: JAMA, 1999. 282(22): S. 2131–2135

301 Hotamisligil, G. S. et al.: *IRS-1-mediated inhibition of insulin receptor tyrosine kinase activity in TNF-alpha- and obesity-induced insulin resistance.* In: Science, 1996. 271(5249): S. 665–668

302 Hotamisligil, G.S., N. S. Shargill, B.M. Spiegelman: *Adipose expression of tumor necrosis factor-alpha: direct role in obesity-linked insulin resistance.* In: Science, 1993. 259(5091): S. 87–91

303 Holland, W.L. et al.: *Lipid-induced insulin resistance mediated by the proinflammatory receptor TLR4 requires saturated fatty acid-induced ceramide biosynthesis in mice.* In: J Clin Invest, 2011. 121(5): S. 1858–1870; Hansen, M.E. et al.: *Lipopolysaccharide Disrupts Mitochondrial Physiology in Skeletal Muscle via Disparate Effects on Sphingolipid Metabolism.* In: Shock, 2015. 44(6): S. 585–592

304 Bikman, B.T.: *A role for sphingolipids in the pathophysiology of obesity-induced inflammation.* In: Cell Mol Life Sci, 2012. 69(13): S. 2135–2146

305 Ibrahim, M.M.: *Subcutaneous and visceral adipose tissue: structural and functional differences.* In: Obes Rev, 2010. 11(1): S. 11–18

306 Robinson, A.B. et al.: *RAGE signaling by alveolar macrophages influences tobacco smokeinduced inflammation.* In: Am J Physiol Lung Cell Mol Physiol, 2012. 302(11): S. L1192-L1199; Reynolds, P.R., K.M. Wasley, C.H. Allison: *Diesel particulate matter induces receptor for advanced glycation end-products (RAGE) expression in pulmonary epithelial cells, and RAGE signaling influences NF-kappaB-mediated inflammation.* In: Environ Health Perspect, 2011. 119(3): S. 332–336

307 Chuang, K.J. et al.: *The effect of urban air pollution on inflammation, oxidative stress, coagulation, and autonomic dysfunction in young adults.* In: Am J Respir Crit Care Med, 2007. 176(4): S. 370–376

308 Al-Shawwa, B.A. et al.: *Asthma and insulin resistance in morbidly obese children and adolescents.* In: J Asthma, 2007. 44(6): S. 469–473

309 Thuesen, B.H. et al.: *Insulin resistance as a predictor of incident asthma-like symptoms in adults.* In: Clin Exp Allergy, 2009. 39(5): S. 700–707

310 Shoelson, S.E., L. Herrero, A. Naaz: *Obesity, inflammation, and insulin resistance.* In: Gastroenterology, 2007. 132(6): S. 2169–2180

311 Fisher-Wellman, K.H., P.D. Neufer: *Linking mitochondrial bioenergetics to insulin resistance via redox biology.* In: Trends Endocrinol Metab, 2012. 23(3): S. 142–153

312 Furukawa, S. et al.: *Increased oxidative stress in obesity and its impact on metabolic syndrome.* In: J Clin Invest, 2004. 114(12): S. 1752–1761; De Mattia, G. et al.: *Influence of reduced glutathione infusion on glucose metabolism in patients with non-insulin-dependent diabetes mellitus.* In: Metabolism, 1998. 47(8): S. 993–997

313 Evans, J.L. et al.: *Are oxidative stress-activated signaling pathways mediators of insulin resistance and beta-cell dysfunction?* In: Diabetes, 2003. 52(1): S. 1–8

314 Asemi, Z. et al.: *Vitamin D supplementation affects serum high-sensitivity C-reactive protein, insulin resistance, and biomarkers of oxidative stress in pregnant women.* In: J Nutr, 2013. 143(9): S. 1432–1438; Fang, F., Z. Kang, C. Wong: *Vitamin E tocotrienols improve insulin sensitivity through activating peroxisome proliferator-activated receptors.* In: Mol Nutr Food Res, 2010. 54(3): S. 345–352

315 de Oliveira, A.M. et al.: *The effects of lipoic acid and alpha-tocopherol supplementation on the lipid profile and insulin sensitivity of patients with type 2 diabetes mellitus: a randomized, double-blind, placebo-controlled trial.* In: Diabetes Res Clin Pract, 2011. 92(2): S. 253–260; Hsu, C.H. et al.: *Does supplementation with green tea extract improve insulin resistance in obese type 2 diabetics? A randomized, double-blind, and placebo-controlled clinical trial.* In: Altern Med Rev, 2011. 16(2): S. 157–163

## Kapitel 13

316 Coogan, P.F. et al.: *Air pollution and incidence of hypertension and diabetes mellitus in black women living in Los Angeles.* In: Circulation, 2012. 125(6): S. 767–772; Brook, R.D. et al.: *Reduced metabolic insulin sensitivity following sub-acute exposures to low levels of ambient fine particulate matter air pollution.* In: Sci Total Environ, 2013. 448: S. 66–71

317 Nemmar, A. et al.: *Passage of inhaled particles into the blood circulation in humans.* In: Circulation, 2002. 105(4): S. 411–414

318 Pirkle, J.L. et al.: *Exposure of the US population to environmental tobacco smoke: the Third National Health and Nutrition Examination Survey, 1988 to 1991.* In: JAMA, 1996. 275(16): S. 1233–1240; Pirkle, J.L. et al.: *Trends in the exposure of nonsmokers in the U.S. population to secondhand smoke: 1988–2002.* In: Environ Health Perspect, 2006. 114(6): S. 853–858

319 *Vital signs: nonsmokers' exposure to secondhand smoke – United States, 1999–2008.* In: MMWR Morb Mortal Wkly Rep, 2010. 59(35): S. 1141–1146

320 Facchini, F. S. et al.: *Insulin resistance and cigarette smoking.* In: Lancet, 1992. 339(8802): S. 1128–1130

321 Ebersbach-Silva, P. et al.: *Cigarette smoke exposure severely reduces peripheral insulin sensitivity without changing GLUT4 expression in oxidative muscle of Wistar rats.* In: Arq Bras Endocrinol Metabol, 2013. 57(1): S. 19–26; Thatcher, M.O. et al.: *Ceramides mediate cigarette smoke-induced metabolic disruption in mice.* In: Am J Physiol Endocrinol Metab, 2014. 307(10): S. E919-E927; Borissova, A.M. et al.: *The effect of smoking on peripheral insulin sensitivity and plasma endothelin level.* In: Diabetes Metab, 2004. 30(2): S. 147–152; Attvall, S. et al.: *Smoking induces insulin resistance – a potential link with the insulin resistance syndrome.* In: J Intern Med, 1993. 233(4): S. 327–332

322 Borissova, A.M. et al.: *The effect of smoking on peripheral insulin sensitivity and plasma endothelin level.* In: Diabetes Metab, 2004. 30(2): S. 147–152; *Vital signs: nons-*

*mokers' exposure to secondhand smoke – United States, 1999–2008*. In: MMWR Morb Mortal Wkly Rep, 2010. 59(35): S. 1141–1146

323 Attvall, S. et al.: *Smoking induces insulin resistance – a potential link with the insulin resistance syndrome*. In: J Intern Med, 1993. 233(4): S. 327–332; Thatcher, M.O. et al.: *Ceramides mediate cigarette smoke-induced metabolic disruption in mice*. In: Am J Physiol Endocrinol Metab, 2014. 307(10): S. E919-E927

324 Adhami, N. et al.: *A Health Threat to Bystanders Living in the Homes of Smokers: How Smoke Toxins Deposited on Surfaces Can Cause Insulin Resistance*. In: PLoS One, 2016. 11(3): S. e0149510

325 Wu, Y. et al.: *Activation of AMPKα2 in adipocytes is essential for nicotine-induced insulin resistance in vivo*. In: Nat Med, 2015. 21(4): S. 373–382

326 Bergman, B.C. et al.: *Novel and reversible mechanisms of smoking-induced insulin resistance in humans*. In: Diabetes, 2012. 61(12): S. 3156–3166

327 Assali, A.R. et al.: *Weight gain and insulin resistance during nicotine replacement therapy*. In: Clin Cardiol, 1999. 22(5): S. 357–360

328 van Zyl-Smit, R.N.: *Electronic cigarettes: the potential risks outweigh the benefits*. In: S Afr Med J, 2013. 103(11): S. 833

329 Olney, J.W.: *Brain lesions, obesity, and other disturbances in mice treated with monosodium glutamate*. In: Science, 1969. 164(3880): S. 719–721

330 Chevassus, H. et al.: *Effects of oral monosodium (L)-glutamate on insulin secretion and glucose tolerance in healthy volunteers*. In: Br J Clin Pharmacol, 2002. 53(6): S. 641–643

331 Insawang, T. et al.: *Monosodium glutamate (MSG) intake is associated with the prevalence of metabolic syndrome in a rural Thai population*. In: Nutr Metab (London), 2012. 9(1): S. 50

332 Cotrim, H.P. et al.: *Nonalcoholic fatty liver and insulin resistance among petrochemical workers*. In: JAMA, 2005. 294(13): S. 1618–1620

333 Lin, Y. et al.: *Exposure to bisphenol A induces dysfunction of insulin secretion and apoptosis through the damage of mitochondria in rat insulinoma (INS-1) cells*. In: Cell Death Dis, 2013. 4: S. e460; Magliano, D.J., J.G. Lyons: *Bisphenol A and diabetes, insulin resistance, cardiovascular disease and obesity: controversy in a (plastic) cup?* In: J Clin Endocrinol Metab, 2013. 98(2): S. 502–504

334 Alonso-Magdalena, P. et al.: *Pancreatic insulin content regulation by the estrogen receptor ER alpha*. In: PLoS One, 2008. 3(4): S. e2069

335 Alonso-Magdalena, P. et al.: *The estrogenic effect of bisphenol A disrupts pancreatic betacell function in vivo and induces insulin resistance*. Environ Health Perspect, 2006. 114(1): S. 106–112

336 Lee, D.H. et al.: *Low dose organochlorine pesticides and polychlorinated biphenyls predict obesity, dyslipidemia, and insulin resistance among people free of diabetes*. In: PLoS One, 2011. 6(1): S. e15977

337 Kim, K.S. et al.: *Associations of organochlorine pesticides and polychlorinated biphenyls in visceral vs. subcutaneous adipose tissue with type 2 diabetes and insulin resistance*. In: Chemosphere, 2014. 94: S. 151–157; Lee, D.H. et al.: *Association between serum concentrations of persistent organic pollutants and insulin resistance*

*among nondiabetic adults: results from the National Health and Nutrition Examination Survey 1999–2002.* In: Diabetes Care, 2007. 30(3): S. 622–628

338 Kim, K. S. et al.: *Associations of organochlorine pesticides and polychlorinated biphenyls in visceral vs. subcutaneous adipose tissue with type 2 diabetes and insulin resistance.* In: Chemosphere, 2014. 94: S. 151–157

339 Melanson, K.J. et al.: *Effects of high-fructose corn syrup and sucrose consumption on circulating glucose, insulin, leptin, and ghrelin and on appetite in normal-weight women.* In: Nutrition, 2007. 23(2): S. 103–112; Basciano, H., L. Federico, K. Adeli: *Fructose, insulin resistance, and metabolic dyslipidemia.* In: Nutr Metab (London), 2005. 2(1): S. 5

340 Vos, M.B., C.J. McClain: *Fructose takes a toll.* In: Hepatology, 2009. 50(4): S. 1004–1006

341 Diniz, Y.S. et al.: *Effects of N-acetylcysteine on sucrose-rich diet-induced hyperglycaemia, dyslipidemia and oxidative stress in rats.* In: Eur J Pharmacol, 2006. 543(1–3): S. 151–157; Blouet, C. et al.: *Dietary cysteine alleviates sucrose-induced oxidative stress and insulin resistance.* In: Free Radic Biol Med, 2007. 42(7): S. 1089–1097; Feillet-Coudray, C. et al.: *Oxidative stress in rats fed a high-fat high-sucrose diet and preventive effect of polyphenols: Involvement of mitochondrial and NAD(P)H oxidase systems.* In: Free Radic Biol Med, 2009. 46(5): S. 624–632

342 Hu, Y. et al.: *Relations of glycemic index and glycemic load with plasma oxidative stress markers.* In: Am J Clin Nutr, 2006. 84(1): S. 70–76; Test S. 266–267

343 Nettleton, J.A. et al.: *Diet soda intake and risk of incident metabolic syndrome and type 2 diabetes in the Multi-Ethnic Study of Atherosclerosis (MESA).* In: Diabetes Care, 2009. 32(4): S. 688–694

344 Blundell, J.E., A.J. Hill: *Paradoxical effects of an intense sweetener (aspartame) on appetite.* In: Lancet, 1986. 1(8489): S. 1092–1093

345 Swithers, S.E., T.L. Davidson: *A role for sweet taste: calorie predictive relations in energy regulation by rats.* In: Behav Neurosci, 2008. 122(1): S. 161–173

346 Tonosaki, K. et al.: *Relationships between insulin release and taste.* In: Biomed Res, 2007. 28(2): S. 79–83

347 Anton, S.D. et al.: *Effects of stevia, aspartame, and sucrose on food intake, satiety, and postprandial glucose and insulin levels.* In: Appetite, 2010. 55(1): S. 37–43

348 Wolf-Novak, L.C. et al.: *Aspartame ingestion with and without carbohydrate in phenylketonuric and normal subjects: effect on plasma concentrations of amino acids, glucose, and insulin.* In: Metabolism, 1990. 39(4): S. 391–396

349 Spiers, P.A. et al.: *Aspartame: neuropsychologic and neurophysiologic evaluation of acute and chronic effects.* In: Am J Clin Nutr, 1998. 68(3): S. 531–537

350 Beards, E., K. Tuohy, G. Gibson: *A human volunteer study to assess the impact of confectionery sweeteners on the gut microbiota composition.* In: Br J Nutr, 2010. 104(5): S. 701–708

351 Suez, J. et al.: *Artificial sweeteners induce glucose intolerance by altering the gut microbiota.* In: Nature, 2014. 514(7521): S. 181–186

352 Fageras Bottcher, M. et al.: *A TLR4 polymorphism is associated with asthma and reduced lipopolysaccharide-induced interleukin-12(p70) responses in Swedish children.* In: J Allergy Clin Immunol, 2004. 114(3): S. 561–567

353 Ruiz, A.G. et al.: *Lipopolysaccharide-binding protein plasma levels and liver TNF-alpha gene expression in obese patients: evidence for the potential role of endotoxin in the pathogenesis of non-alcoholic steatohepatitis.* In: Obes Surg, 2007. 17(10): S. 1374–1380

354 Cani, P.D. et al.: *Metabolic endotoxemia initiates obesity and insulin resistance.* In: Diabetes, 2007. 56(7): S. 1761–1762

355 Dekker, M.J. et al.: *Fructose: a highly lipogenic nutrient implicated in insulin resistance, hepatic steatosis, and the metabolic syndrome.* In: Am J Physiol Endocrinol Metab, 2010. 299(5): S. E685-E694

356 Wurfel, M.M. et al.: *Lipopolysaccharide (LPS)-binding protein is carried on lipoproteins and acts as a cofactor in the neutralization of LPS.* In: J Exp Med, 1994. 180(3): S. 1025–1035; Sprong, T. et al.: *Human lipoproteins have divergent neutralizing effects on E. coli LPS, N. meningitidis LPS, and complete Gram-negative bacteria.* In: J Lipid Res, 2004. 45(4): S. 742–749; Vreugdenhil, A.C. et al.: *LPS-binding protein circulates in association with apoB-containing lipoproteins and enhances endotoxin-LDL/VLDL interaction.* In: J Clin Invest, 2001. 107(2): S. 225–234; Munford, R.S., J.M. Andersen, J.M. Dietschy: *Sites of tissue binding and uptake in vivo of bacterial lipopolysaccharide-high density lipoprotein complexes: studies in the rat and squirrel monkey.* In: J Clin Invest, 1981. 68(6): S. 1503–1513

357 Shor, R. et al.: *Low serum LDL cholesterol levels and the risk of fever, sepsis, and malignancy.* In: Ann Clin Lab Sci, 2007. 37(4): S. 343–348; Kaysen, G.A. et al.: *Lipid levels are inversely associated with infectious and all-cause mortality: international MONDO study results.* In: J Lipid Res, 2018. 59(8): S. 1519–1528

358 Weder, A.B., B.M. Egan: *Potential deleterious impact of dietary salt restriction on cardiovascular risk factors.* In: Klin Wochenschr, 1991. 69 Suppl 25: S. 45–50

359 Garg, R. et al.: *Low-salt diet increases insulin resistance in healthy subjects.* In: Metabolism, 2011. 60(7): S. 965–968

360 Luther, J.M.: *Effects of aldosterone on insulin sensitivity and secretion.* In: Steroids, 2014. 91: S. 54–60

361 He, Y. et al.: *The transcriptional repressor DEC2 regulates sleep length in mammals.* In: Science, 2009. 325(5942): S. 866–870

362 Spiegel, K., R. Leproult, E. Van Cauter: *Impact of sleep debt on metabolic and endocrine function.* In: Lancet, 1999. 354(9188): S. 1435–1439

363 Sweeney, E.L. et al.: *Skeletal muscle insulin signaling and whole-body glucose metabolism following acute sleep restriction in healthy males.* In: Physiol Rep, 2017. 5(23)

364 Gil-Lozano, M. et al.: *Short-term sleep deprivation with nocturnal light exposure alters time-dependent glucagon-like peptide-1 and insulin secretion in male volunteers.* In: Am J Physiol Endocrinol Metab, 2016. 310(1): S. E41-E50

365 Baoying, H. et al.: *Association of napping and night-time sleep with impaired glucose regulation, insulin resistance and glycated haemoglobin in Chinese middle-aged adults with no diabetes: a cross-sectional study.* In: BMJ Open, 2014. 4(7): S. e004419

366 Amati, F. et al.: *Physical inactivity and obesity underlie the insulin resistance of aging.* In: Diabetes Care, 2009. 32(8): S. 1547–1549

367 Hamburg, N.M. et al.: *Physical inactivity rapidly induces insulin resistance and microvascular dysfunction in healthy volunteers.* In: Arterioscler Thromb Vasc Biol, 2007. 27(12): S. 2650–2656; Liatis, S. et al.: *Vinegar reduces postprandial hyperglycaemia in patients with type II diabetes when added to a high, but not to a low, glycaemic index meal.* In: Eur J Clin Nutr, 2010. 64(7): S. 727–732

368 Pereira, A.F. et al.: *Muscle tissue changes with aging.* In: Acta Med Port, 2013. 26(1): S. 51–55

369 Myllynen, P., V.A. Koivisto, E.A. Nikkila: *Glucose intolerance and insulin resistance accompany immobilization.* In: Acta Med Scand, 1987. 222(1): S. 75–81

370 Crossland, H. et al.: *The impact of immobilisation and inflammation on the regulation of muscle mass and insulin resistance: different routes to similar end-points.* In: J Physiol, 2019. 597(5): S. 1259–1270

371 Kwon, O. S. et al.: *MyD88 regulates physical inactivity-induced skeletal muscle inflammation, ceramide biosynthesis signaling, and glucose intolerance.* In: Am J Physiol Endocrinol Metab, 2015. 309(1): S. E11-E21

372 Yates, T. et al.: *Self-reported sitting time and markers of inflammation, insulin resistance, and adiposity.* In: Am J Prev Med, 2012. 42(1): S. 1–7

373 Dunstan, D.W. et al.: *Breaking up prolonged sitting reduces postprandial glucose and insulin responses.* In: Diabetes Care, 2012. 35(5): S. 976–983

374 Tabata, I. et al.: *Resistance training affects GLUT-4 content in skeletal muscle of humans after 19 days of head-down bed rest.* In: J Appl Physiol (1985), 1999. 86(3): S. 909–914

## Kapitel 14

375 Bergman, B.C. et al: *Muscle sphingolipids during rest and exercise: a C18:0 signature for insulin resistance in humans.* In: Diabetologia, 2016. 59(4): S. 785–798

376 Hughes, V.A. et al.: *Exercise increases muscle GLUT-4 levels and insulin action in subjects with impaired glucose tolerance.* In: Am J Physiol, 1993. 264(6 Pt 1): S. E855-E862

377 Lehmann, R. et al.: *Loss of abdominal fat and improvement of the cardiovascular risk profile by regular moderate exercise training in patients with NIDDM.* In: Diabetologia, 1995. 38(11): S. 1313–1319

378 Oh, S. et al.: *Exercise reduces inflammation and oxidative stress in obesity-related liver diseases.* In: Med Sci Sports Exerc, 2013. 45(12): S. 2214–2222

379 Kubitz, K.A. et al.: *The effects of acute and chronic exercise on sleep. A meta-analytic review.* In: Sports Med, 1996. 21(4): S. 277–291; de Geus, E.J., L.J. van Doornen, J.F. Orlebeke: *Regular exercise and aerobic fitness in relation to psychological make-up and physiological stress reactivity.* In: Psychosom Med, 1993. 55(4): S. 347–363; Gerber, M. et al.: *Fitness and exercise as correlates of sleep complaints: is it all in our minds?* In: Med Sci Sports Exerc, 2010. 42(5): S. 893–901

380 Miller, W.C., D.M. Koceja, E.J. Hamilton: *A meta-analysis of the past 25 years of weight loss research using diet, exercise or diet plus exercise intervention.* In: Int J Obes Relat Metab Disord, 1997. 21(10): S. 941–947; Kratz, M., T. Baars, S. Guyenet:

*The relationship between high-fat dairy consumption and obesity, cardiovascular, and metabolic disease.* In: Eur J Nutr, 2013. 52(1): S. 1–24

381 Ferguson, M.A. et al.: *Effects of exercise training and its cessation on components of the insulin resistance syndrome in obese children.* In: Int J Obes Relat Metab Disord, 1999. 23(8): S. 889–895; Poehlman, E.T. et al.: *Effects of resistance training and endurance training on insulin sensitivity in nonobese, young women: a controlled randomized trial.* In: J Clin Endocrinol Metab, 2000. 85(7): S. 2463–2468; Miller, J.P. et al.: *Strength training increases insulin action in healthy 50- to 65-yr-old men.* In: J Appl Physiol (1985), 1994. 77(3): S. 1122–1127

382 Ishii, T. et al.: *Resistance training improves insulin sensitivity in NIDDM subjects without altering maximal oxygen uptake.* In: Diabetes Care, 1998. 21(8): S. 1353–1355; Ibanez, J. et al.: *Twice-weekly progressive resistance training decreases abdominal fat and improves insulin sensitivity in older men with type 2 diabetes.* In: Diabetes Care, 2005. 28(3): S. 662–667

383 Eriksson, J. et al.: *Aerobic endurance exercise or circuit-type resistance training for individuals with impaired glucose tolerance?* In: Horm Metab Res, 1998. 30(1): S. 37–41

384 Grontved, A. et al.: *A prospective study of weight training and risk of type 2 diabetes mellitus in men.* In: Arch Intern Med, 2012. 172(17): S. 1306–1312

385 Lee, S. et al.: *Effects of aerobic versus resistance exercise without caloric restriction on abdominal fat, intrahepatic lipid, and insulin sensitivity in obese adolescent boys: a randomized, controlled trial.* In: Diabetes, 2012. 61(11): S. 2787–2795

386 Yardley, J.E. et al.: *Resistance versus aerobic exercise: acute effects on glycemia in type 1 diabetes.* In: Diabetes Care, 2013. 36(3): S. 537–542

387 Kavookjian, J., B.M. Elswick, T. Whetsel: *Interventions for being active among individuals with diabetes: a systematic review of the literature.* In: Diabetes Educ, 2007. 33(6): S. 962–988; Diskussion S. 989–990

388 Taylor, H.L. et al.: *Post-exercise carbohydrate-energy replacement attenuates insulin sensitivity and glucose tolerance the following morning in healthy adults.* In: Nutrients, 2018. 10(2)

389 Achten, J., M. Gleeson, A.E. Jeukendrup: *Determination of the exercise intensity that elicits maximal fat oxidation.* In: Med Sci Sports Exerc, 2002. 34(1): S. 92–97

390 Babraj, J.A. et al.: *Extremely short duration high intensity interval training substantially improves insulin action in young healthy males.* In: BMC Endocr Disord, 2009. 9: S. 3

391 Orava, J. et al.: *Different metabolic responses of human brown adipose tissue to activation by cold and insulin.* In: Cell Metab, 2011. 14(2): S. 272–279

392 Iwen, K.A. et al.: *Cold-induced brown adipose tissue activity alters plasma fatty acids and improves glucose metabolism in men.* In: J Clin Endocrinol Metab, 2017. 102(11): S. 4226–4234; Saito, M. et al.: *High incidence of metabolically active brown adipose tissue in healthy adult humans: effects of cold exposure and adiposity.* In: Diabetes, 2009. 58(7): S. 1526–1531

393 Sasaki, Y., H. Takahashi: *Insulin secretion in sheep exposed to cold.* In: J Physiol, 1980. 306: S. 323–335; Harada, E., Y. Habara, T. Kanno: *Cold acclimation in insulin secre-*

*tion of isolated perfused pancreas of the rat.* In: Am J Physiol, 1982. 242(6): S. E360–E367
394 Imbeault, P., I. Depault, F. Haman: *Cold exposure increases adiponectin levels in men.* In: Metabolism, 2009. 58(4): S. 552–559

## Kapitel 15

395 Donnelly, J.E. et al.: *Effects of a very-low-calorie diet and physical-training regimens on body composition and resting metabolic rate in obese females.* In: Am J Clin Nutr, 1991. 54(1): S. 56–61; Duska, F. et al.: *Effects of acute starvation on insulin resistance in obese patients with and without type 2 diabetes mellitus.* In: Clin Nutr, 2005. 24(6): S. 1056–1064; Bacon, L. et al.: *Low bone mass in premenopausal chronic dieting obese women.* In: Eur J Clin Nutr, 2004. 58(6): S. 966–971
396 Kanis, J.A. et al.: *Anorexia nervosa: a clinical, psychiatric, and laboratory study.I. Clinical and laboratory investigation.* In: Q J Med, 1974. 43(170): S. 321–338
397 Koffler, M., E. S. Kisch: *Starvation diet and very-low-calorie diets may induce insulin resistance and overt diabetes mellitus.* In: J Diabetes Complications, 1996. 10(2): S. 109–112
398 Douyon, L., D.E. Schteingart: *Effect of obesity and starvation on thyroid hormone, growth hormone, and cortisol secretion.* In: Endocrinol Metab Clin North Am, 2002. 31(1): S. 173–189
399 Maratou, E. et al.: *Studies of insulin resistance in patients with clinical and subclinical hypothyroidism.* In: Eur J Endocrinol, 2009. 160(5): S. 785–790
400 Kahleova, H. et al.: *Vegetarian diet improves insulin resistance and oxidative stress markers more than conventional diet in subjects with type 2 diabetes.* In: Diabet Med, 2011. 28(5): S. 549–559
401 Barnard, N.D. et al.: *The effects of a low-fat, plant-based dietary intervention on body weight, metabolism, and insulin sensitivity.* In: Am J Med, 2005. 118(9): S. 991–997
402 Shukla, A.P. et al.: *The impact of food order on postprandial glycaemic excursions in prediabetes.* In: Diabetes Obes Metab, 2019. 21(2): S. 377–381
403 Marshall, J.A., D.H. Bessesen, R.F. Hamman: *High saturated fat and low starch and fibre are associated with hyperinsulinaemia in a non-diabetic population: the San Luis Valley Diabetes Study.* In: Diabetologia, 1997. 40(4): S. 430–438
404 Tagliaferro, V. et al.: *Moderate guar-gum addition to usual diet improves peripheral sensitivity to insulin and lipaemic profile in NIDDM.* In: Diabete Metab, 1985. 11(6): S. 380–385
405 Cavallo-Perin, P. et al.: *Dietary guar gum supplementation does not modify insulin resistance in gross obesity.* In: Acta Diabetol Lat, 1985. 22(2): S. 139–142
406 McKeown, N.M. et al.: *Carbohydrate nutrition, insulin resistance, and the prevalence of the metabolic syndrome in the Framingham Offspring Cohort.* In: Diabetes Care, 2004. 27(2): S. 538–546
407 Chandalia, M. et al.: *Beneficial effects of high dietary fiber intake in patients with type 2 diabetes mellitus.* In: N Engl J Med, 2000. 342(19): S. 1392–1398

408 Lunde, M.S. et al.: *Variations in postprandial blood glucose responses and satiety after intake of three types of bread.* In: J Nutr Metab, 2011. 2011: S. 437587
409 Frost, G.S. et al.: *The effects of fiber enrichment of pasta and fat content on gastric emptying, GLP-1, glucose, and insulin responses to a meal.* In: Eur J Clin Nutr, 2003. 57(2): S. 293–298
410 Weickert, M.O., A.F. Pfeiffer: *Metabolic effects of dietary fiber consumption and prevention of diabetes.* In: J Nutr, 2008. 138(3): S. 439–442
411 Popkin, B.M., K.J. Duffey: *Does hunger and satiety drive eating anymore? Increasing eating occasions and decreasing time between eating occasions in the United States.* In: Am J Clin Nutr, 2010. 91(5): S. 1342–1347
412 Horne, B.D. et al.: *Relation of routine, periodic fasting to risk of diabetes mellitus, and coronary artery disease in patients undergoing coronary angiography.* In: Am J Cardiol, 2012. 109(11): S. 1558–1562
413 Hutchison, A.T., L.K. Heilbronn: *Metabolic impacts of altering meal frequency and timing – Does when we eat matter?* In: Biochimie, 2016. 124: S. 187–197; Kahleova, H. et al.: *Eating two larger meals a day (breakfast and lunch) is more effective than six smaller meals in a reduced-energy regimen for patients with type 2 diabetes: a randomised crossover study.* In: Diabetologia, 2014. 57(8): S. 1552–1560
414 Halberg, N. et al.: *Effect of intermittent fasting and refeeding on insulin action in healthy men.* In: J Appl Physiol (1985), 2005. 99(6): S. 2128–2136
415 Soeters, M.R. et al.: *Intermittent fasting does not affect whole-body glucose, lipid, or protein metabolism.* In: Am J Clin Nutr, 2009. 90(5): S. 1244–1251
416 Furmli, S. et al.: *Therapeutic use of intermittent fasting for people with type 2 diabetes as an alternative to insulin.* In: BMJ Case Rep, 2018. 2018
417 Zakaria, A.: *Ramadan-like fasting reduces carbonyl stress and improves glycemic control in insulin treated type 2 diabetes mellitus patients.* In: Life Sci J, 2013. 10(2): S. 384–390
418 Harvie, M.N. et al.: *The effects of intermittent or continuous energy restriction on weight loss and metabolic disease risk markers: a randomized trial in young overweight women.* In: Int J Obes (London), 2011. 35(5): S. 714–727
419 McCutcheon, N.B., A.M. Tennissen: *Hunger and appetitive factors during total parenteral nutrition.* In: Appetite, 1989. 13(2): S. 129–141
420 de Graaf, C. et al.: *Short-term effects of different amounts of protein, fats, and carbohydrates on satiety.* In: Am J Clin Nutr, 1992. 55(1): S. 33–38
421 Stewart, W.K., L.W. Fleming: *Features of a successful therapeutic fast of 382 days' duration.* In: Postgrad Med J, 1973. 49(569): S. 203–209
422 Mehanna, H.M., J. Moledina, J. Travis: *Refeeding syndrome: what it is, and how to prevent and treat it.* In: BMJ, 2008. 336(7659): S. 1495–1498
423 Bolli, G.B. et al.: *Demonstration of a dawn phenomenon in normal human volunteers.* In: Diabetes, 1984. 33(12): S. 1150–1153
424 Jarrett, R.J. et al.: *Diurnal variation in oral glucose tolerance: blood sugar and plasma insulin levels morning, afternoon, and evening.* In: Br Med J, 1972. 1(5794): S. 199–201
425 Schmidt, M.I. et al.: *The dawn phenomenon, an early morning glucose rise: implications for diabetic intraday blood glucose variation.* In: Diabetes Care, 1981. 4(6): S. 579–585

426 Schlundt, D.G. et al.: *The role of breakfast in the treatment of obesity: a randomized clinical trial.* In: Am J Clin Nutr, 1992. 55(3): S. 645–651

427 Dhurandhar, E.J. et al.: *The effectiveness of breakfast recommendations on weight loss: a randomized controlled trial.* In: Am J Clin Nutr, 2014. 100(2): S. 507–513

428 Carrasco-Benso, M.P. et al: *Human adipose tissue expresses intrinsic circadian rhythm in insulin sensitivity.* In: FASEB J, 2016. 30(9): S. 3117–3123

429 Chakrabarti, P. et al.: *Insulin inhibits lipolysis in adipocytes via the evolutionarily conserved mTORC1-Egr1-ATGL-mediated pathway.* In: Mol Cell Biol, 2013. 33(18): S. 3659–3666

430 Stahl, A. et al.: *Insulin causes fatty acid transport protein translocation and enhanced fatty acid uptake in adipocytes.* In: Dev Cell, 2002. 2(4): S. 477–488

431 Unger, R.H.: *Glucagon and the insulin: glucagon ratio in diabetes and other catabolic illnesses.* In: Diabetes, 1971. 20(12): S. 834–838; Muller, W.A., G.R. Faloona, R.H. Unger: *The effect of alanine on glucagon secretion.* In: J Clin Invest, 1971. 50(10): S. 2215–2218

432 Berthoud, Hans-Rudolf, R.J. Seeley: *Neural and metabolic control of macronutrient intake.* CRC Press, 1999: S. 528

433 Goodman, B.E.: *Insights into digestion and absorption of major nutrients in humans.* In: Adv Physiol Educ, 2010. 34(2): S. 44–53

434 Unger, R.H., *Insulin-glucagon ratio.* Isr J Med Sci, 1972. 8(3): S. 252–257

435 US Centers for Disease Control and Prevention: *Trends in intake of energy and macronutrients – United States, 1971–2000.* In: MMWR Morb Mortal Wkly Rep, 2004. 53(4): S. 80–82

436 Shai, I. et al.: *Weight loss with a low-carbohydrate, Mediterranean, or low-fat diet.* In: N Engl J Med, 2008. 359(3): S. 229–241

437 Volek, J.S. et al.: *Dietary carbohydrate restriction induces a unique metabolic state positively affecting atherogenic dyslipidemia, fatty acid partitioning, and metabolic syndrome.* In: Prog Lipid Res, 2008. 47(5): S. 307–318

438 Nielsen, J.V., E.A. Joensson: *Low-carbohydrate diet in type 2 diabetes: stable improvement of bodyweight and glycemic control during 44 months follow-up.* In: Nutr Metab (London), 2008. 5: S. 14

439 Garg, A., S.M. Grundy, R.H. Unger: *Comparison of effects of high and low carbohydrate diets on plasma lipoproteins and insulin sensitivity in patients with mild NIDDM.* In: Diabetes, 1992. 41(10): S. 1278–1285

440 Hu, T. et al.: *Effects of low-carbohydrate diets versus low-fat diets on metabolic risk factors: a meta-analysis of randomized controlled clinical trials.* In: Am J Epidemiol, 2012. 176 Suppl 7: S. S44–S54; Santos, F.L. et al.: *Systematic review and meta-analysis of clinical trials of the effects of low carbohydrate diets on cardiovascular risk factors.* In: Obes Rev, 2012. 13(11): S. 1048–1066

441 *Lifestyle Management: Standards of Medical Care in Diabetes–2019.* In: Diabetes Care, 2019. 42(s1): S. S46–S60

442 Foster-Powell, K., S.H. Holt, J.C. Brand-Miller: *International table of glycemic index and glycemic load values: 2002.* In: Am J Clin Nutr, 2002. 76(1): S. 5–56

443 Fukagawa, N.K. et al.: *High-carbohydrate, high-fiber diets increase peripheral insulin sensitivity in healthy young and old adults.* In: Am J Clin Nutr, 1990. 52(3): S. 524–

528; Siri-Tarino, P.W. et al.: *Saturated fat, carbohydrate, and cardiovascular disease.* In: Am J Clin Nutr, 2010. 91(3): S. 502–509
444 Ebbeling, C.B. et al.: *Effects of a low-glycemic load vs low-fat diet in obese young adults: a randomized trial.* In: JAMA, 2007. 297(19): S. 2092–2102
445 Smith, U.: *Impaired (»diabetic«) insulin signaling and action occur in fat cells long before glucose intolerance – is insulin resistance initiated in the adipose tissue?* In: Int J Obes Relat Metab Disord, 2002. 26(7): S. 897–904
446 Gardner, C.D. et al.: *Comparison of the Atkins, Zone, Ornish, and LEARN diets for change in weight and related risk factors among overweight premenopausal women: the A TO Z Weight Loss Study: a randomized trial.* In: JAMA, 2007. 297(9): S. 969–977; McClain, A.D. et al.: *Adherence to a low-fat vs. low-carbohydrate diet differs by insulin resistance status.* In: Diabetes Obes Metab, 2013. 15(1): S. 87–90
447 Zeevi, D. et al.: *Personalized nutrition by prediction of glycemic responses.* In: Cell, 2015. 163(5): S. 1079–1094
448 Goodpaster, B.H. et al.: *Skeletal muscle lipid content and insulin resistance: evidence for a paradox in endurance-trained athletes.* In: J Clin Endocrinol Metab, 2001. 86(12): S. 5755–5761
449 Bikman, B.T., S.A. Summers: *Ceramides as modulators of cellular and whole-body metabolism.* In: J Clin Invest, 2011. 121(11): S. 4222–4230
450 Helge, J.W. et al.: *Muscle ceramide content is similar after 3 weeks' consumption of fat or carbohydrate diet in a crossover design in patients with type 2 diabetes.* In: Eur J Appl Physiol, 2012. 112(3): S. 911–918
451 Volek, J.S. et al.: *Carbohydrate restriction has a more favorable impact on the metabolic syndrome than a low fat diet.* In: Lipids, 2009. 44(4): S. 297–309
452 Teng, K.T. et al.: *Palm olein and olive oil cause a higher increase in postprandial lipemia compared with lard but had no effect on plasma glucose, insulin and adipocytokines.* In: Lipids, 2011. 46(4): S. 381–388
453 Ramsden, C.E. et al.: *Use of dietary linoleic acid for secondary prevention of coronary heart disease and death: evaluation of recovered data from the Sydney Diet Heart Study and updated meta-analysis.* In: BMJ, 2013. 346: S. e8707; Gillman, M.W. et al.: *Margarine intake and subsequent coronary heart disease in men.* In: Epidemiology, 1997. 8(2): S. 144–149; Ramsden, C.E. et al.: *Re-evaluation of the traditional diet-heart hypothesis: analysis of recovered data from Minnesota Coronary Experiment (1968-73).* In: BMJ, 2016. 353: S. i1246
454 Rhee, Y., A. Brundt: *Flaxseed supplementation improved insulin resistance in obese glucose intolerant people: a randomized crossover design.* In: Nutr J, 2011. 10(44): S. 1–7
455 Milder, J., M. Patel: *Modulation of oxidative stress and mitochondrial function by the ketogenic diet.* In: Epilepsy Res, 2012. 100(3): S. 295–303; Forsythe, C.E. et al.: *Comparison of low fat and low carbohydrate diets on circulating fatty acid composition and markers of inflammation.* In: Lipids, 2008. 43(1): S. 65–77
456 Nazarewicz, R.R. et al.: *Effect of short-term ketogenic diet on redox status of human blood.* In: Rejuvenation Res, 2007. 10(4): S. 435–440; Shimazu, T. et al.: *Suppression of oxidative stress by beta-hydroxybutyrate, an endogenous histone deacetylase inhibitor.* In: Science, 2013. 339(6116): S. 211–214; Maalouf, M. et al.: *Ketones inhibit*

*mitochondrial production of reactive oxygen species production following glutamate excitotoxicity by increasing NADH oxidation.* In: Neuroscience, 2007. 145(1): S. 256–264; Kim, D.Y. et al.: *Ketone bodies are protective against oxidative stress in neocortical neurons.* In: J Neurochem, 2007. 101(5): S. 1316–1326; Facchini, F. S. et al.: *Hyperinsulinemia: the missing link among oxidative stress and age-related diseases?* In: Free Radic Biol Med, 2000. 29(12): S. 1302–1306; Krieger-Brauer, H.I., H. Kather: *Human fat cells possess a plasma membrane-bound H2O2-generating system that is activated by insulin via a mechanism bypassing the receptor kinase.* In: J Clin Invest, 1992. 89(3): S. 1006–1013; Evans, J.L., B.A. Maddux, I.D. Goldfine: *The molecular basis for oxidative stress-induced insulin resistance.* In: Antioxid Redox Signal, 2005. 7(7–8): S. 1040–1052

457 Youm, Y.H. et al.: *The ketone metabolite beta-hydroxybutyrate blocks NLRP3 inflammasome-mediated inflammatory disease.* In: Nat Med, 2015. 21(3): S. 263–269

458 Bough, K.J. et al.: *Mitochondrial biogenesis in the anticonvulsant mechanism of the ketogenic diet.* In: Ann Neurol, 2006. 60(2): S. 223–235

459 Kim, D.Y. et al.: *Ketone bodies are protective against oxidative stress in neocortical neurons.* In: J Neurochem, 2007. 101(5): S. 1316–1326; Youm, Y.H. et al.: *The ketone metabolite beta-hydroxybutyrate blocks NLRP3 inflammasome-mediated inflammatory disease.* In: Nat Med, 2015. 21(3): S. 263–269

460 Edwards, C., N. Copes, P.C. Bradshaw: *D-ss-hydroxybutyrate: an anti-aging ketone body.* In: Oncotarget, 2015. 6(6): S. 3477–3478; Roberts, M.N. et al.: *A Ketogenic Diet Extends Longevity and Healthspan in Adult Mice.* In: Cell Metab, 2018. 27(5): S. 1156

461 Parker, B. et al.: *Beta-hydroxybutyrate favorably alters muscle cell survival and mitochondrial bioenergetics.* In: FASEB J, 2017. 31

462 Cahill, G.F., Jr.: *Fuel metabolism in starvation.* In: Annu Rev Nutr, 2006. 26: S. 1–22

463 Myette-Cote, E. et al.: *Prior ingestion of exogenous ketone monoester attenuates the glycaemic response to an oral glucose tolerance test in healthy young individuals.* In: J Physiol, 2018. 596(8): S. 1385–1395

464 Benedict, Francis G., Elliott P. Joslin: *A Study of Metabolism in Severe Diabetes.* Washington DC: Carnegie Institution of Washington 1912

465 Franssila-Kallunki, A., L. Groop: *Factors associated with basal metabolic rate in patients with type 2 (non-insulin-dependent) diabetes mellitus.* In: Diabetologia, 1992. 35(10): S. 962–966; *Weight gain associated with intensive therapy in the diabetes control and complications trial. The DCCT Research Group.* In: Diabetes Care, 1988. 11(7): S. 567–573; Nathan, D.M. et al.: *Medical management of hyperglycemia in type 2 diabetes: a consensus algorithm for the initiation and adjustment of therapy: a consensus statement of the American Diabetes Association and the European Association for the Study of Diabetes.* In: Diabetes Care, 2009. 32(1): S. 193–203

466 Srivastava, S. et al.: *A ketogenic diet increases brown adipose tissue mitochondrial proteins and UCP1 levels in mice.* In: IUBMB Life, 2013. 65(1): S. 58–66; Srivastava, S. et al.: *Mitochondrial biogenesis and increased uncoupling protein 1 in brown adipose tissue of mice fed a ketone ester diet.* In: FASEB J, 2012. 26(6): S. 2351–2362

467 Brehm, B.J. et al.: *A randomized trial comparing a very low carbohydrate diet and a calorie-restricted low fat diet on body weight and cardiovascular risk factors in healthy women.* In: J Clin Endocrinol Metab, 2003. 88(4): S. 1617–1623

468 Sharman, M.J. et al.: *A ketogenic diet favorably affects serum biomarkers for cardiovascular disease in normal-weight men.* In: J Nutr, 2002. 132(7): S. 1879–1885

469 Ebbeling, C.B. et al.: *Effects of dietary composition on energy expenditure during weightloss maintenance.* In: JAMA, 2012. 307(24): S. 2627–2634

470 Ebbeling, C.B. et al.: *Effects of a low carbohydrate diet on energy expenditure during weight loss maintenance: randomized trial.* In: BMJ, 2018. 363: S. k4583; Hall, K.D. et al.: *Energy expenditure and body composition changes after an isocaloric ketogenic diet in overweight and obese men.* In: Am J Clin Nutr, 2016. 104(2): S. 324–333

471 Sharman, M.J. et al.: *A ketogenic diet favorably affects serum biomarkers for cardiovascular disease in normal-weight men.* In: J Nutr, 2002. 132(7): S. 1879–1885

472 Westman, E.C. et al.: *Effect of a low-carbohydrate, ketogenic diet program compared to a low-fat diet on fasting lipoprotein subclasses.* In: Int J Cardiol, 2006. 110(2): S. 212–216

473 Garvey, W.T. et al.: *Effects of insulin resistance and type 2 diabetes on lipoprotein subclass particle size and concentration determined by nuclear magnetic resonance.* In: Diabetes, 2003. 52(2): S. 453–462

474 Gardner, C.D. et al.: *Comparison of the Atkins, Zone, Ornish, and LEARN diets for change in weight and related risk factors among overweight premenopausal women: the A TO Z Weight Loss Study: a randomized trial.* In: JAMA, 2007. 297(9): S. 969–977

475 Mavropoulos, J.C. et al.: *The effects of a low-carbohydrate, ketogenic diet on the polycystic ovary syndrome: a pilot study.* In: Nutr Metab (London), 2005. 2: S. 35

476 Hamalainen, E.K. et al.: *Decrease of serum total and free testosterone during a low-fat high-fibre diet.* In: J Steroid Biochem, 1983. 18(3): S. 369–370

477 Molteni, R. et al.: *A high-fat, refined sugar diet reduces hippocampal brain-derived neurotrophic factor, neuronal plasticity, and learning.* Neuroscience, 2002. 112(4): S. 803–814; Jurdak, N., R.B. Kanarek: *Sucrose-induced obesity impairs novel object recognition learning in young rats.* In: Physiol Behav, 2009. 96(1): S. 1–5

478 Young, K.W. et al.: *A randomized, crossover trial of high-carbohydrate foods in nursing home residents with Alzheimer's disease: associations among intervention response, body mass index, and behavioral and cognitive function.* In: J Gerontol A Biol Sci Med Sci, 2005. 60(8): S. 1039–1045

479 Reger, M.A. et al.: *Effects of beta-hydroxybutyrate on cognition in memory-impaired adults.* In: Neurobiol Aging, 2004. 25(3): S. 311–314

480 Bredesen, D.E.: *Reversal of cognitive decline: a novel therapeutic program.* In: Aging (Albany NY), 2014. 6(9): S. 707–717

481 Berger, A.: *Insulin resistance and reduced brain glucose metabolism in the aetiology of Alzheimer's disease.* In: J Insulin Resistance, 2016. 1(1)

482 Vanitallie, T.B. et al.: *Treatment of Parkinson disease with diet-induced hyperketonemia: a feasibility study.* In: Neurology, 2005. 64(4): S. 728–730

483 Cheng, B. et al.: *Ketogenic diet protects dopaminergic neurons against 6-OHDA neurotoxicity via up-regulating glutathione in a rat model of Parkinson's disease.* In: Brain Res, 2009. 1286: S. 25–31

484 Schnabel, T.G.: *An experience with a ketogenic dietary in migraine.* In: Ann Intern Med, 1928. 2(4): S. 341–347

485 Barborka, C.J.: *Migraine: results of treatments by ketogenic diet in fifty cases.* In: JAMA, 1930. 95(24): S. 1825–1828
486 Di Lorenzo, C. et al.: *Diet transiently improves migraine in two twin sisters: possible role of ketogenesis?* In: Funct Neurol, 2013. 28(4): S. 305–308
487 Dexter, J.D., J. Roberts, J.A. Byer: *The five hour glucose tolerance test and effect of low sucrose diet in migraine.* In: Headache, 1978. 18(2): S. 91–94
488 Austin, G.L. et al.: *A very low-carbohydrate diet improves gastroesophageal reflux and its symptoms.* In: Dig Dis Sci, 2006. 51(8): S. 1307–1312
489 Yancy, W.S., Jr., D. Provenzale, E.C. Westman: *Improvement of gastroesophageal reflux disease after initiation of a low-carbohydrate diet: five brief case reports.* In: Altern Ther Health Med, 2001. 7(6): S. 120, 116–119
490 Hermanns-Le, T., A. Scheen, G.E. Pierard: *Acanthosis nigricans associated with insulin resistance: pathophysiology and management.* In: Am J Clin Dermatol, 2004. 5(3): S. 199–203
491 Paoli, A. et al.: *Nutrition and acne: therapeutic potential of ketogenic diets.* In: Skin Pharmacol Physiol, 2012. 25(3): S. 111–117
492 Fomin, D.A., B. McDaniel, J. Crane: *The promising potential role of ketones in inflammatory dermatologic disease: a new frontier in treatment research.* In: J Dermatolog Treat, 2017: S. 1–16
493 Tatar, M., A. Bartke, A. Antebi: *The endocrine regulation of aging by insulin-like signals.* In: Science, 2003. 299(5611): S. 1346–1351
494 Li, Y., L. Liu, T.O. Tollefsbol: *Glucose restriction can extend normal cell lifespan and impair precancerous cell growth through epigenetic control of hTERT and p16 expression.* In: FASEB J, 2010. 24(5): S. 1442–1453; Mair, W., A. Dillin: *Aging and survival: the genetics of life span extension by dietary restriction.* In: Annu Rev Biochem, 2008. 77: S. 727–754; Anderson, R.M. et al.: *Yeast life-span extension by calorie restriction is independent of NAD fluctuation.* In: Science, 2003. 302(5653): S. 2124–2126
495 Yancy, W.S., Jr., et al.: *A low-carbohydrate, ketogenic diet versus a low-fat diet to treat obesity and hyperlipidemia: a randomized, controlled trial.* In: Ann Intern Med, 2004. 140(10): S. 769–777; Gasior, M., M.A. Rogawski, A.L. Hartman: *Neuroprotective and diseasemodifying effects of the ketogenic diet.* In: Behav Pharmacol, 2006. 17(5–6): S. 431–439; Wijsman, C.A. et al.: *Familial longevity is marked by enhanced insulin sensitivity.* In: Aging Cell, 2011. 10(1): S. 114–121

## Kapitel 16

496 Bhatti, J.A. et al.: *Self-harm emergencies after bariatric surgery: a population-based cohort study.* In: JAMA Surg, 2015: S. 1–7
497 Odom, J. et al.: *Behavioral predictors of weight regain after bariatric surgery.* In: Obes Surg, 2010. 20(3): S. 349–356
498 Wickremesekera, K. et al.: *Loss of insulin resistance after Roux-en-Y gastric bypass surgery: a time course study.* In: Obes Surg, 2005. 15(4): S. 474–481

499 Stefater, M.A. et al.: *All bariatric surgeries are not created equal: insights from mechanistic comparisons.* In: Endocr Rev, 2012. 33(4): S. 595–622

500 Zhu, Y. et al.: *Evaluation of insulin resistance improvement after laparoscopic sleeve gastrectomy or gastric bypass surgery with HOMA-IR.* In: Biosci Trends, 2017. 11(6): S. 675–681

501 Saliba, C. et al.: *Weight regain after sleeve gastrectomy: a look at the benefits of re-sleeve.* In: Cureus, 2018. 10(10): S. e3450

## Kapitel 17

502 Johnson, J.L. et al.: *Identifying prediabetes using fasting insulin levels.* In: Endocr Pract, 2010. 16(1): S. 47–52

503 Crofts, C. et al.: *Identifying hyperinsulinaemia in the absence of impaired glucose tolerance: An examination of the Kraft database.* In: Diabetes Res Clin Pract, 2016. 118: S. 50–57

504 Hayashi, T., Boyko, E. J., Sato, K. K. et al.: *Patterns of insulin concentration during the OGTT predict the risk of type 2 diabetes in Japanese Americans.* In: Diabetes Care, 2013. 36: S. 1229-1235

505 Westman, E.C., M.C. Vernon: *Has carbohydrate-restriction been forgotten as a treatment for diabetes mellitus? A perspective on the ACCORD study design.* In: Nutr Metab (London), 2008. 5: S. 10

506 Grontved, A. et al.: *A prospective study of weight training and risk of type 2 diabetes mellitus in men.* In: Arch Intern Med, 2012. 172(17): S. 1306–1312

507 Segerstrom, A.B. et al.: *Impact of exercise intensity and duration on insulin sensitivity in women with T2D.* In: Eur J Intern Med, 2010. 21(5): S. 404–408

508 Ismail, A.D. et al.: *The effect of short duration resistance training on insulin sensitivity and muscle adaptations in overweight men.* In: Exp Physiol, 2019

509 Walton, C.M. et al.: *Improvement in glycemic and lipid profiles in type 2 diabetics with a 90-day ketogenic diet.* In: J Diabetes Res, 2019. 2019: S. 8681959

510 Bolton, R.P. et al.: *The role of dietary fiber in satiety, glucose, and insulin: studies with fruit and fruit juice.* In: Am J Clin Nutr, 1981 34(2): S. 211–217

511 Liatis, S. et al.: *Vinegar reduces postprandial hyperglycaemia in patients with type II diabetes when added to a high, but not to a low, glycaemic index meal.* In: Eur J Clin Nutr, 2010. 64(7): S. 727–732; Johnston, C.S., C.M. Kim, A.J. Buller: *Vinegar improves insulin sensitivity to a high-carbohydrate meal in subjects with insulin resistance or type 2 diabetes.* In: Diabetes Care, 2004. 27(1): S. 281–282

512 Johnston, C.S., A.M. White, S.M. Kent: *Preliminary evidence that regular vinegar ingestion favorably influences hemoglobin A1c values in individuals with type 2 diabetes mellitus.* In: Diabetes Res Clin Pract, 2009. 84(2): S. e15–e17

513 White, A.M., C. S. Johnston: *Vinegar ingestion at bedtime moderates waking glucose concentrations in adults with well-controlled type 2 diabetes.* In: Diabetes Care, 2007. 30(11): S. 2814–2815

514 Maioli, M. et al.: *Sourdough-leavened bread improves postprandial glucose and insulin plasma levels in subjects with impaired glucose tolerance.* In: Acta Diabetol, 2008. 45(2): S. 91–96

515 Lappi, J. S. et al.: *Sourdough fermentation of wholemeal wheat bread increases solubility of arabinoxylan and protein and decreases postprandial glucose and insulin responses.* In: J Cereal Sci, 2010. 51(1): S. 152–158

516 Ostman, E.M., H.G. Liljeberg Elmstahl, I.M. Bjorck: *Inconsistency between glycemic and insulinemic responses to regular and fermented milk products.* In: Am J Clin Nutr, 2001. 74(1): S. 96–100

517 Ostadrahimi, A. et al.: *Effect of probiotic fermented milk (kefir) on glycemic control and lipid profile in type 2 diabetic patients: a randomized double-blind placebo-controlled clinical trial.* In: Iran J Public Health, 2015. 44(2): S. 228–237

518 An, S.Y. et al.: *Beneficial effects of fresh and fermented kimchi in prediabetic individuals.* In: Ann Nutr Metab, 2013. 63(1–2): S. 111–119

519 Cheon, J.M., D.I. Kim, K. S. Kim: *Insulin sensitivity improvement of fermented Korean Red Ginseng (Panax ginseng) mediated by insulin resistance hallmarks in old-aged ob/ob mice.* In: J Ginseng Res, 2015. 39(4): S. 331–337; Kwon, D.Y. et al.: *Long-term consumption of fermented soybean-derived Chungkookjang attenuates hepatic insulin resistance in 90% pancreatectomized diabetic rats.* In: Horm Metab Res, 2007. 39(10): S. 752–757

520 Ruan, Y. et al.: *Effect of probiotics on glycemic control: a systematic review and meta-analysis of randomized, controlled trials.* In: PLoS One, 2015. 10(7): S. e0132121

521 Morton, R.W. et al.: *A systematic review, meta-analysis and meta-regression of the effect of protein supplementation on resistance training-induced gains in muscle mass and strength in healthy adults.* In: Br J Sports Med, 2018. 52(6): S. 376–384; Muller, W.A., G.R. Faloona, R.H. Unger: *The effect of alanine on glucagon secretion.* In: J Clin Invest, 1971. 50(10): S. 2215–2218; Unger, R.H.: *Insulin-glucagon ratio.* In: Isr J Med Sci, 1972. 8(3): S. 252–257

522 Traylor, D.A., S.H.M. Gorissen, S.M. Phillips: *Perspective: protein requirements and optimal intakes in aging: are we ready to recommend more than the recommended daily allowance?* In: Adv Nutr, 2018. 9(3): S. 171–182

523 Hoffman, J.R., M.J. Falvo: *Protein – which is best?* In: J Sports Sci Med, 2004. 3(3): S. 118–130

524 Holmberg, S., A. Thelin: *High dairy fat intake related to less central obesity: a male cohort study with 12 years' follow-up.* In: Scand J Prim Health Care, 2013. 31(2): S. 89–94

525 Yakoob, M.Y. et al.: *Circulating biomarkers of dairy fat and risk of incident diabetes mellitus among us men and women in two large prospective cohorts.* In: Circulation, 2016. 133(17): S. 1645–1654

526 Humphries, S., H. Kushner, B. Falkner: *Low dietary magnesium is associated with insulin resistance in a sample of young, nondiabetic Black Americans.* In: Am J Hypertens, 1999. 12(8 Pt 1): S. 747–756; Paolisso, G., E. Ravussin: *Intracellular magnesium and insulin resistance: results in Pima Indians and Caucasians.* In: J Clin Endocrinol Metab, 1995. 80(4): S. 1382–1385

527 Paolisso, G. et al.: *Daily magnesium supplements improve glucose handling in elderly subjects.* In: Am J Clin Nutr, 1992. 55(6): S. 1161–1167

528 Rodriguez-Moran, M., F. Guerrero-Romero: *Oral magnesium supplementation improves insulin sensitivity and metabolic control in type 2 diabetic subjects: a randomized double-blind controlled trial.* In: Diabetes Care, 2003. 26(4): S. 1147–1152

529 Guerrero-Romero, F. et al.: *Oral magnesium supplementation improves insulin sensitivity in non-diabetic subjects with insulin resistance. A double-blind placebo-controlled randomized trial.* In: Diabetes Metab, 2004. 30(3): S. 253–258

530 Morris, B.W. et al.: *Chromium supplementation improves insulin resistance in patients with type 2 diabetes mellitus.* In: Diabet Med, 2000. 17(9): S. 684–685

531 Blouet, C. et al.: *Dietary cysteine alleviates sucrose-induced oxidative stress and insulin resistance.* In: Free Radic Biol Med, 2007. 42(7): S. 1089–1097

532 Shalileh, M. et al.: *The influence of calcium supplement on body composition, weight loss and insulin resistance in obese adults receiving low calorie diet.* In: J Res Med Sci, 2010. 15(4): S. 191–201

533 Zemel, M.B. et al.: *Effects of calcium and dairy on body composition and weight loss in African-American adults.* In: Obes Res, 2005. 13(7): S. 1218–1225

534 Zemel, M.B. et al.: *Calcium and dairy acceleration of weight and fat loss during energy restriction in obese adults.* In: Obes Res, 2004. 12(4): S. 582–590

535 Pereira, M.A. et al.: *Dairy consumption, obesity, and the insulin resistance syndrome in young adults: the CARDIA Study.* In: JAMA, 2002. 287(16): S. 2081–2089

536 Chiu, K.C. et al.: *Hypovitaminosis D is associated with insulin resistance and beta cell dysfunction.* In: Am J Clin Nutr, 2004. 79(5): S. 820–825

537 von Hurst, P.R., W. Stonehouse, J. Coad: *Vitamin D supplementation reduces insulin resistance in South Asian women living in New Zealand who are insulin resistant and vitamin D deficient – a randomised, placebo-controlled trial.* In: Br J Nutr, 2010. 103(4): S. 549–555

538 Islam, M.R.: *Zinc supplementation for improving glucose handling in pre-diabetes: A double blind randomized placebo controlled pilot study.* In: Diabetes Res Clin Prac, 2016. 115: S. 39–46

539 Roshanravan, N. et al.: *Effect of zinc supplementation on insulin resistance, energy and macronutrients intakes in pregnant women with impaired glucose tolerance.* In: Iran J Public Health, 2015. 44(2): S. 211–217

540 Avena, N.M., P. Rada, B.G. Hoebel: *Evidence for sugar addiction: behavioral and neurochemical effects of intermittent, excessive sugar intake.* In: Neurosci Biobehav Rev, 2008. 32(1): S. 20–39

541 Hutchison, A.T., L.K. Heilbronn: *Metabolic impacts of altering meal frequency and timing – Does when we eat matter?* In: Biochimie, 2016. 124: S. 187–197

# Register

**A**
Acanthosis nigricans 69
Adipositas 11, 90, 92
   – chirurgische Behandlung 180
   – Entzündungen 122
   – Fettverteilungsmuster 113
   – Geburtsgewicht 51
   – Insulinresistenz 91, 112
   – Kalorienreduktion 134
   – Pubertät 59
Akne 70
Aldosteron 30
Alkohol 82, 84
Altersschwerhörigkeit 71
Alterungsprozess 67
   – Ernährung 175
   – Haut 68
   – hormonelle Veränderungen 102
   – Muskulatur 71
   – Skelett 73
Alzheimerkrankheit
   – Ernährung 173
   – Risikofaktoren 41
Alter 103
Androgene 54
Apfelessig 195, 197
Appetit 39
Arthrose 75
Asthma 123
Atherosklerose 35
Atmung 125
Ausdauertraining 188, 191

**B**
Bauchfett 79, 109, 113
Bauchspeicheldrüse 21
   – Verfettung 118
Bewegung 141 f., 188
   – Ausdauertraining 188, 191
   – Intensität 145
   – Intervalltraining 191
   – Krafttraining 188, 190, 213
   – mangelnde 136
Blutfette 32
Blutgefäße
   – erektile Dysfunktion 57
   – Gefäßdurchmesser 31
   – Wanddicke 31
Blutglukose 22
Bluthochdruck 29, 30
   – Ernährung 172
   – Salzkonsum 30, 133
Blutzucker, siehe Blutglukose
Brot 197
Brustkrebs 63

## C

Ceramide 166
Cholesterin 32, 35
- Ernährung 172
- Gallensteine 85
- LDL-Cholesterin 133
- Leber 85
Chorea Huntington 45
Cortisol 108

## D

Darm 80
Darmbakterien 132
Darmkrebs 66
Darmlähmung 80
Dawn-Phänomen 157
Demenz 40
- Alzheimerkrankheit 40
- Parkinsonkrankheit 44
- vaskuläre 43
Diabetes
- Alzheimerkrankheit 40
Diät
- Ballaststoffe 153
- Insulinspiegel 94
- kalorienreduzierte 151
- ketogene 167
- Kohlenhydratreduktion 161
Doppeldiabetes 106
- Insulinspritze 106
- Kalorienreduktion 134
- MODY (Mature Onset Diabetes of the Youth) 24
- Schwangerschaftsdiabetes 49
- Typ 1 23, 24, 25, 94
- Typ 2 23, 25, 26, 88, 91
- Typ 3 40
Dysfunktion, erektile 56
Dyslipidämie 32

## E

Eisprung 53
Energieerzeugung in den Zellen 63
Entzündungsreaktion 36
- Gicht 76
- Insulinresistenz 121
Epinephrin 108
Erbanlagen 100
Ernährung 128, 149, 192
- Ballaststoffe 152
- Fette 201
- Hunger 156
- Intervallfasten 154
- Kalorienreduktion 68, 134, 150, 154
- ketogene Diät 167
- Kohlenhydrate 159, 171, 192
- Lebensmittelliste 194
- Mikronährstoffe 203
- Mineralien 203
- praktische Vorschläge 207
- Proteine 198
- Tagesrhythmus 157
- vegetarische/vegane 199
- Vitamine 203

## F

Fasten
- stundenweise 205
- Unterernährung 134
Fett, ektopisches 118
Fette 201
- Anteil in der Ernährung 193
- atherosklerotische Plaques 34, 35
- Blutfette 32
- braunes Fett 146
- ektopisches Fett 118
- Fetteinlagerung 112
- Gallensteine 86
- gesättigte 166, 202

- Leber 81
- Schilddrüsenhormone 110
- Taille-Hüft-Verhältnis 114
- tierische 165
- ungesättigte 166, 202
- Verteilungsmuster 113

Fettleber 82, 84, 118
Fettleibigkeit 11, 90, 92
- chirurgische Behandlung 180
- Entzündungen 122

Fettsäure 116
Fettstoffwechselstörungen 82
Fettverteilungsmuster 113
- Geburtsgewicht 51
- Insulinresistenz 91, 112
- Kalorienreduktion 134
- Pubertät 59

Fibromyalgie 73
Fleisch 199
Fortpflanzung 47
- bei Frauen 48
- bei Männern 52, 55
- Ernährung 172
- Kinderwunschbehandlung 54

Fruchtsaft 83
Früchte 83
Frühstück 158
Fruktose 83, 130

## G

Gallenblase 85
Gallensteine 85 f.
Gastroparese 80
Geburtsgewicht 51
Gedächtnis 39
Gehirn
- Chorea Huntington 45
- Energiebedarf 42
- physiologische Funktion 39

Gelenke 73
- Arthrose 75

Gemüse 193
Geschmacksverstärker 129
Gewicht
- Zunahme 92

Gicht 76
Glukose 22. siehe auch Blutglukose
- Insulinresistenz 25
- Krebsentstehung 62
- kritischer Wert 25
- Messung 25

Glukosetoleranz/-intoleranz 164
Glukosetoleranztest, oraler 185
Glutamat 129

## H

Haut 68
- *Acanthosis nigricans* 69
- Akne 70
- Schuppenflechte (Psoriasis) 70
- Stielwarzen 69

Hepatitis 84
Herzerkrankungen 28
- Ernährung 172

Herz-Kreislauf-Erkrankungen 28, 35
- Atherosklerose 35
- Bluthochdruck 29
- Kardiomyopathie 37

Herzmuskelerkrankungen 37
Hitzewallungen 103
Hormone
- Alter 102
- Glukagon 155
- Insulinresistenz 105
- Schilddrüsenhormone 109
- Sexualhormone 53
- Stresshormone 108
- Wechseljahre 102

Hörverlust 70
Hunger 156
Hyperlipoproteinämie 82
Hypertonie, siehe Bluthochdruck

**I**

Index, glykämischer 163
Insulin
 – Alzheimerkrankheit 41
 – Bildung 21
 – Diagnostik 184
 – Fortpflanzung 47, 49
Insulinresistenz
 – Alterungsprozess 68, 102
 – Alzheimerkrankheit 42
 – Bewegung 141
 – Bewegungsmangel 136
 – Darmkrebs 66
 – Definition 22
 – Entstehung 20, 99
 – Entzündungsreaktion 121
 – Fasten 134
 – Fettleber 118
 – Fettleibigkeit 91, 112
 – genetische Ursachen 100
 – Häufigkeit 11, 19
 – Herz-Kreislauf-Erkrankungen 28
 – Hormone 105
 – Intervallfasten 154
 – Kalorienreduktion 150
 – Kohlenhydratreduktion 161, 171
 – Krebsentstehung 63
 – Krebszellen 64
 – Magersucht (*Anorexia nervosa*) 150
 – medikamentöse Behandlung 177
 – Messung 25
 – morgendliche 157
 – Muskulatur 119
 – polyzystisches Ovarialsyndrom PCOS) 53
 – Prostatakrebs 65
 – Risikofaktoren 14
 – Schwangerschaft 48 f.
 – Tagesrhythmus 157
 – Vorbeugung 141
Insulinsensitivität
 – Ernährung 192
 – Sport 188
 – steigern 187
Intervallfasten 154
Intervalltraining 191

**K**

Kalorienreduktion 134, 150
Kälteexposition 146
Kampf-oder-Flucht-Reaktion 32
Kardiomyopathie 37
Ketoazidose 168
Ketone 169
Ketontest 186
Ketose
 – Ernährung 193
Kimchi 198
Kinderwunschbehandlung 54
Knochen 73
 – Abbau 74
 – Osteoporose 74
Knorpelgewebe 75
Kohlenhydrate 192
 – Anteil in der Ernährung 193
 – Arten 162
 – fermentierte 195
 – Reduktion 159, 161, 171
Körpergewicht
 – Diabetes mellitus 94
 – Fettleibigkeit 51, 59, 90 ff., 112, 122, 180

Kontrolle 170
- Magersucht 150
- Sport 143
- Unterernährung 134
- Untergewicht 60
- Zunahme 92
Krafttraining 188, 190
- Vorschläge 213
Krebs 62
- Brustkrebs 63
- Darmkrebs 66
- Entstehung 62
- Prostatakrebs 64

**L**

Last, glykämische 162, 194
Lebensweise 100, 125, 141
- Bewegung 136, 141
- Ernährung 128, 149, 192
- Kalorienreduktion 134
Leber 81, 87
- Fettleber 82, 118
- Hyperlipoproteinämie 82
- Störungen, Erkrankungen 82, 118
Leberzirrhose 84
Leptin 93
Lernfähigkeit 39
Lifestyle 100, 125, 141
- Bewegung 136, 141
- Ernährung 128, 149, 192
- Kalorienreduktion 134
Lipide (Blutfette) 32
Lipopolysaccharide 132
Low-Carb-Diät 164, 207
Luftverschmutzung 125
- Pestizide 130
- Schlaf 134
- Sport 188

- Zigarettenrauch 126
- Zucker 130

**M**

Magenbypass 180
Magen-Darm-Trakt 78
Magersucht (*Anorexia nervosa*) 60, 150
Mature Onset Diabetes of the Youth (MODY) 24
Migräne 45
Mikronährstoffe 203
Milchprodukte 200
MODY, siehe Mature Onset Diabetes of the Youth 24
Muskelschwund 72
Muskulatur 71
- Bewegung 141
- Bewegungsmangel 136
- Fibromyalgie 73

**N**

Neuropathie, diabetische 46
Nieren 87
- Schwangerschaft 50
Nierensteine 87
Nierenversagen 88
Nikotin 128
Nitroglyzerin 31
Nüchterninsulinspiegel 185
Nüsse 202

**O**

Obst 83, 193
Osteoporose 74
Östrogene 54
- Insulinresistenz 103
- Wechseljahre 102
Ovarialsyndrom, polyzystisches (PCOS) 53

## P

Pankreas 21
- Verfettung 118

Parkinsonkrankheit 44
Passivrauchen 127
Prädiabetes 25
Präeklampsie 50
Probiotika 198
Prostatakrebs 64
Proteine 160, 198
- Anteil in der Ernährung 193

Pubertät
- Fettleibigkeit 59
- Untergewicht 60
- vorzeitige 58

## R

Rauchen 123, 126
- Passivrauchen 127

Refluxkrankheit 175
Refluxösophagitis 79

## S

Salzkonsum 30, 133
Schaumzellen 122
Schilddrüsenhormone 109
Schilddrüsenüber-/-unterfunktion 110
Schlaf 134
Schmerzen
- Arthrose 76
- Fibromyalgie 73

Schuppenflechte (Psoriasis) 70
Schwangerschaft
- Gallensteine 87
- Insulin 48
- Insulinresistenz 49
- Milchbildung 53
- Präeklampsie 50

Schwangerschaftsdiabetes 49

Schwerhörigkeit 71
Sexualhormone 47, 55
- bei Frauen 53, 102
- bei Männern 56, 103
- Pubertät 57

Sexualität 47
Skelett 73
Sodbrennen 174
Speisesalz 30, 133
Spermaproduktion 56
Sport 142, 188
- Ausdauertraining 143, 188, 191
- hochintensives Intervalltraining 146
- Intervalltraining 191
- Krafttraining 143, 188, 190, 213
- Vorschläge 213

Statine 34
Stevia 131
Stielwarzen 69
Störungen, neurologische 39
- Demenz
- diabetische Neuropathie 46
- Migräne 45
- Parkinsonkrankheit 44
- vaskuläre Demenz 43

Stress, oxidativer 36, 123, 166
Stresshormone 108
Süßstoff, künstlicher 131, 195
Syndrom, metabolisches 90

## T

Taille-Hüft-Verhältnis 100, 114
Testosteron 55, 173

## U

Übergewicht 11, 90, 92
- chirurgische Behandlung 180
- Entzündungen 122
- Fettverteilungsmuster 113

- Geburtsgewicht 51
- Insulinresistenz 91, 112
- Kalorienreduktion 134

Umweltgifte 130

Unfruchtbarkeit 53, 54

Untergewicht
- Magersucht 150
- Neugeborenes 52
- Pubertät 60

## V

Veranlagung 100

Verdauung 78

Viszeralfett 79, 109, 113
- Entzündungsprozesse 122

## W

Wechseljahre 102

## Z

Zigarettenrauch 123, 126
- Passivrauchen 127

Zucker
- Haushaltszucker 130

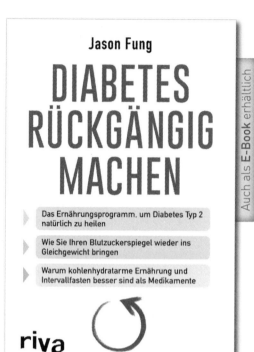

304 Seiten
19,99 € (D) | 20,60 € (A)
ISBN 978-3-7423-0649-4

Jason Fung
**Diabetes rückgängig machen**
Das Ernährungsprogramm, um Diabetes Typ 2 natürlich zu heilen

Die meisten Ärzte und Ernährungsberater halten Diabetes für eine chronisch-progressive Erkrankung, für die es keine Heilung gibt. Dem widerspricht der Diabetesexperte und Bestsellerautor Jason Fung und beweist, dass Diabetes rückgängig gemacht werden kann. Während konventionelle Behandlungen mit Insulin oder anderen blutzuckersenkenden Medikamenten das Problem noch verschlimmern, da sie zu Übergewicht oder sogar Herzerkrankungen führen, bietet Fungs Ansatz die einfache Lösung: Mit seinem Programm aus Low-Carb-Ernährung, intermittierendem Fasten und ausreichend Bewegung können Patienten ihren Blutzuckerspiegel wieder ins Gleichgewicht bringen, die Insulinproduktion regulieren und Diabetes effektiv bekämpfen.